中医经典名著临证精解丛书（疫病篇）

总主编 杨 进 魏凯峰

《时病论》临证精解

刘兰林 主编

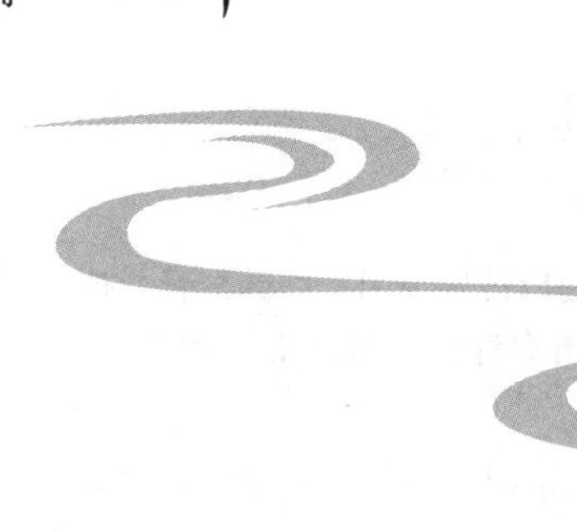

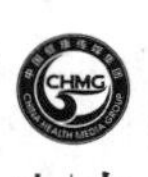

中国健康传媒集团
中国医药科技出版社

内 容 提 要

《时病论》共8卷，本书对《时病论》予以解析，每卷分为四大部分：第一部分《黄帝内经》论四时病的“大意”，采用原文、注释、提要、精解的体例形式编写；第二部分“拟用诸法”，采用《时病论》创制的“以法代方”“以法统方”，拟用诸方皆以法名之，设有医案举隅栏目，列举古代或现代临床医案，每案后附按语，旨在突出医家独到的辨治特点及指导临床的实用价值；第三部分“备用成方”106首，采用原文、提要、精解的体例形式编写；第四部分“临证治案”，编者收集《时病论》原著所列之医案，根据自己多年的临床经验对87则医案逐一加以精解。本次整理选取底本版本精良，对书中条文进行注释、提要和精解，并加入重点方剂的临床运用医案，附有按语解读。本书有助于临床医生更好地学习中医温病理论，对指导临床治疗外感时令病、提高临床疗效具有重要意义。

图书在版编目（CIP）数据

《时病论》临证精解 / 刘兰林主编 .— 北京：中国医药科技出版社，2024.7
（中医经典名著临证精解丛书）
ISBN 978-7-5214-4672-2
Ⅰ.①时…　Ⅱ.①刘…　Ⅲ.①外感病－中医临床－中国－清代　Ⅳ.① R254
中国国家版本馆 CIP 数据核字（2024）第 106615 号

美术编辑　陈君杞
版式设计　也　在

出版　**中国健康传媒集团** | 中国医药科技出版社
地址　北京市海淀区文慧园北路甲 22 号
邮编　100082
电话　发行：010-62227427　邮购：010-62236938
网址　www.cmstp.com
规格　710 × 1000mm $^{1}/_{16}$
印张　17 $^{1}/_{4}$
字数　329 千字
版次　2024 年 7 月第 1 版
印次　2024 年 7 月第 1 次印刷
印刷　河北环京美印刷有限公司
经销　全国各地新华书店
书号　ISBN 978-7-5214-4672-2
定价　55.00 元

获取新书信息、投稿、为图书纠错，请扫码联系我们。

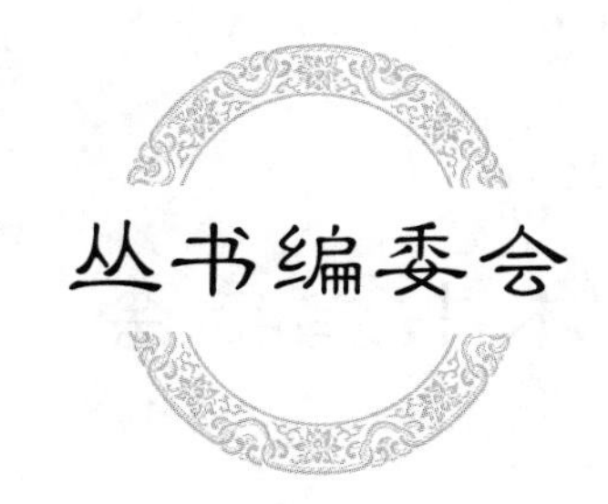

丛书编委会

总主编 杨 进 魏凯峰

编 者 （按姓氏笔画排序）

马晓北（中国中医科学院）

付丽媛（南京中医药大学）

朱 平（南京中医药大学）

朱 虹（扬州大学医学院）

刘 涛（南京中医药大学）

刘兰林（安徽中医药大学）

杨 进（南京中医药大学）

赵岩松（北京中医药大学）

龚婕宁（南京中医药大学）

魏凯峰（南京中医药大学）

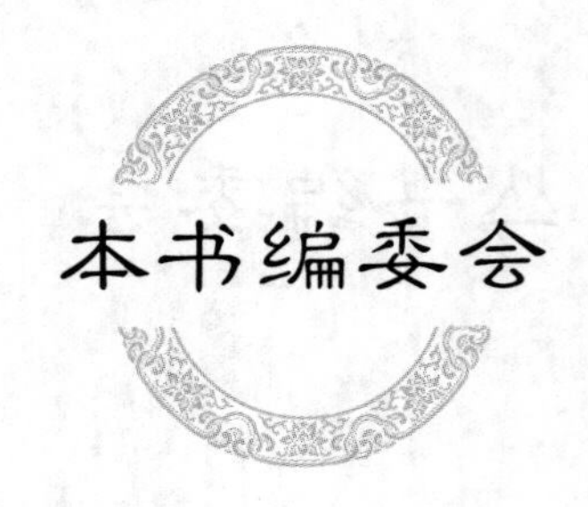

本书编委会

主　编　刘兰林

副主编　郭锦晨　张永跟　倪媛媛

编　者　（按姓氏笔画排序）

刘兰林　刘柳青　时　潇

张永跟　陈玉状　倪媛媛

郭锦晨

序

中医学是伟大宝库，是中华民族优秀文化代表之一，历经2000余年的发展，经久不衰。在其发展过程中，经历了数百次的瘟疫病的流行，在与这些疾病作斗争的过程中，积累了丰富的临床经验，形成了独特的理论体系，编写了大量专著，能有效指导临床防治疫病，为中华民族的繁衍生息做出了卓越贡献。特别是在近十几年来传染性非典型肺炎（SARS）、甲型流感病毒感染、新冠病毒感染等疫病肆虐时，中医药在防治方面发挥了重要作用。

为了更好地传承中医药，防治疫病，我们组织编写了《中医经典名著临证精解丛书》（疫病篇），选取中医疫病经典名著，加以注释、精解。同时选取古今临床医案，结合按语评注，示人以法，使读者在学习理论的同时，掌握常用方剂的辨证运用方法，学会理论的临床运用方法，提升读者临床辨治思维。本套丛书的出版有助于系统整理中医学辨治疫病的理论与治法方药，对于中医疫病学辨治理论体系的完善、提高临床防治疫病的水平具有重要指导作用。

丛书编写组成员来自南京中医药大学、中国

中医科学院、北京中医药大学、安徽中医药大学、扬州大学医学院等单位。江苏省苏南地区为中医温病、疫病理论发源地，南京中医药大学温病学教研室已故温病学名家孟澍江教授为现代温病学奠基人，编写了高等中医药教育最早的一批温病学教材，长期以来编写出版了大量的温病、疫病专著，具有深厚的学术积淀及丰富的编写经验。中国中医科学院、北京中医药大学温病学名家辈出，如赵绍琴教授、方药中教授、孔光一教授等，都在我国温病学理论形成、教学及人才培养中做出了巨大贡献。安徽中医药大学、扬州大学医学院受新安医派、孟河医派、山阳医派等中医学术流派的影响，形成了独到的中医温病、疫病理论，积累了丰富的临床经验。本丛书编写人员为各单位学科带头人及专业负责人，具有较高的学术水平及深厚的临床功底，确保了丛书的编写质量及学术水平。

本套丛书选取明清时期部分经典中医疫病名著及专著，结合临床实践进行校勘、分析、点评，具有版本精良、校勘细致、内容实用、点评精深的特点。多年来编写组成员已经点校出版了一批中医药古籍，积累了一定的编写经验，在本套丛书的编写过程中亦反复斟酌，但难免有不足之处，亟盼中医同行专家及广大读者给予批评指正。

首批国家级教学名师

全国名老中医药专家传承工作室指导老师　杨　进

全国名老中医药专家学术经验继承工作指导老师

2024 年 2 月

前　言

晚清名医雷丰（字少逸）所著《时病论》，成书于公元1882年，系论述外感时令病的专书。其中所载治法和常用成方，颇切临床实用。该书共8卷，论诸时病72种，自拟60法，备用成方106首，载案87例，附论13篇，是书从识病归类到分证论治，立法处方用药，自成体系，且多有独特的见解，对中医外感病学的发展和完善做出了极大贡献。虽历经数百年之久，但其论治时病的鲜明特色和深远影响，为后世医家所推崇。至今读来，每每为其阐述之精辟，辨治之准确，方药之精当而感慨，也常为其匠心独运之治法，至巧至妙之思辨而叫绝，更有弥足珍贵之感。

为了传承和发扬《时病论》学术思想与临床经验的宝贵财富，我们对该书予以系统整理，深入研究，本着追本溯源，参古酌今的精神及精读、精研、精评、精解、精编的原则，编著《〈时病论〉临证精解》一书，全面客观地反映清末著名医家雷丰《时病论》的临床成就，为当今研究中医疫病学，用中医辨证论治的方法诊治急性传染性疾病提供了重要的素材。

本书第一部分《黄帝内经》论四时病的“大

意”，采用原文、注释、提要、精解的体例形式编写。原文即以《素问·阴阳应象大论》中“冬伤于寒，春必病温；春伤于风，夏生飧泄；夏伤于暑，秋必痎疟；秋伤于湿，冬生咳嗽”这八句经文为纲领；继而对原文生僻字词、术语等加以注释；接着高度凝练概括原文的内容，即提要；然后再将编者对原文涉及的72种时令病的病因、病理、症状特点及立法依据进行分析精解。第二部分“拟用诸法”，对《时病论》创制的“以法代方”“以法统方”，拟用诸方皆以法名之，治时病而自拟的60法（不计重复37法）进行逐一解析讨论，阐述雷氏遣方用药特点。增加医案举隅栏目，列举古代或现代临床医案，每案后附按语，旨在突出医家独到的辨治特点及指导临床的实用价值，或论述医家对某病辨治之关键，或论述对某方某药运用之体会，着眼于医家经验之细微处、独特处，而非面面俱到、重复泛论，从而使读者得其要领，易于师法。第三部分“备用成方”106首；第四部分“临证治案”，编者收集《时病论》原著所列之医案，对87例医案逐一加以按语，根据自己多年的临床经验进行精细独特的分析讲解，对于临床参考颇切实用。

总之，《〈时病论〉临证精解》一书，理论联系实际，力图总结好雷氏诊治各种外感时令病方面的学术思想与临床经验，让读者对古人关于外感病发展的基本规律及证治特点和治疗方药有着全面的认识，并供广大读者学习中医和临证参考之用，以便更好地做好经典名著中优秀诊疗经验的传承。

需要说明的是，原著卷末附有的13篇医论，偏于医理，少涉临证，故从略而未予研究；凡方药中涉及现代禁用药物（如虎骨、犀角、羚羊角等）之处，为保持内容原貌，未予改动，但在临床应用时，应使用相关代用品。此外，本书附录部分汇集了医案中所用的成方，以方便读者学习和应用。

本书难免存有疏漏或不足之处，望广大读者提出宝贵意见和建议。

安徽省名中医

刘兰林安徽省名医工作室　刘兰林

安徽省教学名师

2024年4月

目　录

刘　序

自来济生之道，莫大于医。非博览群书不足广括见闻，非深明脉理无由动中肯綮。近世浅陋者流，粗阅俗书本草，抄记十数成方，六经茫然，气候莫辨，侈口自命曰知医。一临证时幸而获中，夸功固无足怪。不幸适增其剧，变在俄顷，自问何安？医慢云乎哉！衢郡雷君少逸，以医学世其家，名噪远近，争相延者无虚日。尝来署诊余脉，谈医至精且确。立方投剂，服之辄效。于此道诚三折肱矣。心契者久之。一日持是编问序于余。批阅再四，窃美其恪承先志，亟于济时。所有一切方书，历览不可以数计，妙能由博返约，融会圣经贤训，采其名言要诀，神明而变化之。法古不泥乎古，宜今不徇乎今。凡先时伏气、当时新感、后时余患，以至变证、兼证错杂，时不一，治亦不一。旨宗《内经》，法守长沙，于医林中读书得间独具只眼，编中立案、用方了如指掌，靡不尽美尽善，所造非偶然也。士君子得志于时，苍生托命。困则苏之，危则拯之，灾患则捍卫而胥除之。刻刻以民间疾苦为念，惟恐一夫不得其所至。时值未达，有心济世，权无所藉，而扶持悯恤之怀，曾不能已，则惟精医一道，有功德于民者匪浅。少逸以布衣轸恤群生，廑恫瘝而深拯救，犹复不没先志，抒其心得，著是书公诸世。冀海内学道者，同遵圣经，随时审证，不至轻视民命，由此夭札之患除，俾斯世寿域同登太和翔洽。昔陆宣公道在活人，范文正公志在济众，燮理阴阳之功，少逸不皆备之耶？然则是书出，其裨益于世者，亦安有既哉。

光绪九年仲秋月尽先补用道知衢州府事前

京畿道监察御史楚北刘国光宾臣氏拜序

吴 序

余素未习岐黄而喜读医书，诸家立法各异，宗旨不同，岂古今人时代前后各殊，而病亦因之有异，何古人之方施之于今而辄不合，因悟四书中问仁问政众矣。夫子告之，各因天资、学力之高下浅深，气质之刚柔纯驳，未尝执一说而概施也。医之道，不当审其时、因其人，辨其受病之浅深，而妄用方药，以冀一遇乎。然而知此意者实少。三衢雷子少逸先生，精于医道，名噪一时。余自光绪初年以来，六至柯城龚甥家，观雷子所开方，药辄中病，始晤面订交，聆其绪论，实能洞达经旨，不泥古仍合乎法，必审时而论其病，因人定药，因病立方。后出其所著《时病论》八卷，读之益知其学有渊源，本自庭授，天资学力，尤能宗主长沙，上究圣经之奥妙，诚医学之正宗，救世之宝筏也。今议付之剞劂，公诸同道，因问序于余。余未涉藩篱，乌足以序雷子之书，但闻之喻西昌曰：医者，意也，能得其意，无论主温补，主滋阴，主脾胃，主解散，古人之书，皆供我之去取，偏驳净而良法存。此书一出，海内之知医者，可以无拘古不化之病，初学者亦不敢有海捕杂施之误，其功岂不伟哉。且书中时字之义大矣！欲知其说者，则司天在泉之说不必删，五运乘除之气所必辨。有先时而伏之病，后时而乘之病，立方之变动，不居不犹，是孔子之故进故退，孟子之饮汤饮水之意乎。自维浅陋，敢以管窥蠡测之说，仍以质之雷子焉可。

光绪九年癸未菊秋尽先选用知府

赏戴花翎前内阁中书委署侍读愚弟吴华辰拜撰

自 序

甚矣，医道之难也！而其最难者尤莫甚于知时论证，辨体立法。盖时有温、热、凉、寒之别，证有表、里、新、伏之分，体有阴、阳、壮、弱之殊，法有散、补、攻、和之异，设不明辨精确，妄为投剂，鲜不误人。然从古至今，医书充栋，而专论时病者盖寡。丰因谨承先志，不惮苦口，而特畅其说焉。丰先君别署逸仙，好读书，喜吟咏，尝与武林许孝廉叶帆、龙邱余，孝廉元圃、徐茂才月舡酌酒赋诗，迭相唱和。著有《养鹤山房诗稿》，既而弃儒，从程芝田先生习岐黄术，遂行道龙邱。晚年曾集古人诸医书，汇为四十卷，名曰《医博》。又自著《医约》四卷，书中多有发前人之未发者，同人借抄者众，无不称善。咸丰十年春，邻居虞拱辰明经助资劝登梨枣，甫议刊而西匪窜扰于龙，仓皇出走，其书遂失。是时丰父子同返柯城，冀贼退，仍觅原书于借抄诸友处，使数十年心血所萃，不至湮没无传。乃未及两载，先君溘然长逝。噫！礼云："父殁而不能读父之书，手泽存焉耳。"丰求先君手泽而不可复得，清夜自思，未尝不泫然流涕。今仅留方案数百条，皆随侍时见闻所录，其中亦有论时病者，悉以授之从学程曦、江诚，细加详注，编成四卷，展诵之余，犹仿佛趋庭问答时也。因忆先君尝谓丰曰："一岁中杂病少而时病多，若不于治时病之法研究于平日，则临证未免茫然无据。"丰谨志之，至今耿耿不忘。嗟乎！自先君见背，又二十余年矣。丰历览诸家之书，引伸触类，渐有心得，每思出鄙论以问世，俾世之知我者以匡不逮，又自惭一介布衣，才同袜线，为大雅所讥，辄复中止，奈同志者固请时病之论，刺刺不休，爰不揣谫陋，将《阴阳应象大论》"冬伤于寒，春必病温；春伤于风，夏生飧泄；夏伤于暑，秋必痎疟；秋伤于湿，冬生咳嗽"八句经文为全部纲领，兼参先圣后贤之训，成一书以塞责。首先论病，论其常也；其次治案，治其变也。窃谓能知其常，而通其变，则时病不难治矣，所望知时者按春温、夏热、秋凉、冬寒之候，而别新邪、伏气之疴，更审其体实体虚，而施散补之法，则医道虽难，能难其所难，亦不见为难，愿读是书者之无畏难也。是为序。

光绪八年岁次壬午中秋前一日

三衢雷丰少逸氏题于养鹤山房

小 序

稿甫成，客有过而诮曰："子何人斯，积何学问，敢抗颜著书以问世，真所谓不知惭者矣！"丰笑而谢曰："吾乃一介布衣，未尝学问，成书数卷，聊以课徒，若云问世，则吾岂敢。"客曰："既云课徒，自仲景以前有羲、农、轩、伯，以后有刘、李、朱、张及诸大家之书，不下数千百种，就中堪为后学法程者，何可胜道，子必亹亹焉著《时病论》以授受，尽子之道，亦不过一时医也，何许子之不惮烦耶？"丰曰："由子之言，固非大谬，而以时医为轻，则又不然，丰请陈其说焉，子姑听之。夫春时病温，夏时病热，秋时病凉，冬时病寒，何者为正气，何者为不正气，既胜气复气，正化对化，从本从标，必按四时五运六气而分治之，名为时医。是为时医必识时令，因时令而治时病，治时病而用时方，且防其何时而变，决其何时而解，随时斟酌，此丰时病一书所由作也。若夫以时运称时医，则是时至而药石收功，时去而方术罔验。病者之命，寄乎医者之运，将不得乎时者，即不得为医，而欲求医者，必先观行运，有是理乎？然则丰于斯道，业有二十余年，诚恐不克副时医之名也，子亦何病乎时医？"言未毕，客蹙然改容，恍然大悟，作而言曰："鄙人固陋，幸聆子言，昭然若发蒙矣。"客既退，因述问答之辞弁诸简端，并质之世之识时者，未知河汉丰言否也？

少逸山人识于养鹤山房

凡 例

——是书专为时病而设。时病者，乃感四时六气为病之证也，非时疫之时也。故书中专论四时之病，一切温疫概不载入。倘遇瘟疫之年，有吴又可先生书在，兹不复赘。

——诸论皆本《内经》、诸贤之说，毫不杜撰。但内有先宗其论，后弃其方，或先驳其偏，后存其法，非既信又疑，盖欲择善而从。丰即偶有一得，亦必自载明白，俾阅者了然，并以寓就正之意。

——诸法皆丰所拟，乃仿古人之方稍为损益。所用诸药，佥细心参究，不敢随意妄用以误人。每法之后，又详加解释，俾学者知一药有一药之用。

——诸方悉选于先哲诸书，以补诸法所不及。但其中有过汗者过下者，偏寒偏热者，不得不附敝意于后，非丰之敢妄议古人，诚恐学者泥古方，医今病，不知化裁，致胶柱鼓瑟之诮。

——诸案系丰临证时所笔者。每见古人之案，载危病多，载轻病少。不知轻者危之渐，故圣人有不忽于细、必谨于微之训，所以危病轻病并载，使医者病者，预知防微杜渐耳。

——是书以《阴阳应象大论》八句经旨为纲，集四时六气之病为目，总言之先圣之源，分论之后贤之本，余论附于卷末。

卷之一

冬伤于寒，春必病温大意

本卷“冬伤于寒，春必病温大意”共分春温、风温、温病、温毒、晚发5个小节。

【原文】经谓“冬伤于寒，春必病温”，是训人有伏气之为病也。夫冬伤于寒，甚者即病，则为伤寒，微者不即病。其气伏藏于肌肤，或伏藏于少阴，至春阳气开泄，忽因外邪乘之，触动伏气乃发。又不因外邪而触发者，偶亦有之。其藏肌肤者，都是冬令劳苦动作汗出之人；其藏少阴者，都是冬不藏精肾脏内亏之辈。此即古人所谓最虚之处，便是容邪之处。何刘松峰、陈平伯诸公，皆谓并无伏气，悖经之罪，其何逭[1]乎！据丰论春时之伏气有五：曰春温也，风温也，温病也，温毒也，晚发也。盖春温者，由于冬受微寒，至春感寒而触发；风温者，亦由冬受微寒，至春感风而触发；温病者，亦由冬受微寒，寒酿为热，至来春阳气弛张之候，不因风寒触动，伏气自内而发；温毒者，由于冬受乖戾之气，至春夏之交，更感温热，伏毒自内而发；晚发者，又由冬受微寒，当时未发，发于清明之后，较诸温病晚发一节也。此五者，皆由冬伤于寒，伏而不发，发于来春而成诸温病者，当辨别而分治之。

【注释】

［1］逭（huàn换）：从辵从官，逃避的意思。《说文解字》：“逭，逃也，”

《尔雅·释言》:“行相避逃谓之逭。”

程曦曰:“推松峰与平伯，皆谓并无伏气，有由来也，一执《云笈七籤》冬伤于寒之句，一执钱氏冬伤寒水之脏之文。殊不知两家只顾一面文章，全不顾春伤、夏伤、秋伤之训，作何等解。思二先生天资高迈，亦受其蒙，不正其讹，反助其说，毋怪后之医者，统称暴感，恣用发散，羌、防、麻、桂，逼汗劫津，误人性命，固所不免，此不得不归咎于作俑之人也。”

【**提要**】本节概述春季各种伏气温病的病因和分类。

【**精解**】春季的伏气温病有冬伤于寒，伏至春季而引起的春温、风温、温病、温毒、晚发5个病种，但其中的风温一般不作为伏气温病，特别是自叶天士提出风温属新感温病后，鲜有再把其归于伏气温病者。这是因为雷氏所说的风温概念与一般所说的风温不同。至于文中对某些医家否认伏气温病之存在提出批评，亦是雷氏一家之言，仅作参考。

春季的伏气温病发病有着严格的季节规定，风温、春温发生在大寒到惊蛰，温病、温毒发生在春分到立夏，晚发则发生在清明至夏至。把春季的伏气温病进行分类，虽然能认识其多样性，但完全以季节来分类过于机械，也有其不完善之处，如晚发的病名就不够确切。

【原文】**春温**

考诸大家论春温者，惟嘉言[1]与远公[2]，精且密矣。嘉言以冬伤于寒、春必病温为一例，冬不藏精、春必病温又为一例，既伤于寒、且不藏精、至春同时并发，又为一例。举此三例，以论温病，而详其治。远公所论都是春月伤风之见证，分出三阳若何证治，三阴若何证治。观二家之论，可谓明如指掌。然宗嘉言不合远公，宗远公不合嘉言，反使后人无从执法。其实嘉言之论，遵经训分为三例，意在伏气；远公之论，皆系伤风见证，意在新感。总之春温之病，因于冬受微寒，伏于肌肤而不即发；或因冬不藏精，伏于少阴而不即发，皆待来春加感外寒，触动伏气乃发焉。即经所谓“冬伤于寒，春必病温；冬不藏精，春必病温”是也。

其初起之证，头身皆痛，寒热无汗，咳嗽口渴，舌苔浮白，脉息举之有余，或弦或紧，寻之或滑或数，此宜辛温解表法为先；倘或舌苔化燥，或黄或焦，是温热已抵于胃，即用凉解里热法；如舌绛齿燥，谵语神昏，是温热深踞阳明营分，即宜清热解毒法，以保其津液也；如有手足瘛疭，脉来弦数，是为热极生风，即宜却热息风法；如或昏瞆不知人，不语如尸厥，此邪窜入心包，即宜祛热宣窍法。春温变幻，不一而足，务在临机应变可也。

【注释】

［1］嘉言：指清初名医喻昌，字嘉言，号西昌老人，新建（今江西南昌）人，著有《寓意草》《医门法律》《尚论篇》等。

［2］远公：指清初名医陈士铎，号远公，别号朱华子，浙江山阴人，著有《辨证录》等。

【提要】本节论述春温的证治。

【精解】春温在传统上认为是伏气温病，而雷氏认为其发病是冬感微寒伏而后发，或因冬不藏精伏于少阴到春季因感寒而后发。从其所述初起症状来看，该病是邪在卫表而已有津伤，所以见口渴等症。但对本病初起的治疗，文中提出用辛温解表法却似欠妥，因本病邪自里发，虽有表寒，初起已有里热，如仅用辛温之类，必助热伤津，因而文中指出用本法后会出现温热抵胃而里热亢盛。故本病初起之治，应予辛温解表与清里热并施。

关于《黄帝内经》中所提出的“冬伤于寒，春必病温”论点，一直被后世作为伏气温病的理论依据。《时病论》亦以此作为本节所论春温的病因。至于文中所说的喻嘉言把春温分为三例，是指喻氏认为春温之发有冬伤于寒、冬不藏精、冬伤于寒又不藏精三种，其把春温发生的内因与外因割裂开来，所以颇受后世医家批评，雷氏为其辩护，实无必要。

【原文】风温

风温之病，发于当春厥阴风木行令之时，少阴君火初交之际，陈平伯谓春月冬季居多，春月风邪用事，冬初气暖多风，风温之病，多见于此。其实大为不然。不知冬月有热渴咳嗽等证，便是冬温，岂可以风温名之。即按六气而论，冬令如有风温，亦在大寒一节，冬初二字，大为不妥。推风温为病之原，与春温仿佛，亦由冬令受寒，当时未发。肾虚之体，其气伏藏于少阴；劳苦之人，伏藏于肌腠。必待来春感受乎风，触动伏气而发也。

其证头痛恶风，身热自汗，咳嗽口渴，舌苔微白，脉浮而数者，当用辛凉解表法。倘或舌绛苔黄，神昏谵语，以及手足瘛疭等证之变，皆可仿春温变证之法治之。

或问曰：“因寒触动伏气为春温，初起恶寒无汗；因风触动为风温，初起恶风有汗。二病自是两途，岂可仿前治法？”答曰：“新感之邪虽殊，伏藏之气则一。是故种种变证，可同一治。必须辨其孰为劳苦之辈，孰为冬不藏精之人，最为切要。试观病势由于渐而加，其因于劳苦者或知；一病津液即伤，变证迭出，其因于冬不藏精者又可知。凡有一切温热，总宜刻刻顾其津液，在阴虚者，更兼滋补为要耳。”

又问：“风温之病，曷不遵仲景之训为圭臬？今观是论，并未有脉阴阳俱浮、自汗出、身重多眠睡、鼻息必鼾、语言难出等证，岂非悖仲景之言以为医乎？”曰：“此仲景论风温误治之变证也，非常证也。”曰：“常证何？”曰：“太阳病发热而渴，不恶寒者为温病，此常证也。”

又问：“平伯论风温一十二条，总称暴感时气，肺胃为病。鞠通杂于诸温条中，分治三焦。试问以平伯为然，抑亦以鞠通为然？”曰：“总宜遵《内经》‘冬伤于寒，春必病温’之论，庶乎宜古宜今。见肺胃之证，即为肺胃之病；见三焦之证，即为三焦之病。弗宜印定可也。”

又问：“春温、风温，皆有伏气为病。今时医每逢春令见有寒热咳嗽，并无口渴之证，便言风温，可乎？”曰：“可。盖春令之风，从东方而来，乃解冻之温风也，谓风温者，未尝不可耳。其初起治法，仍不出辛凉解表之范围也。”

【**提要**】本节论述风温的证治。

【**精解**】本节所说的风温症状与一般所说的风温相似，但对其发生机理的论述却与通常不同，雷氏把冬伤于寒，邪伏少阴或肌腠而至春季又由风邪引起者称为风温，即认为该病也是伏气温病。从其所述的初起症状来看，是属风热在表者，所以治用辛凉解表法，但与前述的伏气温病初起有里热症状的特点不相吻合。以上两节所论的治法可以相互参照运用。

【原文】**温病**

尝谓介宾[1]之书，谓温病即伤寒，治分六要五忌；又可之书，谓温病即瘟疫，治法又分九传。殊不知伤寒乃感冬时之寒邪，瘟疫乃感天地之厉气，较之伏气温病，大相径庭，岂可同日而语哉！推温病之原，究因冬受寒气，伏而不发，久化为热，必待来年春分之后，天令温暖，阳气弛张，伏气自内而动，一达于外，表里皆热也。

其证口渴引饮，不恶寒而恶热，脉形愈按愈盛者是也。此不比春温外有寒邪，风温外有风邪，初起之时，可以辛温辛凉。是病表无寒风，所以忌乎辛散，若误散之，则变证峰起矣。如初起无汗者，只宜清凉透邪法；有汗者，清热保津法；如脉象洪大而数，壮热谵妄，此热在三焦也，宜以清凉荡热法；倘脉沉实，而有口渴谵语，舌苔干燥，此热在胃腑也，宜有润下救津法。凡温病切忌辛温发汗，汗之则狂言脉躁，不可治也。然大热无汗则死；得汗后而反热，脉躁盛者亦死；又有大热，脉反细小，手足逆冷者亦死；或见痉搐昏乱，脉来促结沉代者皆死。医者不可不知。

刘松峰曰："《云笈七籤》中，引作'冬伤于汗'甚妙。盖言冬时过暖，以致汗出，则来年必病温，余屡验之良然。冬日严寒，来春并无温病，以其应寒而寒，得时令之正故耳。且人伤于寒，岂可稽留在身，俟逾年而后发耶？"

丰按："冬伤于汗。"汗字欠妥，松峰反赞其妙。既谓冬伤于汗，试问春夏秋三时所伤为何物耶？又谓冬时过暖，来年病温，此说是有伏气；又谓人伤于寒，岂可稽留，此说又无伏气。片幅之中如此矛盾，诚为智者一失耳。

【注释】

［1］介宾：指明代医家张介宾，字景岳，浙江山阴人，著有《景岳全书》《类经》等。

【提要】本节论述温病的证治。

【精解】温病本是一个含义较广泛的概念，其包括的病种甚多，而本节所说的温病仅是其中之一，即为冬伤于寒而至春，伏邪自行从里而发的一种伏气温病。可以看出，雷氏所说的温病是通常所说的伏气温病春温中一种无明显表证的疾病，以与雷氏所说的初起同时有表证的春温、风温相区别。即本病属于伏邪自发，而春温、风温则属新感引动伏气，初起时都为表里同病。对本病的治疗，雷氏提出因无表邪，所以最忌辛散。初起即当清里热为主。

【原文】**温毒**

温毒者，由于冬令过暖，人感乖戾之气，至春夏之交，更感温热，伏毒自内而出，表里皆热。又有风温、温病、冬温，误用辛温之剂，以火济火，亦能成是病也。

其脉浮沉俱盛，其证心烦热渴，咳嗽喉痛，舌绛苔黄，宜用清热解毒法，加甘草、桔梗治之。然有因温毒而发斑、发疹、发颐、喉肿等证，不可不知。盖温热之毒，抵于阳明，发于肌肉而成斑。其色红为胃热者轻也，紫为热甚者重也，黑为热极者危也，鲜红为邪透者吉也。当其欲发未发之际，宜用清凉透斑法治之；如斑发出，神气昏蒙，加犀角、玄参治之。《心法》[1]云："疹发营分，营主血，故色红。"《棒喝》[2]云："邪郁不解，热入血络而成疹。疹亦红轻、紫重、黑危也。"虽然邪郁未解，热在营分，但其温毒已发皮毛，与斑在肌肉为大异。盖肺主皮毛，胃主肌肉，所以古人谓斑属足阳明胃病，疹属手太阴肺病，疆界攸分，不容混论。鞠通混而未别，虚谷已驳其非，洵无谬也。

当其欲发未发之时，速用辛凉解表法，加细生地、绿豆衣治之，甚者加青黛、连翘治之。又有温热之毒，协少阳相火上攻，耳下硬肿而痛，此为发颐之病，颐虽属于阳明，然耳前耳后，皆少阳经脉所过之地，速当消散，缓则成脓为害，宜内服清热解毒法，去洋参、麦冬，加马勃、青黛、荷叶治之；连面皆肿，加白芷、漏芦；肿硬不消，加穿山甲、皂刺；外用水仙花根，剥去赤皮与根须，入臼捣烂，敷于肿处，干则易之，俟肤生黍米黄疮为度。

又有温热之毒，发越于上，盘结于喉，而成肿痹。《内经》云："一阴一阳结，谓之喉痹。"一阴者，手少阴君火也；一阳者，手少阳相火也。二经之脉，并络于喉，今温毒聚于此间，则君相之火并起。盖火动则生痰，痰壅则肿，肿甚则痹，痹甚则不通而死矣。急用玉钥匙以开其喉，继以清热解毒法，去洋参、麦冬，加僵蚕、桔梗、牛蒡、射干治之。温毒之病，变证极多，至于斑疹颐喉，时恒所有，故特表而出之。

【注释】

[1]《心法》：指《秘传痧子心法》，收于明代医家殷仲春（字方书）所著《医藏书目》中。《医藏书目》原为明末刊成未印，后经其孙补刊他的《痧子心法》于后，《秘传痧子心法》（一名《痧疹心法》）一并影印出版。

[2]《棒喝》：即指《医门棒喝》，为清代医家章楠所著。

【提要】本节论述温毒的证治。

【精解】关于温毒，一般认为是感受温热毒邪而发生，多属新感温病。但雷氏所说的温毒却是伏气温病，即冬季过暖而感受乖戾之气，到春夏之交感受温热而致伏毒内发。但同时也提出，凡春温、风温、冬温等误用辛温后也能发为温毒。温毒的主要临床特点是皮肤发出斑疹。或有局部红肿热痛、糜烂等症状，这在本节也有明确的论述，所以可见雷氏所指实际与通常所说的温毒是一致的，只是在叙述其发病和病机时是从伏气温病而立论。

【原文】**晚发**

晚发者，亦由冬令受寒，当时未发，发于来年清明之后，夏至以前，较之温病晚发一节，故名晚发病也。其证头痛发热，或恶风恶寒，或有汗、无汗，或烦躁，或口渴，脉来洪数者是也。亦当先辨其因寒、因风而触发者，始可定辛温、辛凉之法而治之。但其曩受之伏寒，必较温热之伏气稍轻，峻剂不宜孟浪。如无风寒所触者，仍归温病论治。此宜清凉透邪法，加蝉衣、栀、壳治之。如有变证，可仿诸温门中及热病之法治之。但是病与秋时之晚发，相去云泥，彼则夏令之伏暑而发于秋，此则冬时之伏气而发于春，慎勿以晚发同名，而误同一治耳。

或问曰："细考风温、春温，发于大寒至惊蛰；温病、温毒，发于春分至立夏，界限虽分，然与《内经》先夏至日病温，不相符节。何独晚发一病，发于清明之后，夏至以前，偏与《内经》拍合何也？"答曰："大寒至惊蛰，乃厥阴风木司权，风邪触之发为风温；初春尚有余寒，寒邪触之发为春温；春分至立夏，少阴君火司令，阳气正升之时，伏气自内而出，发为温病、温毒；晚发仍是温病，不过较诸温晚发一节也。

以上五证，总在乎夏至之先，诚与《内经》先夏至日为病温，皆不枘凿[1]矣。"

【注释】

[1] 枘凿：即方枘圆凿，形容格格不入。

【提要】本节论述晚发的证治。

【精解】本节所说的晚发，是指冬受寒邪而来年发于清明至夏至，即比雷氏所说的温病发病较晚的一种温病。其与雷氏所说的温病相比，可以同时有寒邪或风邪在表，但内伏之邪较轻。当然，在临床上，对于春夏之交的温病辨证，应注意辨别邪热之轻重及所兼的表邪性质，不必拘于何病名。

拟用诸法

【提要】雷氏在本卷论述了"冬伤于寒，春必病温"的5种伏气温病后，对于治疗，只列有治法用药，而无具体方名。提倡用法而不用方，以法代方。综观以下雷氏的拟用诸法，即为雷氏自拟的方剂，多是在成方的基础上加减化裁而成，不仅源于《伤寒论》的方剂，还采用了后世许多医家的方剂，使之更贴近临床实际。如本卷拟用治疗11法中，辛温解表法是以葱豉汤为基础加防风、桔梗、杏仁、陈皮而成，针对风寒、寒疫及阴暑秋凉而设；凉解里热法是由玉泉散加鲜芦根、豆卷、天花粉而成，针对温热内炽而设；清热解毒法与祛热息风法分别是从增液汤和羚角钩藤汤化裁而成，分别针对热入阳明及热盛动风而设；祛热宣窍法是以牛黄至宝丹加连翘、犀角、川贝母、鲜石菖蒲而成，针对热入心包而设；清凉荡热法是以白虎加人参汤加连翘、细生地黄而成，针对三焦温热而设；润下救津法是以调胃承气汤合增液汤而成，实际即是增液承气汤，针对阳明实热而设。再从本卷所列的辛凉解表法、清凉透邪法、清热保津法、清凉透斑法等来看，则取法于叶、吴等温病学家。这种以法统方，方中有法的方药组合形式，较之套用成方，更能体现与方的统一性，且较灵活而无呆板之嫌。

【原文】**辛温解表法** 治春温初起，风寒寒疫，及阴暑秋凉等证。

防风（一钱五分） 桔梗（一钱五分） 杏仁（一钱五分，去皮尖，研） 广陈皮（一钱） 淡豆豉（三钱）

加葱白五寸煎。

是法也，以防风、桔梗，祛其在表之寒邪；杏子、陈皮，开其上中之气分；淡豉、葱白，即葱豉汤，乃《肘后》之良方，用代麻黄，通治寒伤于表。表邪得解，即有伏气，亦冀其随解耳。

【医案举隅】

风温案

先形寒肢冷，昏昏嗜卧，而后蒸热，体痛胸痞闷。此积劳阳伤，风温与湿相搏。舌绛苔白，将恐化而为热，且从表分达泄。

淡豆豉 枇杷叶 江枳壳 连翘壳 葱头白 甜杏仁 桔梗 麦芽

顾文煊. 顾西畴城南诊治［M］. 北京：中医古籍出版社，1981.

按语：辛温解表法是以葱豉汤加防风、桔梗、杏仁、陈皮而成，本案风温初起兼湿在表，症见恶寒发热，体痛痞闷，舌绛为营热，苔白为湿郁，从表解宜解表兼以化湿，以葱豉汤辛温解表，协杏仁、桔梗、枳壳恢复肺气宣降，麦芽消积除胀，连翘疏散风热、清利郁热，枇杷叶泻肺止咳，表解里滞自通，而无化热之虞。

【原文】**凉解里热法** 治温热内炽，外无风寒，及暑热冬温之证。

鲜芦根（五钱） 大豆卷（三钱） 天花粉（二钱） 生石膏（四钱） 生甘草（六分）

新汲水煎服。

温热之邪，初入于胃者，宜此法也。盖胃为阳土，得凉则安。故以芦根为君，其味甘，其性凉，其中空，不但能去胃中之热，抑且能透肌表之邪，诚凉而不滞之妙品，大胜寻常寒药；佐豆卷之甘平，花粉之甘凉，并能清胃除热；更佐石膏，凉而不苦，甘草泻而能和，景岳名为玉泉饮，以其治阳明胃热有功。凡寒凉之药，每多败胃，惟此法则不然。

【医案举隅】

咳嗽案

孙某，女，2岁。1989年11月12日初诊。

［病史］发热6天，汗泄不彻，呛咳频作，咯痰不爽，喉间痰鸣，鼻塞流涕，咳甚则泛吐痰涎。舌红，苔根黄腻，脉细滑数。查体：体温39.4℃，咽部充血明显，两肺呼吸音粗糙伴干啰音。血常规：白细胞计数11.2×10^9/L，中性粒细胞0.57，淋巴细胞0.42，单核细胞0.01。胸透肺纹理增加。

［诊断］咳嗽（急性支气管炎）。证属风热夹痰郁于肺系，肺失宣肃，卫表不和。

［治法］治拟辛凉透邪，清化痰热。

［方药］淡豆豉、杏仁、葶苈子（包）、大贝母、炒竹茹各10g，炙麻黄、蝉蜕、薄荷各5g，连翘15g，玉泉散（包）、茅根、芦根、鱼腥草各30g。

1剂后，得微汗，热退，咳嗽减轻，咯痰亦爽。3剂咳止，诸症悉平。继以上方去炙麻黄、玉泉散，加南沙参、玄参等养阴清化之品以善后。

王乐平. 清透汤治疗小儿外感发热［J］. 四川中医，1993（5）：44.

按语：本案用方为玉泉散加减而成，其中豆豉、薄荷、麻黄、蝉蜕辛散表邪、透热外达，蝉蜕尚可清热利咽、定惊息风；连翘清宣透表、清热解毒；杏仁宣肺透表、止咳润肠；葶苈子、大贝母肃肺平喘；玉泉散甘寒清热、辛散解肌，与薄荷、淡豆豉等解表药同用既能增加解肌发表之力，更能清热生津，既清且透，相得益彰；鱼腥草清热解毒；芦根、茅根外能透表达邪，内能清热生津，尤能清热利尿，导热从小便而解；竹茹清热化痰，和胃止呕。全方祛外邪于宣透，泻内火于清解，邪透达而营卫和，热毒清而阴液护，则诸症可除。

【原文】**清热解毒法**　治温毒深入阳明，劫伤津液，舌绛齿燥。

西洋参（三钱）　大麦冬（三钱，去心）　细生地（三钱）　玄参（一钱五分）　金银花（二钱）　连翘（二钱，去心）

加绿豆三钱，煎服。

此法治温热成毒。毒，即火邪也。温热既化为火，火未有不伤津液者，故用银、翘、绿豆，以清其火而解其毒；洋参、麦冬，以保其津；玄参、细地，以保其液也。

【医案举隅】

一、温热案

吴　神气如迷，不饥不食，乃苦辛消导发散，劫夺胃津所致。盖温邪手经为病。今世多以足六经主治，故致此。误治伤胃津液。

细生地　竹叶心　麦冬　玄参心　连翘心　郁金

叶天士. 临证指南医案［M］. 北京：人民卫生出版社，2006.

按语：清热解毒法是从增液汤化裁而成，针对热入阳明而设。本案卒受温邪，久用苦辛消导，胃津耗竭，受纳失常，不饥不食；温热化火成毒，扰乱神明，神志欠清。叶天士谓其为误从六经治温病所致。当下之急，宜养阴增液，兼泻火解毒。以玄参心、生地黄、麦冬保其津液，竹叶心、郁金、连翘心清其火而解其毒。

二、疫证误补案

张氏　疫证投补，壮热烦冤，齿焦唇血，舌芒刺，昏谵，循衣撮空，颔颤手战，脉小数，此热邪深陷，液涸风生，已显痉象。速用生地（六钱），鲜斛、天冬（各四钱），赤芍、元参（各三钱），连翘、栀子、知母（各一钱），鲜藕（二两），石菖蒲（汁）冲服。唇舌稍润，躁扰渐平。三服神识清爽，调理得痊。

林珮琴. 类证治裁［M］. 上海：第二军医大学出版社，2008.

按语：疫证误用补剂，犹抱薪以救火。热邪深陷，津液耗亡，液涸风生，岌岌可危。速救其阴，本案以生地黄、天冬、玄参以保其津液，赤芍、石斛以养其阴，连翘、栀子、知母泄其热，鲜藕汁、鲜菖蒲汁以鲜品之汁液速补其津，菖蒲又能入心开窍。唇舌得润，津液乃生。续以此法，三服得安，实乃范例。

【原文】**却热息风法**　治温热不解，劫液动风，手足瘛疭。

大麦冬（五钱，去心）　细生地（四钱）　甘菊花（一钱）　羚羊角（二钱）　钩藤（五钱）

先将羚羊角煎一炷香，再入诸药煎。

凡温热之病，动肝风者，惟此法最宜。首用麦冬、细地，清其热以滋津液；菊花、羚角，定其风而宁抽搐；佐钩藤者，取其舒筋之用也。

【医案举隅】

内风案

五脏六腑之精气，皆上注于目，目之系上属于脑，后出于项，故凡风邪中于项，入于脑者，多令目系急而斜视，或颈项强急也。此证始由口目牵引，乃外风引动内风。内风多从火出，其原实由于水亏，水亏则木旺，木旺则风生。至于口唇干燥赤碎，名舔春风，亦肝风胃火之所成也。法当清火息风养阴为法。

大生地　丹皮　沙参　钩藤　桑叶　羚羊角　石决明　白芍　芝麻　蔗皮　梨皮　玄参心　川石斛

柳宝诒. 柳选四家医案［M］. 北京：中国中医药出版社，1997.

按语：祛热息风法是从羚角钩藤汤化裁而成，针对热盛动风而设。本案乃热邪传入肝经，阳热亢盛，热极生风，治宜凉肝息风，滋水涵木之法，亦即羚角钩藤汤之意。方中的羚羊角咸寒，入肝经，善于凉肝息风；钩藤甘寒，入肝经，清热平肝，息风解痉，两药合用，相得益彰，清热凉肝、息风止痉之功益著；佐以桑叶清热平肝，以加强凉肝息风之效；合芍药滋阴以柔肝；大生地黄、牡丹皮、玄参心均能滋阴凉血，且玄参心能以心入心，清心降火；沙参滋养肺胃，养阴生津，意在佐金平木，扶土制木；石斛滋养肺胃，金水相生，壮水以济火；石决明咸寒质重，可平肝潜阳，并能清热明目；梨皮能清热润燥；芝麻、蔗皮能润燥养阴。诸药合用则诸症自除。

【原文】**祛热宣窍法**　治温热、湿温、冬温之邪，窜入心包，神昏谵语，或不语，舌苔焦黑，或笑或痉。

连翘（三钱，去心）　犀角（一钱）　川贝母（三钱，去心）　鲜石菖蒲（一钱）

加牛黄至宝丹一颗，去蜡壳化冲。

是法治邪入心包之证也。连翘苦寒，苦入心，寒胜热，故泻心经之火邪。经曰："火淫于内，治以咸寒。"故兼犀角咸寒之品，亦能泻心经之火邪；凡邪入心包者，非特一火，且有痰随火升，蒙其清窍，故用贝母清心化痰，菖蒲入心开窍；更用牛黄至宝之大力，以期救急扶危于俄顷耳。

【医案举隅】

一、温邪逆传膻中案

陈，温邪逆传膻中，热痰蔽阻空窍，所进寒凉消导，徒攻肠胃，毫无一效。痰乃热熏津液所化，膻中乃空灵之所，最用药之最难。至宝丹芳香，通其神明之窍，以驱热痰之结极是。但稚年受温邪，最易阴亏津耗，必兼滋清以理久伏温邪为正。

犀角　鲜生地　元参　连翘心　丹皮　石菖蒲　化服至宝丹

叶天士. 临证指南医案［M］. 北京：人民卫生出版社，2006.

按语：祛热宣窍法是以牛黄至宝丹加连翘、犀角、川贝母、鲜石菖蒲而成，针对热入心包而设。本案为温病神昏，前医不查，误用寒凉消导，而患者本不适用大黄。膻中为五脏心之替身，乃空灵之所，是用药之最难。牛黄至宝丹化浊开窍、清热解毒，为治疗痰热内闭心包证的常用方。处方为犀角地黄汤去赤芍加玄参、连翘、石菖蒲而成，功能是清热解毒、滋阴生津、化痰开窍。叶天士采用具有犀角、麝香等动物药以及矿物药的至宝丹、紫雪丹等芳香开窍的成药，能够促进大脑功能的恢复，这是一大贡献。犀角目前已经不能使用，可以用水牛角代替，并加大生地黄、连翘的用量，也可以起到清心凉血的效果。

二、温邪逆入心包案

族某　温邪逆入心包，神识忽明忽昧，舌干，津润全无，谵狂不近衣被。欲扫热痰熏灼，急用芳香解秽。

犀角尖（八分），鲜生地（一两），元参、麦冬（各五钱），连翘、山栀、郁金（各二钱），梨、蔗汁（各一杯冲），再加至宝丹一丸，日再服。诸症立退。

林珮琴. 类证治裁［M］. 上海：第二军医大学出版社，2008.

按语：邪入心包，神昏谵狂，热痰闭窍，急用祛热宣窍之法。咸寒之犀角尖泻心包之热，连翘、栀子、郁金泻其火而解其毒，鲜生地黄、梨汁、蔗汁、玄参、麦冬养其阴以增液，再加至宝丹一丸，化浊开窍、清热解毒之功成。

三、邪入心包案

右某。高年热病八九日，舌燥烦渴，谵语，邪入心包络中，深怕液涸神昏。当滋清去邪，兼进牛黄丸，驱热利窍。

竹叶心　鲜生地　连翘心　玄参　犀角　石菖蒲

龚丽娟. 吴门曹氏三代医验集［M］. 南京：江苏科学技术出版社，1988.

按语：热病耗阴，邪入心包，谵语烦渴，以犀角咸寒质降以泻心经之火，竹叶心、连翘苦寒轻清以泻心经之热，玄参、生地黄泻火而不伤阴，石菖蒲化痰开窍醒神，再加牛黄丸化浊开窍、清热解毒，促进神苏热清。

【原文】**辛凉解表法**　治风温初起，风热新感，冬温袭肺咳嗽。

薄荷（一钱五分）　蝉蜕（一钱，去足翅）　前胡（一钱五分）　淡豆豉（四钱）　瓜蒌壳（二钱）　牛蒡子（一钱五分）

煎服。如有口渴，再加花粉。

此法取乎辛凉，以治风温初起，无论有无伏气，皆可先施。用薄荷、蝉蜕，轻透其表；前胡、淡豉，宣解其风；叶香岩云："温邪上受，首先犯肺。"故佐蒌壳、牛蒡开其肺气，气分舒畅，则新邪伏气，均透达矣。

【医案举隅】

一、咽痛喉痹案

杨某，女，53岁。1990年4月14日住院。

［病史］患者咽喉疼痛20余天，稍伴咳嗽，口腔软腭可见一分硬币大之溃疡面，且有渗血，咽喉红而微肿，舌质亦红、苔薄黄，脉浮数。

［诊断］西医诊断“咽喉炎”。中医辨证属“喉痹”，因风热熏蒸引起。

［治法］以疏风热、除喉痹为主。

［方药］选雷氏本方加减：薄荷6g，蝉蜕6g，牛蒡子9g，前胡9g，瓜蒌皮10g，桔梗6g，甘草3g，玄参12g，射干9g，仙鹤草15g。3剂。每日1剂，水煎服。

二诊（4月17日）：咽喉肿消痛减，出血已止，溃疡面基本愈合，舌质略红、苔转薄白，脉浮稍数。

［方药］依照上方，去射干、仙鹤草，加僵蚕6g，再服3剂。诸症悉除，感觉正常，病愈出院。

戴昌明. 雷氏辛凉解表法治验一得［J］. 江西中医药，1994（6）：35.

按语：辛凉解表法是以银翘散加蝉蜕、前胡、瓜蒌壳而成，针对风温、冬温而设。本案咽痛喉痹缘于风温侵袭、壅滞咽喉，或邪热郁结、蒸灼咽喉所致者，药用辛凉之薄荷、蝉蜕轻透表热，前胡宣解风热，牛蒡子、瓜蒌皮开肺气，玄参、射干清热利咽，合桔梗汤（桔梗、甘草）开肺利咽，仙鹤草养血止血。以辛凉解表之法愈咽痛喉痹较之“银翘”尤胜一筹。

二、声音嘶哑案

邓某，女，48岁。1983年12月31日初诊。

［病史］声音嘶哑半月。自述从12月16日起患声哑，说不出话，先后经过两位中医诊治，服桑菊饮加味4剂、三拗汤加味8剂、补中益气汤加味3剂，疗效很小。诊见：声哑如故，讲话吃力，伴咳嗽，痰咯不出，咽喉微红，舌苔薄白，脉浮。

［诊断］系风热所致。

［治法］用雷氏辛凉解表法，舒畅气分，开肺宣声。

［方药］蝉蜕6g，牛蒡子9g，前胡9g，瓜蒌皮12g，桔梗9g，甘草3g，杏仁6g（研），川贝母10g。3剂。每日煎服1剂。

二诊（1984年1月4日）：服药1剂，声音启动；服药2剂，声出咳减，痰易咯出；服药3剂，谈话已不费力，但声音微显沙哑。但药对症，故守方续服3剂，声哑即痊愈。

戴昌明. 雷氏辛凉解表法治验一得［J］. 江西中医药，1994（6）：35.

按语：声音嘶哑缘于风热壅遏气道声门，形成“金实不鸣”者。叶天士曰：“发声之本在于肾，其标则在乎肺。”又曰：“金空则鸣，金实则无声，金破碎亦无声。”并指出了“金实”与“金破”的辨别要点：“有邪者，是肺家实也；无邪者，是久咳损肺，破碎无声也。”本案患者一起病就声哑，并无久咳损肺之病史，故断定非“金破不鸣”，应是“金实不鸣”。再具体而辨，当为风热郁闭的“肺家实”证，因此采用雷氏辛凉解表法治疗，颇显奇效。

【原文】**清凉透邪法**　治温病无汗，温疟渴饮，冬温之邪内陷。

鲜芦根（五钱）　石膏（六钱，煨）　连翘（三钱，去心）　竹叶（一钱五分）　淡豆豉（三钱）　绿豆衣（三钱）

水煎服。

此治温病无汗之主方，其伏气虽不因风寒所触而发，然亦有有汗、无汗之分。无汗者宜透邪，有汗者宜保津，一定之理也。凡清凉之剂，凉而不透者居多，惟此法清凉且透。芦根中空透药也，石膏气轻透药也，连翘之性升浮，竹叶生于枝上，淡豆豉之宣解，绿豆衣之轻清，皆透药也。伏邪得透，汗出微微，温热自然达解耳。

【医案举隅】

伏气热病案

于某，年四十余，住邑北境于常庄。

[病史]伏热初起，为风寒所束，不得汗。医者治以苏子降气汤，兼散风清火之品，数剂病益进，改延予诊。证候：壮热无汗，胸中烦热，又兼喘促，口渴喜饮，头犹觉疼，周身犹有拘束之意。

[诊断]诊断为热病兼寒。脉洪滑而浮，舌苔白滑微黄，此外寒束内热也。

[治法]投以拙拟寒解汤，处方毕，或问此汤为发表之剂，而重用石膏、知母，微用连翘、蝉蜕，何以能得汗？答曰：用此方者，特恐其诊脉不真，审证不确耳。果能真确，则服之覆杯可汗，毋庸虑此方之不效也。

[方药]生石膏一两，捣细，肥知母八钱，青连翘钱半，蝉蜕钱半，去足土。连服两剂后，须臾上半身即出汗，又须臾觉药力下行，其下焦及腿亦皆出汗，其病若失。

何廉臣．全国名医验案类编［M］．福州：福建科学技术出版社，2003.

按语：清凉透邪法是以银翘散加芦根、石膏、绿豆衣而成，原为针对温疟、冬温而设。何廉臣对此自按尤为精彩，“廉按：伏气热病，为时邪引动而发者，当看其兼夹之邪轻重如何，轻者可以兼治，重者即当在初起时着意先撤新邪，俟新邪既解，再治伏邪，方不碍手，此须权其轻重缓急，以定其治法，不可预设成见也。此案热病兼寒，方中重用石膏、知母以清胃腑之热，而复少用连翘、蝉蜕之善达表者，引胃中化而欲散之热，仍还太阳作汗而解。斯乃调剂阴阳，听其自汗，非强发其汗液，虽非强发其汗，而覆杯之顷，须臾汗出而愈。审是则寒解汤，不但宜于热病，即春温现此脉证者，投之亦必效也”。

【原文】**清热保津法**　治温热有汗，风热化火，热病伤津，温疟舌苔变黑。

连翘（三钱，去心）　天花粉（二钱）　鲜石斛（三钱）　鲜生地（四钱）　麦冬（四钱，去心）　参叶（八分）

水煎服。

此治温热有汗之主方。汗多者，因于里热熏蒸，恐其伤津损液，故用连翘、花粉，清其上中之热；鲜斛、鲜地，保其中下之阴；麦冬退热除烦；参叶生津降火。

【医案举隅】

疫脉案

甲戌春大疫，初病渴烦，五日后液复神苏。毗陵医按伤寒论治，拘定日数，谓邪入阳明之腑。予言疫邪始伏募原，继乃表里分传，不比风寒自表传里，治法必分彻表里之热，方不逆入心包，变现痉厥。今邪有转机，再与透解营热，则不虞内陷矣，乃用鲜生地、石斛、丹皮、知母、麦冬、竹茹、甘蔗、参须。一剂神识清，洪脉退，加青蒿、地骨皮。汗津津而热退。

林珮琴．类证治裁［M］．上海：第二军医大学出版社，2008.

按语：清热保津法是以银翘散合白虎汤化裁而成，针对温热病伤津而设。本案疫病起病急，传变快，有异伤寒之自表传里，日数拘定，医者当慧眼识辨，否则差池千里。邪热入营，风热化火，热病伤津，岌岌内陷。温病治疗尤其重视阴液，即有“留得一分津液，便有一分生机”。故一以牡丹皮、知母清其热，一以鲜生地黄、石斛、甘蔗保其津，麦冬、竹茹清热除烦、养阴宁心，参须生津降火。

【原文】**清凉荡热法**　治三焦温热，脉洪大而数，热渴谵妄。

连翘（四钱，去心）　西洋参（二钱）　石膏（五钱，煨）　生甘草（八分）　知母（二钱，盐水炒）　细生地（五钱）

加粳米一撮，煎服。

是法也，以仲圣白虎汤为主，治其三焦之温热也。连翘、洋参，清上焦之热以保津；膏、甘、粳米，清中焦之热以养胃；知母、细地，泻下焦之热以养阴。

【医案举隅】

一、脑膜炎案

盐山李某某，年六旬，于季冬患伤寒兼脑膜生炎。

[病史]素有头昏证，每逢上焦有热，精神即不清爽，腊底偶冒风寒病传阳明，邪热内炽，则脑膜生炎，累及神明失去知觉。证候：从前医者治不如法，初得时未能解表，遂致伤寒传里，阳明腑实，舌苔黄而带黑，其干如错，不能外伸，谵语不休，分毫不省人事，两目直视不瞬，诊其脉两手筋惕不安，脉象似有力而不实，一息五至，大便四日未行，小便则溺时不知。

[诊断]此乃病实脉虚之证，其气血亏损难抗外邪，是以有种种危险之象。其舌苔黑而干者，阳明热实津液不上潮也；其两目直视不瞬者，肝火上冲而目发胀也；其两手筋惕不安者，肝热血耗而内风将动也；其谵语不省人事者，固有外感之邪热过盛，昏其神明，实亦由外感之邪热上蒸，致脑膜生炎，累及脑髓神经也。

[方药]拟用白虎加人参汤，更辅以滋补真阴之品，庶可治愈。

生石膏（五两，捣细） 生怀地黄（二两） 野台参（八钱） 天花粉（八钱） 北沙参（八钱） 知母（六钱） 生杭芍（六钱） 生怀山药（六钱） 甘草（四钱） 荷叶边（一钱）

共煎汤三盅，分三次温服下，每服一盅调入生鸡子黄两枚。方中不用粳米者，以生山药可代粳米和胃也；用生鸡子黄者，以其善息肝风之内动也；用荷叶者，以善引诸凉药之力直达脑中以清脑膜之炎也。

二诊：患者将药如法煎服，翌晨下大便一次。诊其舌苔干较愈，而仍无津液，精神较前明了而仍有谵语之时，其目已不直视而能瞬。诊其脉筋惕已愈强半，至数较前稍缓，其浮分不若从前有力，而重按却比从前有根底。此皆佳兆也，拟即前方略为加减，清其余热即以复其真阴，庶可全愈。

[方药]生石膏（四两，捣细） 生怀地黄（二钱） 野台参（八钱） 大甘枸杞（一两） 生怀山药（一两） 天花粉（八钱） 北沙参（八钱） 知母（六钱） 生杭芍（六钱） 甘草（四钱）

共煎汤三盅，为其大便已通，俾分多次徐徐温饮下，一次只饮一大口。效果：阅十点钟将药服完，精神清爽，诸病皆愈。

张锡纯．医学衷中参西录［M］．石家庄：河北科学技术出版社，2006.

按语：清凉荡热法是以白虎加人参汤加连翘、细生地黄而成，针对三焦温热而设。本案为有邪热内炽，上蒸扰乱神明，热极生风而致。按治脑膜炎证，羚羊角最佳，而以治筋惕不安亦羚羊角最效，以其上可清头脑，下可息肝风之萌动也。然此药价太昂，僻处药房又鲜真者，是以方中未用，且此证虽兼有脑膜炎病，实因脏腑之邪热上蒸，清其邪热则脑膜炎自愈，原不必注重于清脑，而以清凉荡热法白虎加人参汤加细地黄、甘枸杞、天花粉、北沙参、杭芍清其邪热，复其真阴为治。

二、温病案

甘，五岁，壬申年六月十八日，温热七日不退，渴思凉饮，脉仍洪浮而长，急宜辛凉退热，加入芳香化浊，最忌羌防柴葛发表。腹痛者，秽浊也。勿认作寒，用温药。

连翘（六钱） 牛蒡子（三钱） 金银花（六钱） 石膏（六钱） 广郁金（三钱） 藿香叶（三钱） 苦桔梗（六钱） 豆豉（三钱） 知母（二钱） 人中黄（二钱） 黄芩（二钱） 牡丹皮（二钱）

共为粗末，分六包，约一时许服一包。芦根汤煎，去渣服。

十九日，热稍减，脉势亦减过半，气分尚未解透，血分亦有邪耳，今用玉女煎加芳香法。

麦冬（一两） 知母（三钱） 细生地黄（八钱） 郁金（钱半） 牡丹皮（六钱） 豆豉（一钱） 生甘草（三钱） 玄参（六钱） 生石膏（六钱） 煮成三茶杯，渣再煎一茶杯，每服一杯，分四次服。

二十日，幼童温病，热退七八，以存阴退热，为第一要着。

麦冬（二两） 生甘草（一钱） 细生地黄（八钱） 知母（钱半） 玄参（两半） 牡丹皮（三钱） 头煎两茶杯，二煎一茶杯，三次服。

二十一日，热渐退，手心热特甚，阴伤之象，用存阴法。

大生地黄（五钱） 焦白芍（三钱） 细生地黄（五钱） 麻仁（三钱） 牡丹皮（三钱） 炙甘草（三钱） 沙参（三钱） 麦冬（六钱）

二十三日，幼童热病退后，一以存阴为主，最忌与枳朴开胃，黄芩清余热。医者诚能识此，培养小儿不少矣。

焦白芍（五钱） 炒玉竹（二钱） 炙甘草（二钱） 麦冬（五钱） 玄参（三钱） 沙参（三钱） 大生地黄（五钱） 牡丹皮（三钱）

吴鞠通. 吴鞠通医案［M］. 上海：上海科学技术出版社，2010.

按语：温疫急重，急则先治其标，先采用辛凉退热之法，用连翘、牛蒡子、石膏、苦桔梗、知母、人中黄、黄芩、牡丹皮等药清退热邪，兼用金银花、知母等药清热养阴，顾护阴液。又因有浊秽腹痛，乃在方中施以藿香叶芳香化浊，施以广郁金活血行气止痛，此病忌用羌活、防风、柴胡，葛根发表，因邪已入三焦，而非在表，若用，则邪热更难透出，服药后第二天，热减，脉势减半，但气分、血分仍有热邪，秽浊未祛尽，故此期以清凉荡热之剂——玉女煎加减，以清热护阴，芳香化浊，行气止痛。病之后期，热势逐渐退尽，病证以阴虚热象为主，治已重在养存阴液、顾护元气，故重用麦冬、生地黄、沙参、玄参、炙甘草等养阴护气之品。本案治法以护阴、清热、祛浊为主。吴氏循证立法处方，其运用巧妙，非庸手所能及。

【原文】**润下救津法**　治热在胃腑，脉沉实有力，壮热口渴，舌苔黄燥。

熟大黄（四钱）　玄明粉（二钱）　粉甘草（八分）　元参（三钱）　麦冬（四钱，去心）　细生地（五钱）

流水煎服。

阳明实热之证，当用大小承气，急下以存津液，但受温热之病，弱体居多，虽有是证，不能遽用是药，故以仲圣调胃承气为稳，且芒硝改为玄明粉，取其性稍缓耳，合用鞠通增液汤方，更在存阴养液之意。

【医案举隅】

风温案

沈师母。

［病史］风温，咳嗽痰红，热结旁流，身热入晚尤甚，耳聋谵语，舌干绛而裂，其中血迹斑斑，脉细而数，证势危殆，不得已下之。

［治法］泄其热，存其津。

［方药］鲜地黄、大生地黄各 30g，玄参 24g，麦冬 24g，生大黄 9g，玄明粉 9g。

二诊：此证譬如屋宇失火，任其焚烧，而救火车不到，可乎？服昨药已得下，瘥来有限，理当再下。但元虚太甚，姑缓一日。仍旧可危之至。

［方药］鲜地黄、大生地黄各 30g，玄参 24g，麦冬 24g，甘草 3g，象贝 9g，杏仁 9g。

三诊：已瘥多，神清，血亦止。再稍稍下之泻其余热。

［方药］鲜地黄、大生地黄各 30g，玄参 24g，麦冬 12g，炒枳壳 4.5g，生大黄 6g，杏仁 9g。

范文甫. 现代著名老中医名著重刊丛书：范文甫专辑［M］. 北京：人民卫生出版社，2006.

按语：润下救津法是以调胃承气汤合增液汤而成，实际即是增液承气汤，针对阳明实热而设。本案风温热入胃腑，阳明热结，津亏液耗，逢弱体之人，不可猛攻，当以性缓调胃承气汤合养阴增液之法。叶天士曰："凡论病，先论体质、形色、脉象，以病乃外加于身也。"虽为阳明实热，逢弱体之人，不可孟浪急下，当虑其元气，或以缓，或以间下之法，稍稍行事，此周旋之计，亦为后世效法。

【原文】**清凉透斑法**　治阳明温毒发斑。

石膏（五钱，煨用）　生甘草（五分）　银花（三钱）　连翘（三钱，去心）　鲜芦根（四钱）　豆卷（三钱，井水发）

加新荷钱一枚，煎服。如无，用干荷叶三钱亦可。

凡温热发斑者，治宜清胃解毒为主。膏、甘治之以清胃，银、翘治之以解毒。更以芦根、豆卷透发阳明之热；荷钱者，即初发之小荷叶也，亦取其轻升透发之意。热势一透，则斑自得化矣。

【医案举隅】

温病发斑案

侯某，女，28岁。2002年7月3日初诊。

［病史］患者于2个月前先从左手外侧出现点状红色皮疹，发热，体温39~40℃，继之皮疹范围及形状扩大，四肢及胸、背部均布满片状红斑，略高起于皮肤，尤以胸、背部为甚。在省、市数家医院进行多项检查，唯血沉60mm/h，发热原因未明，疑为"结节性红斑"及"药物热"，住院治疗效果不显。症见：发热，体温39.8℃，胸部布满紫红色斑块，连及成片，背部、四肢散在斑块，巨痒难忍，搔破后流水结痂。问其是否受过潮湿，答曰发病前曾在刚浇灌过的麦田里间拔玉米苗。无汗出，口渴，不欲饮，小便黄，苔黄腻，脉滑数。查血：正常，血沉40mm/h。

［诊断］高热、发斑。外感湿热，侵及肌肤，壅滞血分，热盛动血。

［治法］清化湿热，透邪外出，凉血化斑。

［方药］石膏18g，生甘草3g，金银花9g，连翘9g，羚羊角粉0.6g（冲），鲜芦根12g，鲜小荷钱1枚，牡丹皮9g，山栀子12g，黄连6g，黄柏6g，薄荷6g（后下）。5剂，水煎服，每日1剂。

二诊（7月10日）：服药后第2天体温降至37℃，斑色褪淡，瘙痒减轻，查血沉34mm/h。继进6剂。

三诊（7月19日）：未热，斑又渐起，但色浅红，查血沉降至25mm/h。上方加玄参15g，继进3剂。

四诊（7月22日）：未热，斑消，查血沉20mm/h。口已不渴，小便正常，或薄白，脉缓。随访3月，病未复发。

张笃义. 高热、发斑案治验1则［J］. 河南中医，2003，23（4）：70.

按语：清凉透斑法是以银翘散加石膏、豆卷而成，针对阳明发斑而设。本案患者夏月田间劳作，天热地湿，湿热交蒸，侵及肌肤，滞于营血。气营两燔，故呈高热。热盛动血，壅滞肌肉，故呈发斑。斑呈暗红色，因有湿邪，湿性重浊黏滞之故，且无汗出，口渴不欲饮及舌脉之征皆为湿热之象。故治应以清热化湿，透邪外出，凉血化斑为法。方宗《时病论》清凉透斑法治之。方中石膏、甘草解肌肤之热；金银花、连翘清热解毒；牡丹皮、羚羊角粉、玄参凉血化斑；山栀子、黄连、黄柏清化湿热；芦根、薄荷透发阳明之热；小荷钱即小荷叶取其轻升透发之意。热势一透则斑自得化矣。

备用成方

【原文】

葳蕤汤

治风温初起，六脉浮盛，表实壮热，汗少者，先以此方发表。

葳蕤　白薇　羌活　葛根　麻黄　川芎　木香　杏仁　石膏　甘草

共十味，水煎，日三服。

丰按：风温之病，因风触发，发热有汗，不可汗之。今谓汗少者，风必兼寒可知，故兼用羌、葛、麻黄，倘汗多者，不宜浪用。如春温之病，因寒触发，热重无汗，体素盛者，此方权可用之，弱者尚嫌太猛耳。

银翘散

治风温、温病、冬温等证。

金银花　连翘　苦桔梗　薄荷　荆芥穗　淡豆豉　牛蒡子　竹叶　生甘草

鲜芦根汤煎服。

小定风珠

治温病厥且呃，脉细而劲者。

生龟板　真阿胶　淡菜　鸡子黄

加童便一杯冲服。

大定风珠

治温热烁阴，或误表妄攻，神倦瘛疭，脉气虚弱，舌绛苔少，时时欲脱者。

大生地　生白芍　真阿胶　麦冬　生龟板　生鳖甲　生牡蛎　鸡子黄　火麻仁　五味子　炙甘草

水煎服。

丰按：以上三方，皆鞠通先生所制。银翘散，方极轻灵，风温、冬温初起者，用之每多应手。至于大、小定风珠，似乎腻滞，非脉证审确，不可轻用。

消毒犀角饮

治风热之毒，喉肿而疼，发斑发疹。

防风　荆芥　牛蒡子　甘草　犀角

水煎服。如热盛，加连翘、薄荷、黄芩、黄连。

连翘败毒散

治时毒发颐。

连翘　天花粉　牛蒡子　柴胡　荆芥　防风　升麻　桔梗　羌活　独活　红花　苏木　川芎　归尾　粉甘草

水煎服。如两颐连面皆肿，加白芷、漏芦；坚肿不消，加皂刺、穿山甲；大便燥结，加酒炒大黄。

犀角地黄汤

治胃火热盛，阳毒发斑，吐血衄血。

大生地　生白芍　牡丹皮　犀角

水煎服。热甚如狂者，再加黄芩。

三黄石膏汤

治伤寒温毒，表里俱盛，或已经汗下，或过经不解，三焦大热，六脉洪盛，及阳毒发斑。

黄连　黄芩　黄柏　石膏　栀子　麻黄　淡豆豉

加姜、枣、细茶入煎，热服。

凉膈散

治温热时行，表里实热，及心火亢盛，目赤便闭，胃热发斑。

连翘　栀子　黄芩　薄荷　大黄　芒硝　甘草

加竹叶，煎服。一方加白蜜一匙。

丰按：以上五方，皆治时风温热之毒，而成发斑、发疹、发颐、喉肿等证，在体实者，皆可施之，虚者俱宜酌用。

九味羌活汤

治感冒四时不正之气，伤寒伤风，温病热病。

羌活　防风　细辛　苍术　川芎　白芷　黄芩　生地　甘草

加生姜、葱白煎。

丰按：张元素制是方者，必欲人增减用之。如伤寒伤风初起者，黄芩、生地断断难施。温病热病初发者，羌、细、苍、防，又难辄用。可见医方不能胶守，此所谓能使人规矩，不能使人巧也。

【**提要**】本节列举古代医家治疗春季温病的10首成方，以备临证使用。

【**精解**】春季温病临床辨证需辨邪气性质、病位、邪正关系。邪在卫分当以解表透邪；邪在气分当直清里热；时毒兼以解毒消斑；正虚当扶正固脱。葳蕤汤主治风温初起表实夹寒之证；银翘散主治风温、冬温初起邪袭肺卫之证；小定风珠主治温病厥且呃之证；大定风珠主治温病阴虚动风、时时欲脱之证；消毒犀角饮主治风热之毒，外发斑疹之证；连翘败毒散主治时毒发颐；犀角地黄汤主治热入血分，胃火热盛，阳毒发斑，吐血衄血；三黄石膏汤主治温毒表里俱盛及阳毒发斑等证；凉膈散主治温热时行，表里实热之证；九味羌活汤统治风寒湿邪，兼顾协调表里。

临证治案

【原文】**春温过汗变证**

城东章某，得春温时病。前医不识，遂谓伤寒，辄用荆、防、羌、独等药，一剂得汗，身热退清，次剂罔灵，复热如火，大渴饮冷，其势如狂。更医治之，谓为火证，竟以三黄解毒为君，不但热势不平，更变神昏瘛疭。急来商治于丰，诊其脉，弦滑有力，视其舌，黄燥无津。丰曰："此春温病也。初起本宜发汗，解其在表之寒，所以热从汗解，惜乎继服原方，过汗遂化为燥，又如苦寒遏其邪热，以致诸变丛生。当从邪入心包、肝风内动治之。"急以祛热宣窍法，加羚羊、钩藤。服一剂，瘛疭稍定，神识亦清，惟津液未回，唇舌尚燥，守旧法，除去至宝、菖蒲，加入沙参、鲜地，连尝三剂，诸恙咸安。

【**提要**】本节为雷氏治疗春温过汗变证，以祛热宣窍法加减取效之临证治案。

【**精解**】春温初起，有里热炽盛而兼表寒外束者，先投辛温以解其表本无不可，但表解后应即转手清其里热。本案中前医却在汗出表解后仍继进辛温之剂，必有助热耗阴化燥之弊，故热势反炽。继医又以其属火证而滥用苦寒，以致苦燥更伤阴，导致邪热深入手足厥阴而变生昏、痉之证，雷氏以清解热邪与清心开窍、凉肝息风诸法合用，心肝邪热得解则昏、痉可解，继用养阴清除余热之法而收功。惟案中所说前医初用荆、防、羌、独等辛温药“一剂得汗，身热退清”，应当作身热得减，恶寒得解来理解。因本病既属里热内发，并非单纯寒邪在表，纯用辛温之剂仅能解其表而不能祛其在里之热，身热不可能退清。且春温初起投用羌、独等辛温燥烈之品，易有助热伤阴之弊，不会有身热退清之效。

【原文】**春温甫解几乎误补**

三湘刘某之子，忽患春温，热渴不解，计有二十朝来，始延丰诊。脉象洪大鼓指，舌苔灰燥而干，即以凉解里热法治之。次日黎明，复来邀诊，诣其处，见几上先有药方二纸，一补正回阳，一保元敛汗。刘曰：“昨宵变证，故延二医酌治，未识哪方中肯？即请示之。”丰曰：“先诊其脉再议。”刘某伴至寝所，见病者覆被而卧，神气尚清，汗出淋漓，身凉如水，六脉安静，呼吸调匀。丰曰：“公弗惧，非脱汗也，乃解汗也。”曰：“何以知之？”曰：“脉静身凉，故知之也。倘今见汗防脱，投以温补，必阻其既解之邪，变证再加，遂难治矣。”乔梓仍信丰言，遂请疏方。思邪方解之秋，最难用药，补散温凉，概不可施，姑以蒌皮畅其气分，俾其余邪达表；穞豆衣以皮行皮，使其尽透肌肤；盖汗为心之液，过多必损乎心，再以柏子、茯神养其心也；加沙参以保其津，细地以滋其液，米仁、甘草，调养中州；更以浮小麦养心敛汗。连服二剂，肢体回温，汗亦收住。调治半月，起居如昔矣。

或问曰：“先生尝谓凡学时病，必先读仲景之书。曾见《伤寒论》中，漏汗不止，而用附子。今见大汗身凉，而用沙参、细地，能不令人骇然？请详其理。”答曰：“用附子者，其原必寒，其阳必虚。今用沙、地者，其原乃温，其阴乃伤。一寒一温，当明辨之。”又问：“春温之病，因寒触动，岂无寒乎？”曰：“子何迂也！须知温在内，寒在外。今大汗淋漓，即有在外之寒，亦当透解，故不用附子以固其阳，而截其既解温邪之路，用沙、地以滋津液，而保其既伤肺肾之阴。若执固阳之法，必使既散之邪复聚，子知是理乎？

【**提要**】本节为雷氏治疗春温甫解几乎误补，以保阴生津法敛汗取效之临证治案。

【**精解**】此为脱汗与解汗之辨。叶天士强调解汗与脱汗的鉴别点在于脉象与神志。若战汗后脉象急疾，或沉伏，或散大，或虚而结代，神志不清，躁扰不卧，肤冷汗出，为正气外脱，邪热内陷的危象。而此病者覆被而卧，神气尚清，汗出淋漓，身凉如水，六脉安静，呼吸调匀，当知此为战汗后正气祛邪外出之佳象。此时宜以瓜蒌皮、穞豆衣导邪之出路，兼以沙参、生地养阴增液，柏子仁、茯苓养其心气，米仁、甘草滋化源调中州，浮小麦稍以敛汗。以叶天士言："解后胃气空虚，当肤冷一昼夜，待气还自温暖如常矣。"故二剂肢体自还温，邪气汗自止。

【原文】**风温入肺胃，误作阴虚腻补增剧**

云岫孙某，平素清癯，吸烟弱质，患咳嗽热渴，计半月矣。前医皆以为阴虚肺损，所服之药，非地、味、阿胶，即沙参、款、麦，愈治愈剧，始来求治于丰。按其脉，搏大有力，重取滑数，舌绛苔黄，热渴咳嗽。此明是风温之邪，盘踞肺胃。前方尽是滋腻，益使气机闭塞，致邪不能达解，当畅其肺，清其胃，用辛凉解表法，加芦根、花粉治之。服二剂，胸次略宽，咳亦畅快，气分似获稍开。复诊其脉稍缓，但沉分依然，舌苔化燥而灰，身热如火，口渴不寐，此温邪之势未衰，津液被其所劫也。姑守旧法，减去薄荷，加入石膏、知母。服至第三剂，则肌肤微微汗润，体热退清，舌上津回，脉转缓怠。继以调补，日渐而安。

【**提要**】本节为风温入肺胃，误作阴虚腻补增剧之证，雷氏以辛凉解表、清养肺胃而病愈之临证治案。

【**精解**】此为病后阴虚与素体阴虚之辨。风温后期伤及肺卫津液，此为热病伤阴，当有热、咳、渴，舌黄、脉滑数或洪数等热象，素体阴虚虽可有热扰，但不当及此。若以滋阴之品用于热病伤阴，使邪愈实而热愈盛。宜先畅利肺胃，使气机得运，继以清热保津之法，汗出热退，津回脉缓，故得安。

【原文】**风温误补致死**

里人范某，患风温时病，药石杂投，久延未愈。请丰诊视，视其形容憔悴，舌苔尖白根黄，脉来左弱右强，发热缠绵不已，咳嗽勤甚，痰中偶有鲜血。此乃赋禀素亏，风温时气未罄，久化为火，刑金劫络，理当先治其标，缓治其本。遂以银翘散，去荆芥、桔、豉，加川贝、兜、蝉，此虽治标，实不碍本，倘见血治血，难免不入虚途。病者信补不服，复请原医，仍用滋阴凉血补肺之方，另服人参、燕窝。不知温邪得补，益不能解，日累日深，竟成不起。呜呼！医不明标本缓急，误人性命，固所不免矣。

【提要】本节为时医误用补法沉疴不起，雷氏认为应以辛凉透邪法加减之临证治案。

【精解】此为时医误治病例。本病初起，邪在肺卫，宜辛凉宣解，祛邪外出。若温邪郁久，易于化燥伤阴，入血则耗血动血，治当清热保津，凉血止血为要。经曰："知标本者，万举万当；不知标本者，是谓妄行。"本案之误，当责之于前医不分标本缓急，恣意滋阴补肺凉血，又妄投参、燕甘温峻补之品，恰迎合病者"信补"之心，有道是"人参杀人无过，黄连救人无功"。温病得补，犹如抱薪救火，致使内火炽盛，变症峰起，终致呜呼。正如《医学心悟·医门八法》曰："倘不明辨精切，误投补剂，陋矣！古人有言，大实有羸状，误补益疾者此也。此不当补而补之之误也。"

【原文】**风温夹湿**

南乡梅某，望七之年，素来康健，微热咳嗽，患有数朝。时逢农事方兴，犹是勤耕绿野，加冒春雨，则发热忽炽，咳嗽频频，口渴不甚引饮，身痛便泻。有谓春温时感，有言漏底伤寒，所进之方，佥未应手。延丰诊治，按其脉，濡数之形，舌苔黄而且腻，前恙未除，尤加胸闷溺赤。此系风温夹湿之证，上宜清畅其肺，中宜温化其脾，以辛凉解表法，去蒌壳，加葛根、苍术、神曲、陈皮治之。服二剂，身痛已除，便泻亦止，惟发热咳嗽，口渴喜凉，似乎客湿已解，温热未清，当步原章，除去苍术、神曲，加入绍贝、楼根、芦根、甘草。迭进三剂，则咳嗽渐疏，身热退净。复诊数次，诸恙若失矣。

【提要】本节为雷氏治疗风温夹湿之证，以辛凉解表兼以化湿取效之临证治案。

【精解】风温时感，逢春雨湿困，上焦温热不解，中焦脾湿继犯，故有发热忽炽，咳嗽频频，口渴不甚引饮，身痛便泻、胸闷尿赤、舌黄腻、脉濡数之症。当兼以治之，以辛凉解表法（薄荷、蝉蜕、前胡、淡豆豉、牛蒡子），加葛根、苍术增其解表之力，神曲、陈皮运脾化湿。二剂后湿渐除，而热未清，去苦燥之苍术、神曲，继以养阴增液之栝楼根、芦根、甘草，止咳之绍贝。雷氏审证既验，有如桴鼓之应。

【原文】**胃虚温病**

海昌张某，于暮春之初，突然壮热而渴，曾延医治，胥未中机。邀丰诊之，脉驶而躁，舌黑而焦，述服柴葛解肌及银翘散，毫无应验。推其脉证，温病显然，刻今热势炎炎，津液被劫，神识模糊，似有逆传之局，急用石膏、知母，以袪其热；麦冬、鲜斛，以保其津；连翘、竹叶，以清其心；甘草、粳米，以调其中。服之虽有微汗，然其体热未衰，神识略清，舌苔稍润，无如又加呃逆，脉转来盛去衰，斯温邪未清，胃气又虚竭矣。照前方增入东洋参、刀豆壳，服下似不龃龉，遍体微微有汗，热势渐轻，呃逆亦疏，脉形稍缓。继以原法，服一煎诸恙遂退。后用《金匮》麦门冬汤为主，调理匝月而安。

【提要】本节为雷氏治疗胃虚温病之证，以清热养胃法取效之临证治案。

【精解】此为春温之病。伏邪自气分而发，症见壮热口渴，脉来急躁，舌黑而干，此为气分热盛，胃津耗竭，刻诊热势炎炎，神志模糊，恐有逆传之虑，急以白虎汤泻气分之邪热，麦冬、鲜斛保津存液，连翘、竹叶清其心。胃津耗竭，胃失濡养，气失和降，二诊复加呃逆，以东洋参益胃生津，刀豆壳降逆止呃，至此方回。后以《金匮要略》麦门冬汤养胃阴。故曰："留得一分津液，便有一分生机"，此为实证。

【原文】**胃实温病**

山阴沈某，发热经旬，口渴喜冷，脉来洪大之象，舌苔黄燥而焦。丰曰：此温病也。由伏气自内而出，宜用清凉透邪法，去淡豉、竹叶、绿豆衣，加杏仁、蒌壳、花粉、甘草治之。服一剂，未中肯綮，更加谵语神昏，脉转实大有力。此温邪炽盛，胃有燥屎昭然，改用润下救津法，加杏霜、枳壳治之。午前服下，至薄暮腹内微疼，先得矢气数下，交子夜始得更衣，有坚燥黑屎十数枚，继下溏粪，色如败酱，臭不可近，少顷遂熟寐矣，鼾声如昔，肤热渐平，至次日辰牌方醒，醒来腹内觉饥，啜薄粥一碗。复脉转为小软，舌苔已化，津液亦生。丰曰：病全愈矣，当进清养胃阴之药。服数剂，精神日复耳。

程曦曰：斯二症皆是温病，见证似乎相仿，一得人参之力，一得承气之勋，可见学医宜参脉证。一加呃逆，脉转洪形，便知其为胃气之虚；一加谵语，脉转实大，便知其为胃气之实。论其常证，相去不远，见其变证，虚实攸分。临证之秋，苟不审其孰虚孰实，焉能迎刃而解耶！

【提要】本节为雷氏治疗胃实温病之证，以润下救津法取效之临证治案。

【精解】此案初诊时未能注意到腑实的问题，仅以清气为治，无异于杯水车薪，当然不能解决问题，二诊改用润下，攻下热结，釜底抽薪，始转危为安。但此案初诊未交代大便异常等情况，临床资料收集欠全。病之当下者，亦必有证可辨，不能等到用清解无效才改用攻下。

【原文】**有孕发斑**

建德孙某之妻，怀胎五月，忽发温毒之病，延丰诊之，已发斑矣。前医有用辛温发散，有用补养安胎，不知温毒得辛温愈炽，得补养弥盛，是以毒势益张，壅滞肌肉而发为斑，其色紫者，胃热盛也，脉数身热，苔黄而焦，此宜解毒清斑，不宜专用安补。遂以石膏、芦根，透阳明之热；黄芩、鲜地，清受灼之胎；佐连翘、甘草以解毒，荷叶以升提。服一帖，身热稍清，斑色退淡，惟脉象依然数至，舌苔未见津回，仍守旧章，重入麦冬，少增参叶。继服二帖，诸恙尽退。后用清补之法，母子俱安。

【**提要**】本节为雷氏治疗妊娠温毒发斑之证，以解毒清斑法取效之临证治案。

【**精解**】本案怀胎五月，忽发温毒发斑，前医屡用辛温发散，温补安胎之误治，而致斑疹色紫，胃热极盛之重证，处于“攻其邪则胎必损，安其胎必碍乎邪”之两难。雷氏受命于危急之中，胆大心细，果断地提出此案不宜专用安补，治宜解毒清斑，后用清补之法，母子俱安。由此可见，雷氏识证，独具慧眼，立法遣药，胆大心细，灵活多变。

【原文】**温毒发疹**

古越胡某之郎，年方舞象，忽患热渴咳闭，已半月矣。前医罔效，病势日加沉重。遣人延丰延医，诣其寓所，先看服过三方，皆是沙参、麦冬、桑皮、地骨，清金止咳等药。审其得病之时，始则发热咳嗽，今更加之胸闭矣。诊其脉，两寸俱盛，此明系温热之毒，盘踞于上，初失宣气透邪之法，顿使心火内炽，肺金受刑，盖肺主皮毛，恐温毒外聚肤腠而发为疹，遂令解衣阅之，果见淡红隐隐。乘此将发未透之际，恰好轻清透剂以治之，宜以辛凉解表法，去蒌壳，加荷叶、绿豆衣、西河柳叶。服下遂鲜红起粒，再服渐淡渐疏，而热亦减，咳亦平。继以清肃肺金之方，未及一旬，遂全瘥耳。

【**提要**】本节为雷氏治疗温毒发疹之证，以辛凉解表法加减取效之临证治案。

【**精解**】前案属温毒发斑，本案属温毒发疹，皆由温毒热盛扰乱营血所致。相较而言，斑重疹轻，治各不同。雷氏认为，斑由温毒壅滞肌肉而发，疹为温毒外聚肌肤而发，即斑出于胃，疹发于肺。故治斑直清阳明，治疹清肃肺金，是两者不同之处。现在认为，斑疹皆系热毒深入营血，外发肌肤所致，只是热毒来源不同，斑为阳明热毒，疹为太阴风热。治斑则宜清胃泄热，凉血化斑；治疹则需宣肺达邪，清营透疹。

【原文】喉痹急证

城东陈某之室，偶沾温毒而成喉痹。来邀诊治，见其颈肿牙闭，不能纳食，惟汤水略为可咽，脉象浮中不著。沉分极数。丰曰：此温毒之证，过服寒凉，则温毒被压，益不能化。索前方一阅果然，据愚意理当先用温宣，解其寒凉药气，俟牙松肿减，而后以凉剂收功。满座皆曰：然。遂以谷精、紫菀开其喉痹；薄荷、荆芥宣散风邪；橘红快膈化痰；甘草泻火解毒；桔梗载诸药之性在上，仍能开畅咽喉；细辛治喉痹有功，且足少阴本药，以少阴之脉，循喉咙也。速令煎尝，另用玉钥匙，即马牙硝钱半，蓬砂五分，僵蚕三分，大泥冰片一分，擂细吹喉，令涎多出。自日晡进药，至二更时候，牙关略展，忽作咳嗽连声。次日复邀诊视，告以病情。丰曰：有生机也。脉形稍起，苔色纯黄，此温毒透达之象。改以玄参、细地、绍贝、牛蒡、参叶、射干、大洞果、金果榄等药。迭进三剂，颈肿尽消，咽喉畅利，咳嗽亦渐愈矣。

或问曰：观先生数案，皆用法而不用汤。尝见古人治斑疹颐喉，皆不出吴氏举斑汤、钱氏升葛汤、活人玄参升麻汤、东垣普济消毒饮等方，方内皆用升麻。窃思斑疹赖其透发，颐喉借其升提，今先生舍而不用者，是何意也？答曰：吴淮阴云：升腾飞越太过之病，不当再用升提，说者谓其引经，亦愚甚矣。诚哉非谬也！丰深有味乎斯言。即遇当升透之病，莫如荷叶、桔梗为稳。升麻升散力速，他病为宜，于斑疹颐喉，究难用耳。

【提要】本节为雷氏治疗温毒喉痹之证，以宣通开痹之法取效之临证治案。

【精解】温毒初起，毒壅喉痹，此时不可妄用辛温之品，否则助热伤阴；同时也忌寒凉太过，否则可致热毒蕴结不解，又易损伤正气。此时当疏风清热，解毒散结，内外合治为基本治疗原则。雷氏以谷精、紫菀开其喉，薄荷、荆芥散其风，橘红化痰，甘草解毒，桔梗载药上行，开畅咽喉，细辛循经利窍，助温邪透达。外用玉钥匙急治其标。二诊既以透达，改以玄参、细地黄清热养阴，浙贝母、牛蒡子清热散结，射干、大洞果、金果榄利咽润喉，参叶补气养阴。再论斑疹颐喉用升麻之弊，以其升散力速，不当以其升提之力，反增火势愈燔，易以桔梗、荷叶之轻清升透之品为稳。

【原文】**伏气晚发**

若耶赵某，颇知医理，偶觉头痛发热，时或恶风，自以为感冒风邪，用辛温散剂，热势增重。来迓于丰，脉象洪滑而数，舌根苔黄，时欲烦躁，口不甚渴。丰曰：此晚发证也。不当辛散，宜乎清解之方。病者莞尔而笑，即谓：晚发在乎秋令，春时有此病乎？见其几上有医书数种，内有叶香岩《医效秘传》，随手翻出使阅，阅之而增愧色，遂请赐方，以辛凉解表法，加芦根、豆卷治之。连服三煎，一如雪污拔刺，诸恙咸瘳。

【提要】本节为雷氏治疗伏气晚发之证，以辛凉解表法加减取效之临证治案。

【精解】伏气晚发，证虽似同伤寒，但舌脉表现有别。治疗当从辛凉透邪，若用辛温之剂，则致火上添薪。此案用辛温散剂后，热势增重，症见脉象洪滑而数，舌根苔黄，时欲烦躁，口不甚渴，则属误治。改用辛凉解表法，加芦根、豆卷治之，疏透伏邪，清热生津。本案雷氏诊为晚发，但近代医家张山雷认为，从用辛凉解表法来看，应属治风热新感，即曰伏气晚发，何以径用解表，岂不自相矛盾？张氏之说，仅供参考。此案示治外感时病，应据风寒、风热的病因及新感、伏气的发病类型不同，仔细辨治。

卷之二

春伤于风大意

本卷“春伤于风大意”共分伤风、冒风、中风、风寒、风热、风湿、寒疫7个小节。

【原文】《内经》云：春伤于风。谓当春厥阴行令，风木司权之候，伤乎风也。夫风邪之为病，有轻重之分焉，轻则曰冒，重则曰伤，又重则曰中。如寒热有汗，是风伤卫分，名曰伤风病也；鼻塞咳嗽，是风冒于表，名曰冒风病也；突然昏倒，不省人事，是风中于里，名曰中风病也。当分轻重浅深而治之。且风为六气之领袖，能统诸气，如当春尚有余寒，则风中遂夹寒气，有感之者是为风寒；其或天气暴热，则风中遂夹热气，有感之者是为风热；其或春雨连绵，地中潮湿上泛，则风中遂夹湿气，有感之者为风湿；倘春应温而反寒，非其时而有其气，有患寒热如伤寒者，是为寒疫。此七者春令所伤之新邪，感之即病，与不即病之伏气，相去天渊，当细辨之。

【提要】本节简论春季新感温病的病因和分类。

【精解】本节根据邪中的浅深部位和夹邪等的不同，将春季新感时病分为伤于风的伤风、冒风、中风，夹邪的风寒、风热、风湿及感受非时之寒气而引起的寒疫7种病证。雷氏对春季新感时病病因和发病的阐述，以时令节气为前提，识时阐理。所谓新感，是当令所伤之新邪，感之即病，与不即病之伏气相去天渊。指出春时新感发于大寒至惊蛰，风木司权之时，此时气候温暖多风，阳气升发，故易病风。以雷氏观点，凡春感受风邪而病者，即属春季的新感，其中有温病，如伤风、冒风、风热等；也有伤寒，如风寒、寒疫等。此春季的新感与春季的伏气相对应，本无不可，但伏气温病也多有兼新感风邪者，不能截然分开。

对同一种病邪侵犯人体而能引起不同的疾病，雷氏认为其主要原因是病邪侵犯的部位与浅深不同的缘故。一般来说，“轻为冒，重为伤，又重则为中”。邪犯肌表的为“冒”，外邪由浅入深而犯于脏腑，病势较缓，病情较轻者为“伤”；外邪直接犯于脏腑而发病急骤、病情危急为“中”，故春季风冒于表者为冒风，风伤于卫者为伤风，风中于里者为中风；又由于风为百病之长，寒、湿、热等多依附于风而侵犯人体，故春季又有风夹邪而致的风寒、风热、风湿等。

【原文】**伤风**

伤风之病，即仲景书中风伤卫之证也，诸家已详，可毋细论耳。然其初起之大概，亦当述之。夫风邪初客于卫，头痛发热，汗出恶风，脉象浮缓者，此宜解肌散表法治之。经曰：伤于风者，头先受之，故有头痛之证；风并于卫，营弱卫强，故有发热汗出之证；汗出则腠疏，故有恶风之证；脉浮主表，缓主风，故用解肌散表之法，以祛卫外之风。倘脉浮紧发热汗不出者，不可与也，当须识此，勿令误也。若误用之，必生他变，然则当按仲景法治之。世俗每见鼻塞咳嗽，遂谓伤风，而不知其为冒风也。冒风之病，详在下篇。

【**提要**】本节论述伤风的证治。

【**精解**】本节所论的伤风与俗称的伤风概念不同，主要是指《伤寒论》中的营卫不和而感受风寒者，又称为表虚感寒证，即为桂枝汤证。但该证并非只发于春季，一年四季均可发生。

【原文】**冒风**

冒风者，风邪冒于皮毛，而未传经入里也。汪讱庵曰：轻为冒，重为伤，又重则为中。可见冒风之病，较伤风为轻浅耳。近世每以冒风之病，指为伤风，不知伤风之病，即仲景书中风伤卫之证也。今谓冒风，乃因风邪复冒皮毛，皮毛为肺之合，故见恶风、微热、鼻塞、声重、头痛、咳嗽，脉来濡滑而不浮缓，此皆春时冒风之证据，与风伤卫之有别也，宜乎微辛轻解法治之。倘或口渴喜饮，是有伏气内潜，如脉数有汗为风温，脉紧无汗为春温，务宜区别而治，庶几无误。

或问曰：曾见灵胎书中有头痛、发热、咳嗽、涕出，俗语所谓伤风，非仲圣《伤寒论》中之伤风也。今先生竟以风伤卫分为伤风，与灵胎相悖，究竟谁是谁非？曰：灵胎所论之伤风，即是书中冒风；是书之伤风，即仲圣书中风伤卫分之伤风。据理而论，当遵圣训为是，俗语为非。曰：观先生所论之冒风，较伤风为轻。灵胎所论之伤风，为至难治之疾，一轻一重，何其相反？曰：丰谓风邪初冒皮毛，其证轻而且浅，不难数服而瘥，故曰轻也；彼谓邪由皮毛而入于肺，经年累月，病机日深，变成痨怯，故曰至难治之疾也。一论初起，一论病成，何相反之有。

【提要】本节论述冒风的证治。

【精解】所谓冒风是指一般感冒而寒温偏向不明显者，其病变的主要部位在肺卫，但其未必都发生于春季。即使按中医理论，风邪在一年四季都有，所以冒风之病位应在四季都可发生，惟冬春较为多见而已。

【原文】**中风**

中风之病，如矢石之中人，骤然而至也。古人谓类中为多，真中极少，是书专为六气而设，故论真中为亟耳。观夫卒中之病，在春中风为多，在夏中暑为多，在秋中湿为多，在冬中寒为多，是以中风之病，详于春令。盖风之中于人也，忽然昏倒，不省人事，或祸斜舌强，痰响喉间等证。当其昏倒之时，急以通关散取嚏，有则可治，无则多死；口噤者，用开关散擦牙软之；痰涎壅盛，用诸吐法涌之；此乃急则治标之法。再考诸贤论治，惟《金匮》分为四中，最为确当，堪为后学准绳，一曰中经，一曰中络，一曰中腑，一曰中脏。如左右不遂，筋骨不用，邪在经也，当用顺气搜风法治之；口眼祸斜，肌肤不仁，邪在络也，当用活血祛风法治之；昏不识人，便溺阻隔，邪在腑也，当用宣窍导痰法，益以百顺丸治之；神昏不语，唇缓涎流，邪在脏也，亦宜此法，佐以牛黄清心丸治之。如口开则心绝，目合则肝绝，手撒则脾绝，鼾睡则肺绝，遗溺则肾绝；又有摇头上窜，汗出如油，脉大无伦，或小如纤，皆不可治。

或问：古人治中风，每有中腑、中脏、中血脉之分，中腑以小续命汤，中脏以三化汤，中血脉以大秦艽汤。今既曰遵《金匮》之四中，然与原文不符合者何？曰：此遵《金匮》订正之文，谅无有误耳。曰：论中又谓真中极少，类中为多，究竟真类，何以别耶？曰：忽然昏倒，真类皆有之证，然类中者，但无口眼㖞斜，不仁不用等证也。曰：真类既分，不知类中有几？曰：类中之病有八也：一因气虚之体，烦劳过度，清气不升，忽然昏冒为虚中也，治宜补气；一因气实之人，暴怒气逆，忽然昏倒为气中也，治宜顺气；一因七情过极，五志之火内发，卒然昏倒无知为火中也，治宜凉膈；一因过饱感受风寒，或因恼怒气郁食阻，忽然昏厥为食中也，治宜宣消；一因登塚入庙，冷屋栖迟，邪气相侵，卒然妄语，头面青黑，昏不知人为恶中也，治宜辟邪。所有暑中论在卷四，湿中论在卷六，寒中论在卷八。此八者，皆称为类中也。

程曦曰：是书以《金匮》之四中为准绳，而不以《内经》偏枯、风痱、风懿、风痹四者为纲领何？思之良久，恍然有会。盖偏枯者，半身不遂也；风痱者，四肢不举也；风懿者，卒然不语也；风痹者，遍身疼痛也。窃谓偏枯、风痱、风懿，皆属中风，而风痹一病，断断不能混入，恐后学者，以痹为中，所以宗后圣而未宗先圣，职是故耳。

江诚曰：诸书以半身不遂，分出左瘫、右痪，不用、不仁。盖谓瘫者坦也，筋脉弛纵，坦然不收；痪者涣也，气血涣散，筋骨不用。又谓右为不用，左为不仁，其实瘫与不仁，即论中之邪中乎络也；痪与不用，即论中之邪中乎经也。今以此四中括之，真所谓要言不烦矣。

【提要】本节论述中风的证治。

【精解】中风之病名，既见于内伤病，又见于外感病。古人对其发生原因的论述也有较大分歧：有认为是感受外风而病者，即所谓真中；有认为是肝风上亢所致者，即所谓类中。本证对中风论述虽力主区分真中、类中，但在论述中颇有混淆之处，与内科杂病的中风分辨不清，如对类中者，既有前贤已明确其为内伤杂病，与外在四时之气无关，但论中却说类中无“口眼㖞斜，不仁不用等证”，此与临床实际恰好相反，颇不足信，雷氏所论中风多见于内科杂病，因感受外风而引起的中风在临床上并不多见。

【原文】**风寒**

经云：风为百病之长也，以其能统诸气耳。夫春令之风，多兼温气；夏令之风，多兼暑气；秋令之风，多兼湿气；冬令之风，多兼寒气。今风寒之病，不论于冬，而论于春令者，盖以风为重也，如冬令之风寒，以寒为重可知，若此别之，在春令辛温不宜过剂，在冬令辛热亦可施之，所以前人用药宜分四时，洵非谬也。是论风寒者，缘于初春尚有余寒，所至之风，风中夹寒，人感之者，即寒热头痛，汗出不多，或咳嗽，或体酸，脉来浮大，或兼弦紧是也，宜以辛温解表法治之。然此病较当春之寒疫稍轻，较冬令之伤寒则更轻矣，治之得法，不难一二剂而瘳，但当审其兼证为要，如兼痰者，益以苓、夏；兼食者，加入神、楂，随证减增，庶几有效。

【提要】本节论述风寒的证治。

【精解】本节所论的风寒，雷氏所指是发于春令的时令病。乃因初春尚有余寒，风中夹寒侵犯人体而致风寒表证，此与一般所言的春季风温感受风热病邪所表现的风热表证截然不同，故本病虽是外感病，但属于伤寒而不属于温病。

【原文】风热

春应温而过热，是为非时之气，所感之风，风中必夹热气，故名风热病耳。此不但与风温为两途，抑且与热病为各异。盖风温、热病，皆伏气也；风热之邪，是新感也。其初起寒微热甚，头痛而昏，或汗多，或咳嗽，或目赤，或涕黄，舌起黄苔，脉来浮数是也，当用辛凉解表法为先；倘恶寒头痛得瘥，转为口渴喜饮，苔色黄焦，此风热之邪，已化为火，宜改清热保津法治之；倘或舌燥昏狂，或发斑发疹，当仿热病门中之法治之。

或问曰：尝见昔贤所谓春应温而反寒，是为非时之气。今先生谓春应温而过热，亦为非时之气。昔今之论，何其相反？请详悉之。答曰：昔贤之论，固非有谬；丰之鄙论，亦有所本。今谓春应温而过热，即《金匮》所谓至而太过，《礼记》所谓春行夏令也；昔贤谓春应温而反寒，即《金匮》所谓至而不去，《礼记》所谓春行秋令也。

【提要】本节论述风热的证治。

【精解】所谓风热病之名，亦是雷氏所创，意在与其所说的风温相区别。雷氏把风温看作伏气温病，而风热则为新感温病。但从文中所述来看，所谓的风热即是通常所说的风温，是指感受风热之邪而病者，初起以表热证为主要表现。至于在病变过程中的治疗，除本节所述外，还可参考以上各节的方法。

【原文】风湿

风湿之病，其证头痛、发热，微汗、恶风，骨节烦疼，体重微肿，小便欠利，脉来浮缓是也。罗谦甫云：春夏之交，人病如伤寒，为风湿证也，宜用五苓散，自愈。由是观之，风湿之邪，多伤于太阳者，不待言矣！宜用两解太阳法，疏其膀胱之经，复利其膀胱之腑也。如风胜者，多用羌、防；湿胜者，多加苓、泽；阴虚之体，脉中兼数，宜加黄柏、车前；阳虚之体，脉内兼迟，宜入戟天、附片。医者总宜分其风胜、湿胜，辨其阴虚、阳虚，庶无贻误。

喻嘉言曰：风湿之中人也，风则上先受之，湿则下先受之，俱从太阳膀胱而入。风伤其卫，湿留关节，风邪从阳而亲上，湿邪从阴而亲下，风邪无形而居外，湿邪有形而居内，上下内外之间，邪相搏击，故显汗出、恶风、短气、发热、头痛、骨节烦疼、身重微肿等证，此固宜从汗解。第汗法与常法不同，贵徐不贵骤，骤则风去湿存，徐则风湿俱去也。

丰按：论风湿，惟嘉言先生为白眉，明出上下表里，可谓批却导窍矣，更妙论汗之法，贵徐不贵骤，此五字诚为治风湿之金针，学者不可以其近而忽之也。

【**提要**】本节论述风湿的证治。

【**精解**】所谓风湿之病，多归于内科痹证，一般不属于时病范畴。而本节所述风湿伴有恶风、发热等症状，因而可认为是风湿初起或急性发作，故虽非时病，但与时令之气有关。另外，在时病中如出现骨节疼痛较甚而又有风、湿之象者，亦可参本节治法。至于慢性风湿之属，当归于内科杂病。

【原文】**寒疫**

叔和《序例》曰：从春分以后，至秋分节前，天气暴寒者，皆为时行寒疫也。考之《金鉴》，又谓：春应温而反寒，名曰寒疫。据此而论，春有是病，而夏秋无是病也，其实夏令之寒，是为阴暑之病；秋月之寒，是为秋凉燥气，此分明夏秋不病寒疫，当宗《金鉴》之训，寒疫在乎春令也。盖疫者役也，若役使然，大概众人之病相似者，皆可以疫名之。此又与瘟疫之疫，相悬霄壤，须知瘟疫乃天地之厉气，寒疫乃反常之变气也。其初起头痛、身疼，寒热无汗，或作呕逆，人迎之脉浮紧者，宜用辛温解表法治之。观此见证，与冬令伤寒初客太阳无异，因在春令，所以不名伤寒，又因众人之病相同。所以名为寒疫。然其治法，又与伤寒相去不远矣。如有变证，可仿伤寒法治之。

或问曰：先生谓夏令之寒，是为阴暑之病，倘未交小暑、大暑之令，而受立夏、小满、芒种、夏至之寒，可以名寒疫否？答曰：可也。昔贤谓夏应热而反凉，是为非时之气，若果见证与寒疫相合，不妨用寒疫之方，此所谓超乎规矩之外，仍不离乎规矩之中也。

【提要】本节论述寒疫的证治。

【精解】本节论述寒疫是因其发生在春令应温而反寒之时，感受非时之气而致，因其发生在春令，故不称为伤寒，又因为众人之病相似，故名寒疫。由于临床表现与冬令伤寒、风寒表证没有区别，所以治疗用辛温解表法。本病属于伤寒范畴，不属于温病。

拟用诸法

【提要】本卷拟用治疗9法中，解肌散表法源于桂枝汤，针对风邪伤卫而设；辛温解表法源于葱豉汤，针对风寒而设；两解太阳法源于五苓散，针对风湿而设。不仅源于《伤寒论》经方，且据邪的浅深部位来拟用治法，如治疗冒风，轻剂透邪解表即可，用微辛清解法；治疗伤风，则以祛邪外出为主，用解肌散表法；而对于“中风”的治疗，雷氏认为当以开窍通闭为急务。以《金匮要略》之四中为准绳，拟用顺气搜风法、活血祛风法、宣窍导痰法加百顺丸以及宣窍导痰法加牛黄丸等，分别施治于根据中经、中络及中腑、中脏等证。

【原文】**解肌散表法**　治风邪伤卫，头痛畏风，发热有汗等证。

嫩桂枝　白芍药　粉甘草　生姜　大枣

水煎服。

此仲景之桂枝汤，治风伤卫之证也。舒驰远曰：桂枝走太阳之表，专驱卫分之风；白芍和阴护营，甘草调中解热，姜辛能散，枣甘能和，又以行脾之津液，而调和营卫者也。

【医案举隅】

太阳中风案

汤（左二月十八日）。太阳，中风，发热，有汗，恶风，头痛，鼻塞，脉浮而缓，桂枝汤主之。

川桂枝（三钱）生白芍（三钱）生甘草（钱半）生姜（三片）红枣（六枚）

曹颖甫. 医学三书：经方实验录［M］. 北京：中国医药科技出版社，2014.

按语：解肌散表法源于桂枝汤，针对风邪伤卫而设。本案风伤卫，热伤营。风邪初犯，袭伤肺卫，卫气被引外浮，与邪相争与肌肤，则发热；风性疏泄，卫失开合，营不内守，汗孔开张，故自汗出。腠理疏松，营阴外泄，则脉浮而缓。卫气不能卫外，则恶风，以上脉证均为风邪伤卫特点。仲景名方桂枝汤主之。

【原文】**微辛轻解法** 治冒风之证，头微痛，鼻塞，咳嗽。

紫苏梗（一钱五分） 薄荷梗（一钱） 牛蒡子（一钱五分） 苦桔梗（一钱五分） 瓜蒌壳（二钱） 广橘红（一钱，去白）

水煎服。

凡新感之风邪，惟冒为轻，只可以微辛轻剂治之。夫风冒于皮毛，皮毛为肺之合，故用紫苏、薄荷以宣其肺，皆用梗而不用叶，取其微辛力薄也。盖风为阳邪，极易化火，辛温之药，不宜过用，所以佐牛蒡之辛凉，桔梗之辛平，以解太阴之表，及蒌壳之轻松，橘红之轻透，以畅肺经之气，气分一舒，则冒自解矣。

【医案举隅】

风热袭肺案

唐某，女，72岁。2007年1月13日初诊。

[病史]年高气弱，每易感受时邪，近因气候变化遂致头痛发热、鼻流清涕、咽痛咳逆，叠经抗感染治疗，终未获效。刻诊诸症犹然，伴有恶寒情形。脉细微数，舌质偏红苔微黄腻，伴口干且苦。

[治法]予祛风清热宣肺止咳之法。

[方药]炙桑皮叶（各）12g，熟牛蒡10g，薄荷8g，银花10g，连翘10g，炒蒲公英15g，炒黄芩10g，法半夏10g，茯苓12g，香白芷10g，射干10g，桔梗10g，瓜蒌壳10g，生粉草6g。7剂，水煎服，一日1剂。

李姿慧，王又闻，孙娟，等. 王键辨治感冒用药特色赏析[J]. 中医药临床杂志，2017，29（4）：472–474.

按语：微辛轻解法是以银翘散加紫苏梗、广橘红、瓜蒌壳而成，原为针对冒风而设。本案患者已过致事之年，气虚卫气不固。卫气是保卫人体的气，其义近乎免疫力、抵抗力。卫气行于体表，保护机体免受外邪的侵犯，控制汗孔开合，对脏腑、肌肉、皮毛有温煦作用，维持体温。患者卫气虚弱，不能适应天气突变，感受寒邪，入里化热，营卫不和，故发热恶寒；风热上扰头部则头痛；风热袭肺，肺脏失于清肃，有咳嗽气逆；热邪熏蒸清道，故咽痛口干，而热邪入于半表半里少阳之地，所以口苦。本案证属风热袭肺，《丹溪心法·伤风》有："伤风属肺者多，宜辛温或辛凉之剂散之。"此处治以薄荷微辛以疏散风邪；而风为阳邪，极易化火，所以佐金银花、连翘、桑白皮、桑叶、牛蒡之辛凉；桔梗之辛平，以解太阴之表；及瓜蒌壳之轻畅肺经之气；加炒黄芩、瓜蒌壳清热化痰；炒蒲公英清热解毒；炙桑白皮稍减寒性，并可有些润肺的功用，比较适合老年患者；法半夏、茯苓、生粉草仿二陈汤之意；香白芷辛温发散，对于头痛重的风寒感冒尤为有效；射干清热解毒，消痰散结，是治疗喉痹咽痛的要药，常和牛蒡子、桔梗、甘草等配合应用。

【原文】**顺气搜风法**　治风邪中经，左右不遂，筋骨不用。

台乌药（一钱）　陈橘皮（一钱五分）　天麻（一钱）　紫苏（一钱五分）　甘菊花（一钱）　参条（二钱）　炙甘草（五分）　宣木瓜（一钱）

加桑枝三钱为引，水煎服。

此师古人顺风匀气散之法，以治风邪中经之病也。香岩曰：经属气。所以进乌药、陈皮以顺其气，天麻、苏、菊以搜其风。经曰：邪之所凑，其气必虚。故佐参、草辅其正气；更佐木瓜利其筋骨，桑枝遂其左右之用也。

【医案举隅】

面瘫案

冯某某，女，52岁。1988年2月初诊。

［病史］平素患高血压。前2日因儿子结婚操劳过度、着急上火，10月8日晨起见口向左歪，右眼及鼻亦被牵向左侧，口角流涎，眼不能闭合。查：口向左歪，患侧额纹变浅，口角低垂，神清，脉弦而细，舌质淡红，苔薄白。

［方药］服顺风匀气散5剂，配合针刺颊车、地仓、合谷等穴位，面部肌较松活一些。继服4剂。针灸半日，病情痊愈。

史志明．中风病及其辨证施治述略［J］．中华中医药学刊，1995（1）：30–31.

按语：顺气搜风法是以顺风匀气散化裁而成，原为针对中风之风邪中经而设。现代临床用顺风匀气散治疗中枢性面瘫或周围性面瘫疗效确切。本案方中人参、白术、甘草以补中气；苏叶、白芷、天麻以疏风气；乌药、沉香、青皮以行滞气；木瓜泻肝而舒筋，全方可收补益中气，顺气疏风，调畅气血之功。本方对口眼歪斜，疗效确切，功胜牵正散。牵正散对壮者用之疗效尚可，气弱体虚者更适用顺风匀气散。

【原文】**活血祛风法**　治风邪中络，口眼㖞斜，肌肤不仁。

全当归（三钱，酒炒）　川芎（一钱五分）　白芍（一钱，酒炒）　秦艽（一钱五

分） 冬桑叶（三钱） 鸡血藤胶（一钱）

加橘络二钱，煎服。

此治风邪中络之法也。香岩云：络属血。故用鸡藤、川芎以活其血，即古人所谓治风须养血，血行风自灭也。经曰：营虚则不仁。故用当归、白芍补益营血，而治不仁也。秦艽为风药中之润品，散药中之补品，且能活血荣筋；桑叶乃箕星之精，箕好风，风气通于肝，最能滋血去风，斯二者，诚为风中于络之要剂。更佐橘络以达其络，络舒血活，则风邪自解，而㖞斜自愈矣。

【医案举隅】

一、中风案

［病史］患者左侧肢体活动不利3个月余。3个多月前因左侧肢体软瘫，于2002年4月8日至4月24日在某大医院住院。经头颅CT检查示：右内囊前肢梗死。给予低分子右旋糖酐、脑活素、血塞通、复方降压片、阿司匹林、脑复康等治疗后患侧肢体肌力恢复到Ⅵ级出院。出院后继用抗栓丸、尼莫地平、脑络通等治疗，患侧肢体功能恢复缓慢，且感右侧肩颈部刺痛不适。X线摄片提示颈椎退行性改变（第6、7颈椎间盘变性），患者即来我院治疗。诊查：左侧半身肢体活动不便，左上肢半瘫，左下肢能抬高20~30cm，需家人扶持方能坐稳，生活须家人配合方能自理，言语不利，肌肤不仁，手足麻木，舌质微红，苔白微黄腻，脉弦滑。左上肢肌力Ⅲ级，左下肢肌力Ⅵ级，左上、下肢肌张力增强，腱反射亢进，血压基本正常。

［诊断］风痰上扰，经络失和。血脉痹阻，经隧不通。

［治法］宜养血祛风通络。

［方药］用秦艽牵正汤（邓铁涛教授经验方）随症加减：秦艽18g、川芎10g、当归10g、白芍15g、生地黄20g、云苓15g、白附子10g、僵蚕10g、全蝎10g、羌活10g、防风6g、白术12g，兼热者加石膏、黄芩等；痰多者去生地黄，加胆南星；血虚者加熟地黄、鸡血藤。1剂/天，留渣复煎，当日服。并嘱其家人每日按摩及被动活动患肢3次，20~30分钟/次。

二诊：治疗45天后自行站立，借助手杖在户外步行30分钟左右，左侧肢体明显恢复，回家后继续上方治疗，一月后患者来院诉行走不用手杖，煮饭洗衣等一些日常家务基本能自理。嘱守原方隔日服用1剂，再服药1个月以巩固疗效。

谢夏阳．运用邓铁涛教授秦艽牵正汤治疗中风124例［J］．内蒙古中医药，2014，33（26）：99-100.

按语：活血祛风法是以大秦艽汤化裁而成，原为针对中风之风邪中络而设。本案患者卫外不固，络脉空虚，风邪乘虚而入于经络，气血痹阻不通，筋脉失于濡养，常可致手足麻木、肌肤不仁、半身不遂等症。本方证属风痰阻络，故以秦艽、防风、羌活等药物祛风；当归、生地黄、白芍、川芎（四物汤）养血，僵蚕、白附子通络化痰。诸药合用则具有养血活血祛风之功。正合"治风先治血，血行风自灭"之旨。对于络脉空虚、风邪入于络脉而致者，效果较为理想。

二、面瘫案

李某，男，48岁，新野县人，干部。

［病史］患者自1975年6月9日晚因天气炎热，汗出过多，在屋檐下乘凉睡一夜，第二天早晨起床后发现口眼歪斜，说话不能自如，左眼不能闭合，右口角流水。在某医院诊断为"面神经麻痹"，用针灸治疗月余，症状未减，后来我院治疗。检查：精神尚可，饮食一般，言语不清，张口流涎，左眼不能闭合，口歪向右侧，舌质淡红，苔白腻。脉弦细。

［诊断］西医诊断为面神经麻痹，中医诊断为风邪中络。《内经》云："邪之所凑，其气必虚。"患者年近五旬，正气已虚，天气炎热汗出过多，络脉空虚，卫外不密，风邪加痰乘虚阻于络脉，气血瘀闭，故症见口眼歪斜，口角流涎，脉带弦细，舌苔白腻。

［治法］祛风化痰，活血通络，佐以滋阴潜阳。

［方药］牵正散合四物汤加减。当归四钱，川芎三钱，赤芍、白芍各五钱，生地黄六钱，制白附子四钱，姜虫三钱，勾丁八钱，鸡血藤一两，川牛膝五钱，地龙八钱，制乳香三钱，制没药三钱，虫退五钱，荆芥三钱，红花三钱，黄酒一两为引。

二诊（8月5日）：服上方9剂，目已能合，口歪减轻，说话已清，口水已止，脉转细弱，舌苔薄白，质淡红。

［方药］照上方去川牛膝、乳香、没药，加全虫三钱，蜈蚣三条，金钱白花蛇一条（分6次服）。

三诊（8月12日）：服上方6剂，症状基本消失而痊愈。

李秀林. 面神经麻痹（风邪中络）［J］. 河南中医学院学报，1977（2）：38.

按语：本案病证为本虚标实之证，在标为风、火、痰、湿壅盛，气血郁阻，在本则属气血虚弱，外邪乘虚而入则发本病。遵照"治风先治血，血行风自灭"的原则以涤痰活血通络为主，结合脉证，或佐以益气、养阴、活血、祛瘀等法，所以本例用牵正散和四物汤加减服药15剂而治愈。

【原文】**宣窍导痰法**　治风邪中脏、中腑，及疟发昏倒等证。

远志（一钱，去心）　石菖蒲（五分）　天竺黄（二钱）　杏仁（三钱，去皮尖，研）　栝楼实（三钱，研）　僵蚕（三钱，炒）　皂角炭（五分）

水煎，温服。

风邪中于脏腑者，宜施此法。其中乎经，可以顺气搜风；其中乎络，可以活血祛风。今中脏腑，无风药可以施之，可见中脏之神昏不语，唇缓涎流，中腑之昏不识人，便溺阻隔等证，确宜宣窍导痰。方中天竺、远、菖，宣其窍而解其语；杏仁、蒌实，导其痰且润其肠；僵蚕化中风之痰，皂角通上下之窍，此一法而两用也。尤恐其力之不及，中腑更佐以百顺，中脏更佐以牛黄，按法用之，庶无差矣。

【医案举隅】

痰蒙神窍案

王某，男，63岁，农民。1981年2月13日初诊。

［病史］患者神志朦胧，口吐痰涎，问话不能回答，小便失禁。舌淡红，苔白腻，脉弦滑。

［诊断］证属痰涎上扰，蒙蔽清窍。

［治法］宜理气涤痰。

［方药］枳实10g，木香、香附各6g，陈皮、半夏、云苓各10g，胆南星6g，天竺黄20g，石菖蒲30g，3剂后神志转清，上方去天竺黄，加丝瓜络10g、鸡血藤30g，继进20余剂，诸症基本消失，生活已能自理。

张庆昌. 浅谈“脑血管意外”发作期的中医治疗［J］. 黑龙江中医药，1985（5）：53-54.

按语：宣窍导痰法是由远志、石菖蒲、天竺黄、杏仁、栝楼实、僵蚕、皂角炭组成，原为针对痰蒙清窍而设。本案病机为痰涎壅盛，气逆不降，夹痰上扰，蒙蔽清窍，可见口吐痰涎，神清或不清，舌淡或淡红，苔白腻或黄腻，脉弦滑或滑数。朱丹溪云：“半身不遂，大率多痰”“治痰先治气，气顺痰自消”，并指出：“治痰不理气非其治也。”理气药有助于痰浊的涤除，而涤痰药也能促使气机的顺降，二者相合，相得益彰。

【原文】**辛温解表法**　治春温初起，风寒寒疫，及阴暑秋凉等证。

防风（一钱五分）　桔梗（一钱五分）　杏仁（一钱五分，去皮尖，研）　广陈皮（一钱）　淡豆豉（三钱）

加葱白五寸煎。

是法也，以防风、桔梗，祛其在表之寒邪；杏子、陈皮，开其上中之气分；淡豉、葱白，即葱豉汤，乃《肘后》之良方，用代麻黄通治寒伤于表。表邪得解，即有伏气，亦冀其随解耳。

【医案举隅】

外感案

某，寒热，头痛，脘闷。

淡豆豉，嫩苏梗，杏仁，桔梗，厚朴，枳壳。

叶天士. 临证指南医案［M］. 北京：人民卫生出版社，2006.

按语： 辛温解表法是以葱豉汤加防风、桔梗、杏仁、陈皮而成，原为针对风寒、寒疫及阴暑秋凉而设。此案为外感兼食滞，故风寒束表，邪正相争，故寒热并见；头痛兼脘闷均为枢机不利，其源在外感气滞，宜以淡豆豉辛温祛在表之寒邪，杏仁、苏梗、桔梗开其上中之气分，厚朴、枳壳宽中行滞，解表而里滞自通，经脉自通，亦谓之“表解里自和”。

【原文】**辛凉解表法**　治风温初起，风热新感，冬温袭肺咳嗽。

薄荷（一钱五分）　蝉蜕（一钱，去足翅）　前胡（一钱五分）　淡豆豉（四钱）　瓜蒌壳（二钱）　牛蒡子（一钱五分）

煎服。如有口渴，再加花粉。

此法取乎辛凉，以治风温初起，无论有无伏气，皆可先施。用薄荷、蝉蜕，轻透其表；前胡、淡豉，宣解其风；叶香岩云：“温邪上受，首先犯肺。”故佐蒌壳、牛蒡开其肺气，气分舒畅，则新邪伏气，均透达矣。

【医案举隅】

风温案

李左　风温燥邪，蕴袭肺胃，寒热咽痛，头痛眩晕。咳嗽无痰。宜辛凉疏解，宣肺化痰。

荆芥穗一钱，淡豆豉三钱，净蝉蜕八分，薄荷叶八钱，甜杏、甘草各五分，苦桔梗一钱，嫩射干八分，轻马勃八分，炒银花三钱，连翘壳二钱，象贝母三钱，藏青果一钱，熟牛蒡二钱，鲜竹茹钱半。

常振国. 丁甘仁临证医集［M］. 上海：上海中医药大学出版社，2000.

按语： 辛凉解表法是以银翘散加蝉蜕、前胡、瓜蒌壳而成，原为针对风温温病冬温而设。本案风温为病，为风热病邪所致，风与热俱为阳邪，如叶天士所言：“风夹温热而燥生，清窍必干，谓水主之气不能上荣，两阳相劫也。”故风温之燥，易于伤阴，蕴袭肺胃，导致津液受伤，口干、咳嗽无痰，舌苔欠润等。袭于表则发热恶寒，客于咽则咽痛，经脉不利则头痛，风扰清窍则眩晕。疏解风热治宜辛凉，肺失宣降宜宣肺化痰。方中薄荷、蝉蜕轻透其表；荆芥、淡豉宣解其风；金银花、连翘泄其热；杏仁、桔梗、牛蒡子、射干、马勃、青果之用，皆为咽喉清利之要药；象贝、竹茹化痰，临证佐用常获佳效；甘草益气，调和诸药。

【原文】**清热保津法** 治温热有汗，风热化火，热病伤津，温疟舌苔变黑。

连翘（三钱，去心） 天花粉（二钱） 鲜石斛（三钱） 鲜生地（四钱） 麦冬（四钱，去心） 参叶（八分）

水煎服。

此治温热有汗之主方。汗多者，因于里热熏蒸，恐其伤津损液，故用连翘、花粉，清其上中之热；鲜斛、鲜地，保其中下之阴；麦冬退热除烦；参叶生津降火。

【医案举隅】

风温案

风温月余不解，大便泻，小水涩，肺来极热，不食饮冷，周身大肉尽脱，此危险之候，免拟一养阴退热之法，无效另延他医调治。

生地，寸冬，橘皮，汾草，金银花，天花粉，薄荷，木通，扁豆花，薏米，竹叶，山药，苓皮，生白术。

服前方，身热稍解，小水清利，泻止，渴甚，肺仍大热，周身发出白点如痧，真衄色紫，此皆热极之现形也，再用大剂存阴退热之法救之。

羚羊，生地，焦栀，寸冬，花粉，生芍，元参，甘草，木通，金银花，薄荷，竹叶，芦根，广角，牛子。

陈在山. 云深处医案［M］. 北京：中国中医研究院图书馆（馆藏稿本），1927.

按语：清热保津法是以银翘散合白虎汤化裁而成，原为针对温热病伤津而设。本案即为风热化火，热病伤津之重症，风热化火伤津，又兼泄泻，阴伤之至，亟以救阴，热犹炽亦兼湿，故以生地黄、麦冬、天花粉甘寒佐以咸寒养阴之法，山药、茯苓、白术健脾益气以养正，同时配伍木通、扁豆花、薏苡仁、淡竹叶、汾草清热利湿止泻，金银花、木通、淡竹叶兼透邪热或导热从小便而去。重证多险，亟需用重剂，扶正兼以祛邪，勿以泄泻不敢用甘寒，贻误病机。

【原文】**两解太阳法** 治风湿之证，头痛身重，骨节烦疼，小便欠利。

桂枝（一钱五分） 羌活（一钱五分） 防风（一钱五分） 茯苓（三钱） 泽泻（一钱五分） 生米仁（四钱） 苦桔梗（一钱五分）

流水煎服。

斯法也，乃两解太阳风湿之邪。风邪无形而居外，所以用桂枝、羌、防，解其太阳之表，俾风从汗而出；湿邪有形而居内，所以用苓、泽、米仁，渗其膀胱之里，俾湿从溺而出；更以桔梗通天气于地道，能宣上复能下行，可使风湿之邪，分表里而解也。嘉言虽谓风湿之病，固宜从汗而解，然风胜于湿者，则湿可随风去，倘湿胜于风者，则宜此法治之。

【医案举隅】

一、外感风寒夹湿案

常州杨君廷选之夫人，发热头痛，恶寒无汗，呕吐泄泻，胸腹痛不可忍，舌苔白润，脉浮弦而缓。此内有寒湿，而外感风寒也。风寒非温散不解，其治在经；寒湿非温燥不化，其治在腑。乃参用麻桂平胃法。

酒炒羌活一钱、防风一钱五分、荆芥一钱五分、苏梗一钱五分、焦茅术一钱五分、川厚朴一钱、赤茯苓三钱、陈皮一钱、甘草五分、生姜三片。

一剂，表里之证悉退而愈。

费伯雄，费绳甫. 费伯雄医案医话·费绳甫医案医话［M］. 太原：山西科学技术出版社，2013.

按语：两解太阳法是以羌活胜湿汤化裁而成，原为针对风湿而设。本案为外感风寒夹湿，一以温散风寒，一以温燥化湿，费氏称麻桂平胃法，与雷氏两解太阳法有异曲同工之妙。其中羌活、防风、荆芥、苏梗温散太阳表邪，从汗而解；苍术、厚朴、茯苓、陈皮燥湿运脾，行气和胃，姜、枣调和营卫。此法宜用于内有寒湿，外感风寒之证。

二、伤寒夹湿案

方协恭，年五十三岁，皖人，住南通。病名：伤寒夹湿。原因：先伏湿邪，复伤于寒。证候：恶寒发热，遍身疼痛，腰肢不举，不能转动。诊断：脉象左浮右缓，浮乃伤寒之征，缓即蕴湿之候，脉证合参，此伤寒夹湿证也。疗法：治宜寒湿兼顾，寒阴互病，闭塞不宣，势将凝涩，非辛温大剂不能胜任，拟麻黄汤加味。处方：陈麻黄五分、川桂枝三钱、光杏仁三钱、宣木瓜二钱、薏苡仁三钱、丝瓜络三钱、福泽泻二钱、生甘草五钱、生姜二片。效果：初服微效，再服大效，三服全愈。

何廉臣. 全国名医验案类编［M］. 福州：福建科学技术出版社，2003.

按语：两解太阳法是以羌活胜湿汤化裁而成，原为针对风湿而设。何廉臣对此自按较为精辟，值得借鉴。“廉按：伤寒夹湿一症，江浙两省为最繁，通用五苓散加羌、防，为对症处方之常法。”今用麻黄汤加味，辛散淡渗，方虽异而法则同，妙在桂枝与木瓜，辛酸并用，善能舒筋止痛，三服痊愈，信然。惟薏苡仁一味，尚宜重用。

备用成方

【原文】

海藏神术散

治外感风寒，发热无汗。

苍术　防风　甘草

加生姜、葱白煎服。

香苏饮

治四时感冒风寒，头痛发热，或兼内伤，胸闷咳逆。

香附　紫苏　陈皮　甘草

加姜、葱煎。伤食加砂、曲，咳嗽加桑、杏，有痰加苓、夏，头痛加芎、芷，有汗加桂枝，无汗加麻黄。

参苏饮

治外感内伤，发热咳嗽，伤风泄泻等证。

人参　紫苏　茯苓　陈皮　半夏　甘草　枳壳　桔梗　前胡　干葛　木香

加姜、枣煎。外感多者，去枣加葱白；肺中有火，去人参，加杏仁、桑皮。

金沸草汤

治肺经伤风，头目昏痛，咳嗽多痰。

金沸草（即旋覆花，用绢包煎）　制半夏　茯苓　前胡　荆芥　细辛　甘草

加姜、枣煎。如胸闷加枳壳、桔梗，有热加柴胡、黄芩，头痛加川芎。

桂枝汤

治风伤卫，阳浮而阴弱，发热头痛，自汗恶风，鼻鸣干呕等证。

药味见解肌散表法（在本卷）

丰按：神术散、香苏散，皆治风寒之轻证也，重则不可恃耳。参苏饮，乃治气虚之外感，稍壮者减参可也。金沸草汤，治肺经之伤风；桂枝

汤，治卫分之伤风。此皆疏散之方，施治有别，弗宜混用。

通关散

治中风不省人事。

南星　皂角　细辛　薄荷　生半夏

共为细末。吹入鼻中，有嚏可治，无嚏难治。

开关散

治中风口噤。

乌梅肉　上冰片　生南星

为末，擦牙，其噤可开。

此二方乃救暴中之急，预当备之。

小续命汤

治中风不省人事，半身不遂，口眼㖞斜，语言蹇涩，及刚柔二痉。

防风　桂枝　麻黄　杏仁　川芎　白芍　人参　甘草　黄芩　防己　附子

加姜、枣，煎服。

三化汤

治中风邪气作实，二便不通。

羌活　大黄　厚朴　枳实

水煎，温服。

大秦艽汤

治中风手足不能运掉，舌强不能言语，风邪散见，不拘一经者。

秦艽　石膏　当归　白芍　川芎　生地　熟地　白术　茯苓　甘草　黄芩　防风　羌活　独活　白芷　细辛

水煎，温服。

乌药顺气散

治中风遍身顽麻，骨节疼痛，步履艰难，语言蹇涩，口眼㖞斜，喉中气急有痰。

乌药　橘红　麻黄　川芎　白芷　僵蚕　枳壳　桔梗　姜炭　炙草

加姜、葱煎。

顺风匀气散

治中风半身不遂，口眼㖞斜。

乌药　沉香　青皮　木瓜　白芷　天麻　苏叶　人参　白术　甘草

加生姜煎服。

牵正散

治中风口眼㖞斜，无他证者。

白附子　僵蚕　全蝎

等分为末，每服二钱，酒调下。

丰按：以上诸方，皆治真中之病。若东垣所谓：烦劳过度，清气不升而中者；丹溪所谓：湿热生痰，痰气上冒而中者；河间所谓：七情过极，五志之火内发而中者，此皆为类中之病，慎毋误投。

黄芪五物汤

治风痱身无痛，半身不遂，手足无力，不能动履者。久久服之，自见其功。

炙黄芪　炒白芍　嫩桂枝

加姜、枣，煎服。

防风黄芪汤

治中风不能言，脉迟而弱者。

防风　黄芪

水煎，温服。

丰按：此二方，皆用黄芪，是治气虚之体，患中风之病也，非肾虚不涵肝木，木动生风，而发眩仆之虚风可比，务宜分别而治，庶不龃龉。

防风通圣散

治一切风寒暑湿，饥饱劳役，内外诸邪所伤，及丹、斑、瘾疹等证。

防风　荆芥　麻黄　桔梗　连翘　栀炭　黄芩　薄荷　大黄　芒硝　石膏　滑石　白术　甘草　当归　白芍　川芎

加生姜、葱白煎。

丰按：此方是河间所制，主治甚多，不能尽述，其药味表里气血皆备，医者不能拘守成方，务宜临时权变。本方除大黄、芒硝名双解散。汪讱庵曰：麻、防、荆、薄、川芎以解表，芩、栀、膏、滑、连翘以解里，复有归、芍以和血，甘、桔、白术以调气，故曰双解。

柴葛解肌汤

治太阳、阳明、少阳合病，头目眼眶痛，鼻干不得眠，寒热无汗，脉象微洪，或兼弦。

柴胡　葛根　羌活　白芷　黄芩　赤芍　桔梗　甘草　石膏

加姜、枣，煎服。

《金鉴》云：此方陶华所制，以代葛根汤。凡四时太阳、阳明、少阳合病之轻证，均宜此汤加减治之，如无太阳证者，减羌活；无少阳证者，减柴胡；下利减石膏，以避里虚；呕逆加半夏，以降里逆。

苏羌饮

治寒疫有效，并治伤风、伤寒，可代麻、桂、十神之用。

紫苏　羌活　防风　陈皮　淡豉　生姜　葱白

丰按：是方乃刘松峰所制，治寒疫之功颇捷，倘丰之辛温解表法，未获效者，可继此方，堪为接应之兵也，慎毋忽诸。

【**提要**】本节列举古代医家治疗春季新感温病的18首成方，以备临证使用。

【**精解**】雷氏治疗春季温病备方较多。外感中风备方5首，海藏神术散主治外感风寒之轻证；香苏饮主治风寒感冒兼气滞之证；参苏饮主治气虚外感之证；金沸草汤主治肺经伤风之证；桂枝汤主治风寒表虚之证。内伤中风为真中风，备方10首，其中通关散、开关散为外用急救之剂，前者用于中风昏迷之证，后者用于中风口噤之证；小续命汤主治中风中脏腑之证；三化汤主治中风二便不通；大秦艽汤主治中风四肢筋脉不利；乌药顺气散主治中风周身麻木、骨节疼痛之证；顺风匀气散主治中风偏瘫之证；牵正散主治中风口眼歪斜之证；黄芪五物汤主治中风手足无力、半身不遂之证；防风黄芪汤主治中风不能言。另备方3首，防风通圣散用于内外诸邪所伤之证；柴葛解肌汤主治三阳合病之证；苏羌饮主治寒疫、伤风、伤寒之证。

临证治案

【原文】**冒风轻证不慎口食转重**

城西孙某，感冒风邪，丰用微辛轻解法加杏仁、象贝治之。服二剂，复来赶请，谓方药无灵，病忽益剧，息贲胸闭，鼻衄如泉。即往诊之，寸脉皆大，沉按滑数而来。丰曰：此风痰壅闭于肺，化火劫络之证也。方中并无补剂，何得加闭？又无热药，何得动衄？询其日昨所食之物，乃火酒下鸡，夫鸡乃关风之物，酒为助火之物，宜乎增剧，无怪方药。遂用金沸草汤去细辛、荆芥，加葶苈、杏仁降肺气以开其闭，黄芩、栀炭清血热而止其衄，连服三煎，即中病机。若以楂肉、鸡金消其积，葛花、枳解其酲，便是刻舟求剑矣。

【**提要**】本节为雷氏纠正冒风轻证不慎口食转重，以降肺开闭、清热止衄之法取效之临证治案。

【精解】冒风者，乃风邪冒于皮毛，而未传经入里，较伤风为轻浅，雷氏用微辛轻解法（苏梗、薄荷、牛蒡、桔梗、瓜蒌壳、橘红）加杏仁、象贝治之，显然合拍。伤风虽属一般病证，但往往被人忽视，误补贪食，必致留邪增疾。经曰："病为本，工为标，标本不得，邪气不服，此之谓也。"本案误在病家不忌口，用火酒下鸡，鸡乃风火之物，酒为助火之品，辛燥厚味阻碍胃气，以致邪恋上焦，肺失清肃，风阳上遏，痰火内闭。故见息贲胸闭，鼻衄如泉重症。复诊时，雷氏四诊合参，问诊周详，力挽狂澜，且遣方用药恰当，才化险为夷。由此可见，不仅药误能误病，而且不忌口同样也会加重病情。所以中医对某种病在服药治疗的同时，强调"忌口"是必要的。如外感疾患忌食油腻之物，热证患者忌食辛辣之品，确属经验之谈，医患双方都应配合，方能提高疗效。

【原文】**风邪中络**

城西马某之母，望八高年，素常轻健，霎时暴蹶，口眼㖞斜，左部偏枯，形神若塑，切其脉端直而长，左三部皆兼涩象。丰曰：此血气本衰，风邪乘虚中络，当遵古人治风须治血，血行风自灭之法。于是遂以活血祛风法，加首乌、阿胶、天麻、红枣治之，连服旬余，稍为中窾。复诊脉象，不甚弦而小涩，左肢略见活动，口眼如常，神气亦清爽矣。惟连宵少寐，睡觉满口焦干，据病势已衰大半，但肝血肾液与心神，皆已累亏，姑守旧方，除去秦艽、桑叶、白芍、天麻，加入枸杞、苁蓉、地黄、龙眼，又服十数剂，精神日复，起居若旧矣。

【提要】本节为雷氏治疗年高中风中经络之证，以活血祛风法加减取效之临证治案。

【精解】望八高年，精血岁亏，风邪乘虚中络，乃见半身不遂，口眼歪斜诸症。其标为风，其本精血亏虚，古人所谓治风须养血，血行风自灭也。雷氏用活血祛风法，以鸡血藤、川芎以活其血，当归、白芍、首乌、阿胶、红枣补益营血，而治不仁也。秦艽活血荣筋；桑叶滋血去风，更佐橘络以达其络。次诊病势已衰大半，继养肝血肾液与心神，去风药，加滋阴枸杞、肉苁蓉、地黄、龙眼等徐徐填补真阴，以防复中，乃治病求本也。

【原文】**中风急证**

南乡余某，年将耳顺，形素丰肥，晨起忽然昏倒，人事无知，口眼㖞斜，牙关紧闭，两手之脉皆浮滑，此为真中风也，诚恐痰随风涌耳。令购苏合香丸，未至痰声遂起，急以开关散先擦其龈，随化苏合香丸，频频灌下，少焉，痰如鼎沸，隔垣可闻，举家惊惶，索方求救，又令以鹅翎向喉内蘸痰，痰忽涌出，约有盈碗，人事略清，似有软倦欲寐之状。屏去房内诸人，待其宁静而睡，鼻有微鼾，肤有微汗，稍有痰声。顷间又一医至，遂谓鼾声为肺绝，汗出为欲脱，不可救也，即拂衣而去。丰思其体颇实，正未大虚；汗出微微，谅不至脱；痰既涌出，谅不至闭；询其向睡，亦有鼾声，姑以宣窍导痰法加东参、姜汁治之，从容灌下。直至二更时分，忽闻太息一声，呼之遂醒，与饮米汤，牙关似觉稍松，诘其所苦，又有垂头欲睡之态，即令弗扰，听其自然，依旧鼾声而寐，汗出周身，至次日黎明甫醒，皮肤汗减，痰声亦平，口眼亦稍端正。复诊其脉，滑而不浮，似乎风从微汗而去，痰尚留滞于络也。继用茯神、柏子养心收汗，橘络、半夏舒络消痰，加穞豆、桑叶以搜余风，远志、菖蒲以宣清窍，更佐参、甘辅正，苏合开痰，本末兼医，庶几妥当，合家深信，一日连尝二剂，至第五朝诸恙皆减，饮食日渐进矣。

【**提要**】本节为雷氏治疗痰厥之急证，以宣窍导痰法取效之临证治案。

【**精解**】本案为痰厥，非真中风也。急以开关散先擦其龈，随化苏合香丸灌服，又以鹅翎向喉内蘸痰，令痰涌出盈碗，此犹张子和之吐法，最为得力，恐痰阻气道窒息而死。痰既涌出，姑以宣窍导痰法加味治之。

【原文】**中风脱证**

城中郑某，年届古稀，倏然昏仆，左肢不遂，肌肤不仁，无力而瘫，舌强言蹇。郡中医士，或专用补益，或专以疏风，或开窍消痰，或标本兼理，咸未中病。迨邀丰诊，脉小如纤，汗下如雨，喘急遗溺，神识昏蒙。丰曰：脱证见矣，不可挽也。乃郎再四求治，念其孝心纯笃，勉存一法，用高丽人参五钱，附片三钱，姜汁一匙，令浓煎频频服之。又迎他医，亦系参附为君，延至三天，果归大暮。

【**提要**】本节为雷氏治疗中风脱证之临证治案。

【**精解**】本案中风脱证，治疗以固脱扶正，治本为主。治宜益气回阳，用大剂人参浓煎频服为正法。此证若未经误治，或可有效。

【原文】**真中死证**

北野贺某之妻，陡然昏倒，口目㖞斜，神识朦胧，左肢不遂，牙关紧闭，脉大无伦，但其鼾声似睡，分明肺绝之征。谓其婿曰：死证已彰，不可救也。复延他医诊治，终不能起。

程曦曰：观前之郑案，至于汗多喘急，遗溺神昏，脉小如纤，知为脱证；此案神昏牙闭，鼻息如鼾，脉大无伦，知为绝证。脱绝之证已显，死期可必矣。思吾师课徒之心甚苦，书中轻案、重案以及死案，一概详之，未始非临证之一助也。

【**提要**】本节为雷氏治疗中风肺绝之临证治案。

【**精解**】本案实为内科杂病之中风，出现此证此脉者甚多，系痰阻气闭，属闭证。治疗以开闭祛邪，治标为主。治宜涤痰透泄，降逆开窍，或有可救之机。若肺绝已现，则生命垂危，难以挽回。

上三案，雷氏对中风的论述与内科杂病的中风易于混淆。案一为痰厥，非内科杂病所说的中风；案二和案三从临床实际来看，实属内科杂病的中风，一为中风脱证之重案，一为中风闭证之死案。临床须辨清中风脱证与中风闭证。证之临床，内科杂病中风以脱证较少见，闭证较多见，但二者可互相转化，又可同时并见。

【原文】**风湿两感**

海昌濮某之媳，孤帏有数载矣，性情多郁，郁则气滞，偶沾风湿，遂不易解。始则寒热体疼，继则遍身浮肿，述服数方，佥未中肯。丰知其体素亏，剥削之方，似难浪进，姑以两解太阳法去米仁、泽泻二味，白茯用皮，再加陈皮、厚朴、香附、郁金治之。服二剂稍有汗出，寒热已无，浮肿略消，下体仍甚。思前贤有上肿治风，下肿治湿之说，姑照旧法除去羌活，更佐车、椒、巴戟，连尝五剂，始获稍宽，后用调中化湿之方，医治旬余，得全瘥矣。

【**提要**】本节为雷氏治疗风湿两感之证，以两解太阳法取效之临证治案。

【**精解**】此为风湿两感，兼气郁之证。雷氏识透病机，一以两解太阳法，一以疏肝行气。浮肿为气郁风水所致，故去米仁、泽泻，改茯苓皮，加陈皮、厚朴行气健脾，香附、郁金疏肝解郁。二诊汗出热退，遗留下肢浮肿，乃知湿气仍著，加车前子利小便，花椒、巴戟天温肾助气行水，后续以调中化湿为主，渐次得痊。可见病机之识，在病、在证、在人，故经曰："夫道者，上知天文，下知地理，中知人事，可以长久。此之谓也。"

【原文】**风湿误为风温**

须江毛某，贩柴来城，忽然患病，曾延医治乏效，来迓于丰。见其所服之方，皆作风温论治，诊其脉，弦而缓，考其证，寒热身疼，舌苔虽黄，黄而滋腻，口虽作燥，不甚引饮。丰曰：此属风湿时邪，实非风温伏气，就目前厥阴主气而论，风温之病似矣，不审今春淫雨缠绵，地中之湿上泛，随时令之风而袭人，遂成诸证。况无咳嗽口渴，又无滑数之脉，显然非风温也，宜从风湿立法。以平胃、神术、葱豉三方合为一剂，连进数服而安。

【提要】本节为雷氏纠正前医风湿误为风温之治，从风湿立法取效之临证治案。

【精解】本案患感，前医作风温治，雷氏辨证认为，此属风湿外感，故从风湿立法，平胃、神术、葱豉三方合用，选药甚是。淫雨连绵，感之多湿。此合气候辨之，用药亦合拍。

【原文】**产后寒疫**

豫章邱某之室，分娩三朝，忽患时行寒疫。曾经医治，有守产后成方用生化者，有遵丹溪之法用补虚者，佥未中的，而热势益张。邀丰诊之，脉似切绳转索，舌苔满白，壮热汗无。丰曰：此寒疫也，虽在产后，亦当辛散为治。拟用辛温解表法去桔梗，加芎、芷、干姜、黑荆、穞豆，嘱服二剂，则热遂从汗解，复用养营涤污之法，日渐而瘳。

【提要】本节为雷氏纠正产后寒疫误治之证，以辛温解表法加减取效之临证治案。

【精解】本案产后 3 日，忽患时行寒疫，诊之脉似切绳转索，舌苔满白，壮热无汗。前医有守成方用生化汤的，有遵丹溪之法用补虚的，皆不对证，而热势益张。雷氏脉证合参，诊断为寒疫，指出虽在产后，亦可辛散为治，用辛温解表法变化。2 剂后热随汗解，根据产后病理特点，复用养营涤污之法，日渐康复。一般而言，对产后发热，须辨其虚实，虚则补益，实则破瘀，此为定法。然临证又有特殊性，本案即为产后时疫发热之变法。

【原文】**时行寒疫**

城中王某之女，刚针黹时，偶觉头痛畏寒，身热无汗。延医调治，混称时证，遂用柴葛解肌，未效又更医治，妄谓春温伏气，用葳蕤汤又未中病。始来商治于丰，按其脉，人迎紧盛，舌白而浮，口不干渴。丰曰：春应温而反寒，寒气犯之，是为时行寒疫。前二方，未臻效者，实有碍乎膏、芩，幸同羌、葛用之，尚无大害。据愚意法当专用辛温，弗入苦寒自效。即以松峰苏羌饮加神曲、豆卷治之，令其轻煎温服，谨避风寒，覆被安眠，待其汗解。服一煎，果有汗出，热势遂衰，继服一煎，诸疴尽却矣。

【提要】本节为雷氏纠正前医治疗时行寒疫未效，专用辛温而邪随汗解之临证治案。

【精解】本案名为时行寒疫，实际不过外感寒邪，起病时的临床表现提示感寒较轻，宜用微辛轻散。但医家误为内有蕴热而外感寒邪，以柴葛解肌解表清里，未效而更医，则谬说春温伏气，又援用《千金要方》葳蕤汤，皆无效。雷氏诊之，认为春应温而反寒，寒气袭人，是时行寒疫，应用辛温，弗入苦寒。授以苏羌饮加味，轻煎温服。此深得仲景辛温解散寒邪之旨。外寒束表，内无蕴热者自当用此法。正如张山雷谓之，雷氏能识是寒邪，而选是药，理法不差，可谓庸中佼佼。

卷之三

春伤于风，夏生飧泄大意

本卷“春伤于风，夏生飧泄大意”共分飧泄、洞泄、寒泻、火泻、暑泻、湿泻、痰泻、食泻、风痢、寒痢、热痢、湿痢、噤口痢、水谷痢、休息痢、五色痢等16个小节。

【原文】经谓：春伤于风者，乃即病之新感也，即二卷中伤风、冒风之证；今谓春伤于风，夏生飧泄者，此不即病之伏气也。盖风木之气，内通乎肝，肝木乘脾，脾气下陷，日久而成泄泻。经又云：邪气留连，乃为洞泄。此亦言伏气为病。可见飧泄、洞泄，皆由伏气使然。然有寒泻、火泻、暑泻、湿泻、痰泻、食泻，虽不因乎伏气，又不得不并详之。盖飧泄则完谷不化；洞泄则直倾于下；寒泻则脉迟溺白，腹中绵痛；火泻则脉数溺赤，痛一阵，泻一阵；又有烦渴面垢，为暑泻；胸痞不渴，为湿泻；或时泻，或时不泻，为痰泻；嗳气作酸，泻下腐臭，为食泻。泄泻之病，尽于斯矣。《灵枢》又云：春伤于风，夏生后泄肠澼。肠澼者，古之痢名也。痢有风、寒、热、湿、噤口、水谷、休息、五色之分，均宜辨治。风痢者，似肠风下血而有痛坠；寒痢者，下稀水而清腥，腹中痛甚；热痢者，如鱼脑而稠黏，窘迫而痛；湿痢者，色如豆汁，胸闷腹疼；又有下痢不食，或呕不能食，名噤口痢；糟粕脓血杂下者，名水谷痢；时发时止者，名休息痢；五色脓血相混而下，名五色痢。痢证多端，治宜分别。复揣夏生后泄肠澼之训，是独指风痢而言，其余之痢，在夏为少，在秋为多，而吾医者，又弗可胶于句下耳。

【**提要**】本节论述夏季各种伏气时病的分类。

【**精解**】所谓夏季伏气时病，是因春伤于风邪，伏至夏季而发的夏季飧泄，包括多种泄泻与痢疾。夏季飧泄的病因病机，良由春时受风，郁伏脾土，风木之气，内通于肝，肝木乘脾，中土虚寒，脾气下陷，日久成泄泻所致。然泄泻之病，有伏气，有新感。雷氏此处以论述伏气时病为目的，指出“飧泄、洞泄，皆由伏气使然”。但因泄泻类型多种，为全面认识，故罗列多种泄泻合并探讨，“然有寒泻、火泻、暑泻、湿泻、痰泻、食泻，虽不因乎伏气，又不得不并详之”。

【原文】**飧泄**

推飧泄[1]致病之因，乃风邪也，木胜也，寒气也，脾虚也，伏气也。《内经》云：春伤于风，夏生飧泄。又云：久风为飧泄。据此而论，因风邪致病。又云：厥阴之胜，肠鸣飧泄。又云：岁木太过，民病飧泄。据此而论，因木胜致病。又云：胃中寒则腹胀，肠中寒则飧泄。据此而论，因寒气致病。又云：脾病者，虚则腹满，肠鸣飧泄食不化。据此而论，因脾虚致病。又云：虚邪之中人也，留而不去，传舍于肠胃，多寒则肠鸣飧泄食不化，多热则溏出糜。据此而论，因伏气致病。总而言之，良由春伤于风，风气通于肝，肝木之邪，不能条达，郁伏于脾土之中，中土虚寒，则风木更胜，而脾土更不主升，反下陷而为泄也。故经又谓：清气在下，则生飧泄。所以当春升发之令而不得发，交夏而成斯证矣。其脉两关不调，或弦而缓，肠鸣腹痛，完谷不消，宜以培中泻木法治之；如尺脉沉迟，按之无力，乃属下焦虚寒，寒则不能消谷而成是病，宜以补火生土法治之；倘脉细小而迟，手足寒者，不易治也，勉以暖培卑监法治之；倘日久谷道不合，或肛门下脱，乃元气下陷也，急以补中收脱法治之；飧泄之病，属虚者多，属实者少，如执治泻不利小便之偏，必致不起，悲夫！

或问曰：诸贤论飧泄，皆谓湿兼风也，又谓湿多成五泻，又谓治湿不利小便，非其治也。今先生论中一无湿字，反谓偏利小便，必致不起，能不违悖古人乎？答曰：是病专论春伤于风之伏气，所以论风而未及湿，如有湿邪相混，即有湿之见证，辨之明确，始可佐之通利。盖飧泄下利清谷，乃属脾土虚寒，不能运化而下陷，倘执通利趋下之方，岂非落井而又下石哉！通篇皆本《内经》，何违悖之有？又问曰：先生谓飧泄乃属脾土虚寒，所以下利清谷，殊未见《医统》又云：胃火，由火性急速，传化失常，为邪热不杀谷也。《指掌》亦谓，完谷不化，以火治之。由是观之，又与先生之论，不相符节，究竟以前人为火乎？抑亦以先生为寒乎？答曰：丰按《内经》而推，飧泄属虚寒者固矣；《医统》《指掌》皆谓为火者，其实即诸泻中之火泻也。须知寒与火，极易明辨，如脉数苔黄、小溲热赤，即是属火之泻，否则便是虚寒。问者首肯而退。

【注释】

［1］飧泄：大便清稀并含有不消化的食物残渣，又称完谷不化。《六书故·工事四》云："古者夕则馂朝膳之余，故执食曰飧。"

【提要】本节论述飧泄的证治。

【精解】雷丰尊《黄帝内经》"清气在下，则生飧泄""春伤于风，夏生飧泄"之旨，认为飧泄致病之因有五：风邪、木胜、寒气、脾虚、伏气，总的病机多属春伤于风，风属木，木气通于肝，当时不病，邪气伏藏，至长夏脾土当令之时，木郁乘土，中土虚寒，发为飧泄，虚多实少，切忌见泄则通利小便。治疗上以培中泻木法为主，若下焦虚寒不能消谷者，则以补火生土法治之；若手足厥寒不易治者，则以暖培卑监法治之；若日久谷道不合元气下陷者，当急以补中收脱法治之。此外，雷氏认为若是因湿飧泄，辨证明确，亦可使用通利之法。可谓充分展示了雷氏临床辨证施治之灵活多变。

【原文】**洞泄**

经云：春伤于风，夏生飧泄，邪气留连，乃为洞泄[1]。盖因风木之邪，留连既久，木气克土，则仓廪不藏而为洞泄。可见是病，亦由伏气所致也。李士材曰：洞泄一名濡泄，濡泄因于湿胜。此病非但因伏气内留，中气失治，亦有湿气相兼致病也。考其脉象，软缓乏力，或关脉兼弦，身重神疲，肢体懈怠，下利清谷，小便短赤是也。宜乎培中泻木法加苍术、泽泻治之。经曰：肾脉小甚为洞泄。盖肾为胃关，因肾虚失闭藏之职，伏邪乘虚而深陷也，宜乎补火生土法加煨葛、荷叶治之。总之脾虚以补中为先，肾虚以固下为亟，风胜佐之疏透，湿胜佐之渗利，临证之顷，神而明之，则旋踵之祸，庶几免焉。

程曦曰：观飧泄、洞泄之论，总不离乎木气克土，故治洞泄，皆仿飧泄之法，然其中之虚实，当细别之。盖飧泄因脾虚为多，所以完谷不化；洞泄因湿胜为多，所以体重溺红。属脾虚者，不宜偏利；属湿胜者，不宜偏补。斯二者，皆当审其虚实而分治之。

【注释】

［1］洞泄：指完谷不化、下利无度的重度泄泻。《说文解字》云："洞，疾流也。"

【提要】本节论述洞泄的证治。

【精解】《黄帝内经》云："春伤于风，邪气留连，乃为洞泄"，雷丰认为《黄帝内经》指出了邪气内伏而后发，损伤脏腑，导致脾胃仓廪不藏而发生洞泄，为后世温病"伏邪"学说的创立奠定了基础。且脾胃气弱，则水湿运化无权，常有湿气相兼致病，故治疗上雷氏以培中泻木法加苍术、泽泻燥湿健脾泄浊，若因肾失闭藏、伏邪乘虚深入，则以补火生土法加煨葛、荷叶升阳利湿止泻。整体上，洞泄虚多责之脾、肾二脏，实证风胜则疏透，湿胜则渗利。程曦进一步补充了飧泄、洞泄因证论治的异同之处：共同之处都可由木气克土所致，属于伏气为病范畴；不同之处为飧泄因脾虚居多，常出现完谷不化，治疗上不宜偏利，洞泄则以湿胜居多，常出现体重尿红，治疗上不宜偏补。

【原文】**寒泻**

寒泻者，因寒而致泻也，不比飧泄、洞泄，皆属春伤于风之伏气。伏气之泻，前二篇已详晰矣，所有寒、火、暑、湿、痰、食等泻，虽不因乎伏气，然又不可不详。盖寒泻致病之原，良由感受乎寒，寒气内袭于脾，脾胃受寒则阳虚，虚则不司运用，清阳之气，不主上升，反下陷而为便泻。故所下澄沏清冷，俨如鸭粪，腹中绵痛，小便清白，脉来缓怠近迟，此宜暖培卑监法去西潞、益智，加木香、楂炭治之。书又云：寒泻即鹜泻，以其泻出如鸭鹜之粪也。又谓：鸭溏[1]者，湿兼寒也。若有湿证所着，宜佐化湿之药，随其证而加减可也。

【注释】

［1］鸭溏：即鹜溏，形容大便如鸭之大便，水粪杂下。

【提要】本节论述寒泻的证治。

【精解】《医学入门》指出鸭溏即寒泻，在《素问·至真要大论》中就有关于鹜溏病状的描述。雷丰认为寒泄、鹜溏、鸭溏实为一病，寒邪为其因，多由外感寒邪，内干于脾，脾胃受寒则运化失司，清阳不升致泻。临床常见泻下澄沏清冷，俨如鸭粪，腹中绵痛，小便清白，脉来缓怠近迟等，治疗上以暖培卑监法去补涩之西潞、益智，加木香、楂炭健脾胃、行滞气、止泻利。若见寒兼湿之鸭溏者，在此法基础上配伍化湿之药，随证加减，对症治疗。

【原文】**火泻**

火泻，即热泻也。经云：暴注下迫，皆属于热。暴注[1]者，卒暴注泻也；下迫者，后重里急也。其证泻出如射，粪出谷道，犹如汤热，肛门焦痛难禁，腹内鸣响而痛，痛一阵，泻一阵，泻复涩滞也，非食泻泻后觉宽之可比。脉必数至，舌必苔黄，溺必赤涩，口必作渴，此皆火泻之证也。张介宾曰：热胜则泻，而小水不利者，以火乘阴分，水道闭塞而然，宜用通利州都法去苍术，加芩、连治之。大概暴注新病者可利，实热闭涩者可利，形气强壮者可利，小腹胀满者可利。今泄泻属火而不寒，属实而不虚，故可用通利之法。如久病阴亏者，气虚属寒者，皆不可利，医者不可以不知也。

【**注释**】

[1] 暴注：又名暴迫下注。指突发而剧烈的泄泻，如水倾注，伴腹痛肠鸣，甚则抽搐、厥脱者。

【**提要**】本节论述火泻的证治。

【**精解**】火泻，又名热泻，出自《素问·至真要大论》："暴注下迫，皆属于热。"临床表现多为突然剧泻，或呈喷射状的重度腹泻，里急后重，粪便秽臭，小便不利，大便不爽，舌苔黄，脉数等。病机多为邪热袭于阴分，下焦水道闭塞，故治疗上用通利州都法去温燥之苍术，加苦寒中黄芩、黄连清热利湿、泻火解毒。临证应注意，暴注新病、实热闭涩、形气强壮、小腹胀满等属实者，均可用通利之法，若久病阴亏或气虚属寒，则不可枉用。

【原文】**暑泻**

长夏暑湿之令，有人患泄泻者，每多暑泻[1]也。夫暑热之气，不离乎湿，盖因天之暑热下逼，地之湿热上腾，人在气交之中，其气即从口鼻而入，直扰中州，脾胃失消运之权，清浊不分，上升精华之气，反下降而为便泻矣。考暑泻之证，泻出稠黏，小便热赤，脉来濡数，其或沉滑，面垢有汗，口渴喜凉，通体之热，热似火炎，宜以清凉涤暑法，用却燔蒸，譬如商飚飒然倏动，则炎熇自荡无余矣。如夹湿者，口不甚渴，当佐木通、泽泻。如湿盛于暑者，宜仿湿泻之法可也。

【**注释**】

[1] 暑泻：又名暑泄，感受暑热之邪所引起，《杂病源流犀烛》对其定义为："专受暑而成泻利病。"

【**提要**】本节论述暑泻的证治。

【精解】雷氏认为暑泻多发于长夏暑湿当令之时，暑热下迫，地湿上腾，湿热交蒸，从口鼻而入，内蕴脾胃，脾失健运，升降运化失常，清浊不分则泄泻大作。临床症见泄泻稠黏，小便热赤，面垢有汗，口渴喜凉，脉来濡数或沉滑等，治疗上用清凉涤暑法，主要用药有滑石、生甘草、青蒿、白扁豆、连翘、茯苓、通草、西瓜翠衣等，若湿象较明显而口不甚渴，可佐之以木通、泽泻利湿泄浊。若湿胜于暑、以湿为主，则可按照湿泻治之。

【原文】**湿泻**

《内经》云：湿胜则濡泄[1]。《难经》曰：湿多成五泄。可见泄泻之病，属湿为多。湿侵于脾，脾失健运，不能渗化，致阑门不克泌清别浊，水谷并入大肠而成泄泻矣。湿泻之为病，脉象缓涩而来，泻水而不腹痛，胸前痞闷，口不作渴，小便黄赤，亦或有腹中微痛，大便稀溏之证。考治湿泻之法，惟念莪先生可宗，乃曰渗利使湿从小便而去，如农人治涝，导其下流，虽处卑监，不忧巨浸。经曰：治泻不利小便，非其治也。若此论之，必当渗利膀胱，宜用通利州都法，则泻自得止矣。

或问曰：观先生是论，既引《内经》之濡泄，复引《难经》之五泄，何书中不列濡泄之门，又不发五泄之论，如斯简括，讵无挂漏乎？答曰：濡泄即洞泄，洞泄之病，已论于前。五泄即胃、脾、大肠、小肠、大瘕也。考《五十七难》中，胃泄、脾泄，即今之食泻也，大肠泄、小肠泄、大瘕泄，即今之痢疾也。食泻、痢疾，皆详于后，可弗置论耳。

【注释】

[1] 濡泄：泄泻稀溏，为湿邪伤脾所致。

【提要】本节论述湿泻的证治。

【精解】湿胜内攻于肠胃，脾被湿困，不能运化水谷，水谷不分并走大肠，发为湿泻。正如《黄帝内经》所云："湿胜则濡泄。"可见水样泻而腹不痛、口不渴而纳呆痞闷、小便黄赤等症状。此处当尊刘完素《素问病机气宜保命集》"治湿之法，不利小便，非其治也"之意，当用通利州都法，渗湿利尿，使湿从小便去则泄泻易愈。此外，后世濡泄多指湿泻，但雷氏此处提出濡泄即洞泄，与后世有所不同。

【原文】**痰泻**

痰泻[1]者，因痰而致泻也。昔贤云：脾为生痰之源，肺为贮痰之器。

夫痰乃湿气而生，湿由脾弱而起。盖脾为太阴湿土，得温则健，一被寒湿所侵，遂困顿矣，脾既困顿，焉能掌运用之权衡，则水谷之精微，悉变为痰。痰气上袭于肺，肺与大肠相为表里，其大肠固者，肺经自病，而为痰嗽；其不固者，则肺病移于大肠，而成痰泻矣。其脉弦滑之象，胸腹迷闷，头晕恶心，神色不瘁，或时泻，或时不泻是也。宜以化痰顺气法治之，俾其气顺痰消，痰消则泻自止矣。

【注释】

［1］痰泻：因痰而致泻者，又名痰泄、痰积泄泻，为脾虚失运，痰湿移肠所致。

【提要】本节论述痰泻的证治。

【精解】早在《儒医心镜》中就有痰泻病名的提出。脾胃虚失其健运则湿邪凝聚，气机阻滞，郁积而成痰浊。痰浊随气升降，无处不到，下移于大肠，可致其传导功能失常，清浊不分，混杂而下，故泻下黏液稀便。痰因湿而生，病本于脾虚，日久虚实夹杂，互为因果。痰泻的发病特点为或泻或不泻，或多或少。雷氏治疗上强调化痰须顺气，气顺则痰消，痰消则泻自止，乃标本同治之法。

【原文】**食泻**（附：饮泻）

食泻者，即胃泻也。缘于脾为湿困，不能健运，阳明胃腑，失其消化，是以食积太仓[1]，遂成便泻。其脉气口紧盛，或右关沉滑，其证咽酸嗳臭，胸脘痞闷，恶闻食气，腹痛甚而不泻，得泻则腹痛遂松，当用楂曲平胃法治之。又有渴能饮水，水下复泻，泻而大渴，名为溢饮滑泻，即《金鉴》中之饮泻，良由水渍于胃而然，宜用增损胃苓法去厚朴、苍术，加白术、甘草治之。近来之医，饮、食混称者多，岂可不为分别哉！

或问：先生之书，专为六气而设，今痰泻、食泻，不关六气，亦杂论其中，究系何意？答曰：痰从湿生，湿非六气之一乎？食泻即胃泻，胃泻居五泄之一，越人谓湿多成五泄，食泻岂无湿乎？前论飧泄、洞泄，皆因伏气致病，其寒泻因寒，火泻因火，暑泻因暑，湿泻因湿，然痰泻、食泻，虽因痰食，亦难免乎无湿，而飧、洞、寒、火、暑、湿等泻，偶亦有痰食相兼，兼证如文本之搭题，弗宜顾此失彼，医者不可不明。

【注释】

［1］太仓：即仓廪，贮存粮食的仓库，《灵枢·胀论》以太仓比喻胃。

【提要】本节论述食泻的证治。

【精解】《难经》首以“胃泻者，饮食不化，色黄”特征作为胃泻的含义，《难经本义》与《时病论》将食泻、胃泻互称，为同一病。脾为湿困，失其健运之能，可致胃纳不振，受纳腐熟，消化失常，食滞胃脘，发为食泻，治疗上当用楂曲平胃法，以助纳运之功，恢复脾胃肠道功能。且雷氏认为食泻、饮泻两者均以病因命名，但区别较大，不可混淆。饮泻又名溢饮滑泻，因饮邪留于脾胃中焦，脾升胃降失其常度，气机不利则气不布津，故其人渴而能饮。增损胃苓法由平胃散合五苓散加减变化而来，饮停中焦，水饮胜而脾胃虚，故加白术、甘草以和中健脾，徐徐健脾化饮。

【原文】**风痢**

《针经》云：春伤于风，夏生后泄肠澼[1]。注家谓春令伤乎风邪，风木内干，损其胃气，则上升清阳之气，反内陷而为飧泄，久则传太阴而为肠澼，此分明因风而致，故谓之风痢也。夫风痢之证，先作泄而后作痢，脉象每见沉小而弦，腹微痛而有后重，似肠风而下清血，此由春令之伏气，至夏而发，是属木胜土亏之候。如体素寒者，宜用培中泻木法加木香、苍术治之；体素热者，宜本法去吴萸、炮姜，加芩、连、煨葛治之；如胸闷溺赤者，必夹湿也，宜佐赤苓、泽泻治之；吞酸嗳腐者，必夹食也，宜佐山楂、厚朴治之。

或问曰：古云：先泻后痢，为脾传肾。今风痢亦先泻后痢，究竟系脾传肾否？曰：否也。昔贤谓先泻后痢，为土克水之证。此言先泻后痢者，由风木克胃，胃传脾之证，自是两途，当辨治之。又问曰：尝见痢疾发于秋令者多，夏令者少。今言至夏而发，得无谬乎？曰：诸痢多发于秋令，或发于夏秋之交，惟风痢独发于夏，盖由春时之伏气，从内而发。经曰：春伤于风，夏生后泄肠澼，此之谓也。

【注释】

[1] 肠澼：最早出现在《黄帝内经》中，痢疾的古称，指肠中澼积，便下脓血的一类疾患。

【提要】本节论述风痢的证治。

【精解】《素问·太阴阳明论》载：“食饮不节，起居不时者，阴受之……阴受之则入五脏……入五脏则䐜满闭塞，下为飧泄，久为肠澼。”《灵枢·论疾诊尺》云：“春伤于风，夏生飧泄肠澼。”春令伤风，风木克胃，损其脾胃，清浊不分发为泄泻，久则为肠澼，亦称风痢，多因春时伏气所致，故好发于夏季。临床常见先作泄而后作痢，多属木胜土亏之候。治疗上根据禀赋不同，体寒者，用培中泻木法加木香、苍术行气燥湿、健脾止泻；若体热者，在此基础上祛温热之吴茱萸、炮姜，加苦寒之黄芩、黄连、煨葛根清热利湿、升清止泻；若夹湿、夹食者，还当佐赤苓、泽泻、山楂、厚朴以利湿泄浊、消食除积之品。可见雷氏辨治之照顾全面，可供后世学习。

【原文】**寒痢**

前言风痢，是论春时伏气，至夏而发，其余之痢则不然。今先以寒痢论之，其病虽发于夏秋之交，其实受寒较受暑为多。景岳云：炎热者，天之常令，当热不热，必反为灾。因热贪凉，人之常事，过食生冷，所以致痢。每见人之慎疾者，虽经盛暑，不犯寒凉，终无泻痢之患。可见寒痢之证，实因炎热贪凉，过食生冷，冷则凝滞，中州之阳，不能运化，清气不升，脾气下陷，以致腹痛后重、痢下白色、稀而清腥、脉迟苔白者，当去其寒，兼扶脾土，则痢自止，宜用暖培卑监法佐以楂炭、木香治之。然而寒痢亦有赤色者，不可不别，总之以脉迟苔白为据。倘脉数苔黄者便为热痢，温热之品，又不可施。医者总当以脉舌分其寒热，慎弗忽诸。

王海藏曰：寒毒内伤，复用寒凉，非其治也。况血为寒所凝，浸入大肠间而便下，得温乃行，所以用热药，其血自止。经曰：治病必求其本。此之谓也。胃既得温，其血不凝而自行，各守其乡矣。

程曦曰：尝见今之治痢，不分属热属寒，开口便言湿热，动手便用寒凉，盖因未究脉象，未审舌苔之故耳。凡辨病之寒热虚实，表里阴阳，皆当于脉舌中细细求之，庶几无误。

【**提要**】本节论述寒痢的证治。

【**精解**】寒痢多发于夏秋之交，因热喜凉，过食生冷之品，内困脾土，中阳不运，胃肠不和，气机阻滞，临床常见腹痛后重，痢下白色，稀而清腥，脉迟苔白等。治疗上用暖培卑监法佐以楂炭、木香，本方用药以甘苦辛温为主，侧重于补养脾气、祛除中焦之虚寒，又有燥湿之效，则痢自止。此外，雷氏特别提出寒痢亦可见赤色，临床以脉迟苔白为辨别依据，若脉数苔黄者，则多为热痢。程曦补注特别强调了雷氏治痢审查舌苔脉象的重要性。

【原文】**热痢**（附：暑痢）

热痢者，起于夏秋之交，热郁湿蒸，人感其气，内干脾胃，脾不健运，胃不消导，热夹湿食，酝酿中州，而成滞下矣。盖热痢之为病，脉滑数而有力，里急后重，烦渴引饮，喜冷畏热，小便热赤，痢下赤色，或如鱼脑，稠黏而秽者是也。治宜清痢荡积法，益以楂肉、槟榔治之。如体弱者，以生军改为制军最妥。时贤谓热痢即暑痢也，丰细考之则非。《准绳》云：暑气成痢者，其人自汗发热，面垢呕逆，渴欲引饮，腹内攻痛，小便不通，痢血频迸者是也。拟以清凉涤暑法去青蒿、瓜翠，加黄连、荷叶治之，临证之间，亦当辨治。

【**提要**】本节论述热痢的证治。

【**精解**】热痢多发于夏秋之交，热蒸湿动，湿热内干脾胃，脾失健运，胃不消导，湿热食积壅滞中州，腑气不通，传导失司。症见痢下赤色，里急后重，烦渴引饮，喜冷畏热，小便热赤，脉滑数而有力等。雷氏治疗上治以清痢荡积法配以楂肉、槟榔，升降并用，气行血活，热清湿化，积滞得下。暑痢与热痢虽可同发于夏秋之交，但却不可混称，辨证以自汗发热，面垢呕逆，小便不通，痢血频迸等为要点。

【原文】**湿痢**

刘河间论痢，总不外乎湿热。孔以立非之，乃谓六淫之邪，俱可兼伤，不独在乎湿热也。然古有湿痢之名，决不可废。窃谓河间专言湿热，似乎太偏；以立为不然，似乎太过。据丰论湿痢，有寒热之分焉。盖夫寒湿之为痢也，腹绵痛而后坠，胸痞闷而不渴，不思谷食，小便清白，或微黄，痢下色白，或如豆汁，脉缓近迟之象，宜用温化湿邪法加木香治之。热湿之为痢也，里急后重，忽思饮，饮亦不多，忽思食，食亦乏味，小便热涩，痢下赤色，或淡红焦黄，脉来濡数之形，当用通利州都法去苍术，加木香、黄连治之。又有阴虚患痢，里急欲便，坐久而仍不得便者，谓之虚坐努责[1]，不可偏言乎湿，而投渗利，利之益伤其阴，如当归、白芍、生地、丹皮、阿胶、泽泻及石莲等品，随证加减可也。

程曦曰：以立论痢，谓六淫之邪，俱可兼伤，由是观之，岂非一岁俱有痢疾耶？须知风痢虽伤于风，但发于夏；寒痢因热贪凉而受寒，亦发于夏，非冬令之寒而致痢也；热痢发于相火之令；湿痢发于湿土之令。其实痢疾虽有风、寒、热、湿之殊，然总发于夏秋之令，而春冬罕见是病，以立谓六淫俱伤，岂不贸贸哉！

【**注释**】

[1] 虚坐努责：时时欲便，但登厕努挣却排不出大便或少有粪便排出。

【**提要**】本节论述湿痢的证治。

【精解】雷氏认为湿痢有寒热之分，寒湿痢易阻滞气机，传导失常，故见下痢腹痛，里急后重，宜用温化湿邪法加木香温化寒湿、行气导滞。湿热痢蕴结肠腑，气血搏结，脂络受伤，故见腹痛，里急后重，下痢赤白，当用通利州都法去苍术，加木香、黄连清热利湿、调气行血。雷氏认为亦有阴虚患痢者，故不认同刘河间独在乎湿热之论，程曦补注痢疾多发于夏秋之令，谓六淫俱伤似乎太过，亦不可取，对后世痢疾分型论治具有重要启发意义。

【原文】**噤口痢**

噤口者，下痢不食，或呕不能食也。痢而能食，知胃未病，今不食者，缘于脾家湿热，壅塞胃口而然；又有误服利药，犯其胃气者；止涩太早，留邪于中者；脾胃虚寒，湿邪干犯者；气机闭塞，热邪阻隔者；秽积在下，恶气熏蒸者；肝木所胜，乘其脾胃者；又有宿食不消者，水饮停蓄者，皆能使人噤口也。拟用调中开噤法，随证加减，缓缓服之，冀其有效。然噤口之因，非审其脉不能明晰，如右部浮濡沉细，或缓怠无力，胃虚也；洪大急滑，火热也；浑浑浮大或浮弦，浊气上壅也；沉而滑，或右涩滞，宿食停积也；迟细者，胃寒也；弦急者，木胜也。细别其脉而治之，更为确当。倘或绝不思食，下痢无度，不可治也，惟有独参汤合陈廪米浓煎频服，幸冀万一耳。

孔以立曰：予尝治噤口痢[1]，以藕汁煮熟，稍和砂糖频服，兼进多年陈米稀糜，调其胃气必效，即石莲子之意也。古治噤口痢多有用黄连者，苦而且降，不能升提，非胃虚所宜。大抵初痢噤口，为热瘀在胃口，故宜苦燥。若久痢口噤不食，此胃气告匮，非比初痢噤口，尚有浊气可破，积滞可驱，惟大剂参术，佐以茯苓、甘草、藿香、木香、煨葛之属，大补胃气，兼行津液乃可耳。但得胃气一复，饮食稍进，便宜独参汤，略加陈皮，或制香附，缓缓调补，兼行气滞，方为合剂。如茯苓之淡渗，木香之耗气，干葛之行津，皆当屏除也。

江诚曰：斯论超出乎众，谓初痢之噤口，宜以苦燥；久则胃虚，必以大剂参术为君，苦燥之黄连，又在禁用，此洵为治噤口不易之良法也。

【注释】

[1] 噤口痢：痢疾不能进食，或呕不能食者，称为噤口痢。

【提要】本节论述噤口痢的证治。

【精解】噤口痢其证有虚有实，病因病机繁杂，雷氏认为审脉对于辨明虚实寒热非常重要，提示后世医家噤口痢当重视脉诊辨证。实证者，多由湿热或疫毒蕴结肠中，上攻于胃，胃失和降所致；虚证者，多由脾胃素虚，或久痢伤胃，胃虚气逆所致。调中开噤法是以潞党参、黄连、半夏、藿香、石莲肉而成，补益脾胃，和中清痢。若下痢无度，饮食不进，肢冷脉微，当急用独参汤或参附汤以益气固脱。

【原文】**水谷痢**

水谷痢[1]者，糟粕脓血杂下，腹中微痛，登圊频频，饮食少餐，四肢困倦，脉来细缓无力，或关部兼弦。此因脾胃虚寒，虚则不能健运，寒则不能消化也，当用暖培卑监法治之。亦有因风木克土，土虚不运者，宜本法内加白芍、防风；有因劳役过度，脾阳困顿者，加黄芪、荷叶；有因下焦无火，不能熟腐者，加故纸、吴萸；有因痢后中虚，饮食停积者，加陈皮、楂肉。然痢疾总不离乎脾胃为病，或木胜，或火衰，当按法加减治之，自然应手耳。

【注释】

[1] 水谷痢：完谷不化、糟粕脓血杂下者，称为水谷痢。

【提要】本节论述水谷痢的证治。

【精解】雷丰认为水谷痢多因脾胃虚寒，不能消化水谷所致，主以暖培卑监法益气健脾、暖培中土，辨证之时视其阳困、火衰、食积情况，佐以升阳、补火、消食诸法，随证配伍，用药精准，对现代临床治疗痢疾有一定的指导意义。

【原文】**休息痢**

下痢屡发屡止，久而不愈，面色萎黄，脉形濡滑者，为休息痢[1]也。多因止涩太早，积热未尽，或不能节饮食，戒嗜好，所以时作时止也。亦有过服寒凉而致者，肝脾内伤而致者，元气下陷而致者，肾虚不固而致者，皆当审其因而分治之。拟用调中畅气法，俾其气机得畅，则积热自清，中州得调，则脾胃自复。倘或腹中隐痛，宜加吴萸、姜炭，以化中焦之寒；赤痢缠绵，当佐秦皮、白芍，以清肝脾之血；肛门重坠，更加升麻、桔梗，以升下陷之元；虚滑不禁，再入骨脂、龙骨，以固下焦之脱。凡一切之药，不应手者，当细辨其脉象，若脉沉实，虽日远仍当攻下，切宜辨确，勿可误也。

【注释】

[1] 休息痢：下痢时发时止、日久经年难愈者。

【提要】本节论述休息痢的证治。

【精解】休息痢是临床上的常见病、难治病，以时发时止、经年不愈为辨证要点。雷丰对休息痢的病因病机及论治认识深入，基本涵盖了李用粹、何梦瑶等医家的观点，总结相对全面。治疗上用调中畅气法，重在使中焦气机调畅，脾胃功能恢复。根据具体情况，还可配伍散寒、凉血、升提、固脱等诸法，亦不排斥攻下之法，拓宽了诊疗思路，可供读者反复揣摩，为临床提供参考。

【原文】**五色痢**

《金鉴》云：五色痢[1]者，五色脓血相杂而下也，若有脏腑尸臭之气则凶。因于用止涩太早，或因滞热下之未尽，蕴于肠胃，伤脏气也。用一切补养之药不应，则可知初病非涩之太早，即下之未尽也。诊其脉若有力，虽日久仍当攻也。

《医通》曰：患五色痢者，良由脏腑之气化并伤，是以五色兼见。然古人皆言肾病，以肾藏精之室，所居之位，最下最深，深者既病，其浅而上者，安有不病之理，精室既伤，安能任蛰藏之令乎？仲景以五液注下，脐筑痛，命将难全也。夫以精室受伤，五液不守之患，须知益火消阴，实脾隄水，兼分理其气，使失于气化之积，随之而下，未失气化之精，统之而安，诚不出乎此法。

丰按：二论诚痢门之要旨。前言止涩太早，滞热未尽；后言脏腑之气化并伤，归于肾病。合而论之，斯疾有虚有实，分别治之，庶乎稳妥。如初起者为实，日久者为虚，里急后重者为实，频频虚坐者为虚，脉实有力者为实，脉虚无力者为虚。虚则宜补，以补火生土法治之；实则宜泻，以清痢荡积法治之。

【注释】

[1] 五色痢：病证名，指痢下脓血呈现多种颜色者。

【提要】本节论述五色痢的证治。

【精解】雷丰非常认同《医宗金鉴》《张氏医通》对五色痢的认识，充分吸收并进行了归纳总结，认为病机有虚有实，初起者、里急后重者、脉实有力者为实，以清痢荡积法泻之，日久者、频频虚坐者、脉虚无力者为虚，以补火生土法补之，虚实兼顾，为后世五色痢的系统辨治奠定了基础。

综上可见，雷氏将泄泻分为飧泄、洞泄、寒泻、火泻、暑泻、湿泻、痰泻和食泻；痢疾则分风痢、寒痢、热痢、湿痢、噤口痢、水谷痢、休息痢及五色痢。飧泄及洞泄属于春伤与风之伏气所致；而寒泻、火泻、暑泻、湿泻、痰泻和食泻，则不属于春伤与风之伏气所致。为了临证鉴别，故雷氏一并讨论。泄泻、痢疾之病，证候多端，其具体辨治，临床以证候为据，审其虚实而分治之。此处泻、痢疾病，有些并不属于外感病和时令病范畴，雷氏对其论述，多来自于内科著作。博采众长，汇集诸家，其学术观点不囿于一家之说，这在历代医家中是比较突出的。

拟用诸法

【提要】对夏季飧泄的治疗，雷氏在本卷拟用13法。培中泻木法源于刘草窗的痛泻要方，针对伏气飧泄及风痢而设；暖培卑监法源于理中汤；通利州都法源于加减五苓散；化痰顺气法源于二陈汤；楂曲平胃法源于平胃散；清痢荡积法源于葛根芩连汤等。备用成方也多是古人之原方，“诸方悉选于先哲诸书，以补诸法之不及”。但雷氏对古人之说不是全盘套用，而是有所选择，不仅对古人之方进行变通，而且还补充了一些新的治法方剂，并敢于对前人之论进行评论。

【原文】培中泻木法　治伏气、飧泄、洞泄及风痢。

白术（二钱，土炒）　白芍（一钱，土炒）　陈广皮（一钱）　软防风（一钱）　白茯苓（三钱）　粉甘草（五分）　炮姜炭（八分）　吴萸（八分，泡）

加新荷叶一钱，煎服。

术、芍、陈、防四味，即刘草窗先生治痛泻之要方，用之为君，以其泻木而益土也。佐苓、甘培中有力，姜炭暖土多功，更佐吴萸疏其木而止其痛，荷叶升其清而助其脾。

【医案举隅】

一、痛泻案

朱某，男，55岁。2012年12月7日初诊。

［病史］患者痛泻伴脘腹胀满3个多月。曾服黄连素、参苓白术散、诺氟沙星等（具体用量不详）效不显著。胃镜示：中度慢性浅表性胃炎，活动性（2012年11月20日医院病理诊断）。Hp（+）即为Hp阳性，提示体内幽门螺杆菌感染。现左关脉弦，右脉缓，舌体胖大苔薄。

［方药］拟痛泻要方合戊己丸加减：炒白术12g，炒白芍15g，炒陈皮6g，炒防风6g，淡吴茱萸5g，川黄连5g，茯苓15g，木瓜12g，煨木香6g，佛手

片6g，焦神曲12g，鸡内金10g。21剂，水煎服，1剂/天。

二诊（2012年12月28日）：服药后痛泻好转，现大便略成形，日1行，左关弦已趋缓，右脉缓，舌体胖大边有齿痕，舌苔薄腻。守上方加味。

[方药]上方加党参20g、大枣15g。21剂，水煎服，1剂/天。

三诊（2013年1月18日）：痛泻已瘥，大便日1行，略溏，左关脉弦，右脉缓，舌苔黄腻，再守方治之。

[方药]上方去大枣，加苏梗10g。21剂，水煎服，1剂/天。

潘佩蕾，连建伟. 连建伟教授治疗痛泻验案举隅[J]. 陕西中医学院学报，2015，38（4）：28-30.

按语：培中泻木法是以草窗痛要方加白茯苓、粉甘草、炮姜炭、吴茱萸而成，原为针对腹痛便泻不止而设。本案乃脾运失常，土虚木乘，肝火犯胃所致。选用培中泻木法。方中黄连、吴茱萸配伍白芍成戊己丸疏肝理脾、清热和胃；茯苓甘淡而平，渗湿利水，健脾和胃；木瓜酸温，调和肝脾，祛湿止泻；木香行气止痛、理气疏肝；黄连配伍木香成香连丸，清热化湿、行气化滞；佛手片疏肝健脾、和胃；神曲和鸡内金健脾胃，消食调中。诸药合用共奏补脾柔肝、除湿止泻、理气和胃之功，主治土虚木乘之痛泻。

二、痢症案

卢。痢症湿热，皆是夏令伏邪。但以攻消，大伤胃气，不能去病。今微呕，不饥不寐，大便欲解不通，是九窍六腑不和，总是胃病。

人参（一钱） 吴萸炒川连（四分） 泡淡生干姜（五分） 茯苓（三钱） 川楝子肉（一钱） 生白芍（一钱半）

叶天士. 临证指南医案[M]. 北京：人民卫生出版社，2006.

按语：本案夏令湿热伏邪所致痢症，以攻消之法大伤胃气，故致土虚木乘，治以培中泻木法。方中培中者以人参等味培补脾胃中焦元气，泻木之法则颇具深意。泻木者，当为泻肝木郁闭之邪，叶氏以生白芍养肝木之体；川楝子辛凉，能泄肝脏郁闭邪气；吴茱萸辛温性烈，能够通利厥阴之脉；三者合用兼顾肝脏体阴用阳的特点，阴阳补泻兼顾而不单纯拘泥于泻肝之法，值得学习。

【原文】补火生土法 治飧泄、洞泄，命门无火，久泻虚痢。

淡附片（八分） 肉桂（六分，细锉分冲） 菟丝子（一钱） 破故纸（一钱） 吴茱萸（八分，泡） 益智仁（一钱） 苏芡实（二钱）

加莲子肉十粒入煎。

下焦无火，不能熏蒸腐化，致泻完谷，故以桂、附辛甘大热，补命门之火以生脾土；菟丝、故纸，温补其下；吴萸、益智，暖其下复暖其中；中下得其温暖，则火土自得相生，而完谷自能消化；更佐芡实、莲子，补其脾且固其肾；盖火土生，脾肾固，而飧泄、洞泄无不向愈矣。

【医案举隅】

五更泄案

巩某，男，59岁，工人。1996年10月26日就诊。

［病史］患者自述2个月前曾患胃肠炎，大便经常稀薄，腹痛肠鸣，纳谷不香，服复方新诺明、氟哌酸、苯乙哌定等西药已有好转。但近几天来每于黎明前鸡鸣时腹痛肠鸣，解稀薄大便2~3次，泻后方安，白天如常人。患者神倦乏力，腰酸腹痛，畏寒肢冷，舌淡苔薄脉沉细。

［诊断］证属脾肾阳虚，火不生土之肾泄。

［治法］拟补火生土法。

［方药］炒白术15g，云苓15g，补骨脂12g，炒白芍24g，炮姜10g，上肉桂6g，煨肉豆蔻10g，吴茱萸6g，熟附子10g，五味子10g，山药15g，扁豆15g，党参15g，广陈皮12g，砂仁10g，甘草6g，木香10g，生姜5片，大枣5枚。服药2剂，腹痛腹泻明显好转，自觉很舒适。效不更方，原方续服2剂而愈。随访1年未见复发。

李新平. 补火生土法治疗五更泄34例小结［J］. 时珍国医国药，1999（3）：63.

按语：补火生土法是以四神丸去肉果霜、五味子，加淡附子、肉桂、菟丝子、芡实、莲子肉而成，针对脾肾两虚久泻而设。本案五更泄乃真阳虚弱的慢性虚弱证。因命门火衰，不能温煦脾阳，导致脾土亦衰，在治疗上以补肾阳为主。方中以补骨脂、吴茱萸、炮姜、肉桂、附子大辛大热之品以温肾助阳；党参、白术、茯苓、甘草益气健脾；五味子、肉豆蔻以涩肠止泄；芍药敛阴，缓解腹痛；陈皮、砂仁和胃；甘草调和诸药；生姜、大枣辛甘化阳，补益中州。

【原文】**暖培卑监法**　治脾土虚寒泄泻，及冷痢、水谷痢。

西潞党（三钱，米炒）　白茯苓（三钱）　於潜术（二钱，土炒）　粉甘草（五分，水炙）　炮姜炭（八分）　茅苍术（六分，土炒）　益智仁（一钱）　葛根（五分，煨）

加粳米一撮，煎服。

经云：土不及曰卑监。法中以四君合理中，暖培其脾土也。脾喜燥，故佐以苍术，喜温佐以益智，喜升佐以葛根，喜甘佐以粳米。

【医案举隅】

一、腹泻案

肖某，男，22岁。1987年6月7日初诊。

[病史]腹痛腹泻5天。曾服多种抗生素未效。腹痛即泻，泻下如注，多为完谷，目眶下陷，面苍白，冷汗出，嗳气恶心，纳呆神疲，气短懒言。舌瘦淡，苔白腻，脉沉迟。

[治法]用暖培卑监法为治。

[方药]炒党参、焦苍术、焦白术、白茯苓、煨葛根、炮干姜、制附子、焙鸡内金、焦山楂各10g，益智仁、陈皮、白蔻仁、炙甘草各6g。3剂。

二诊：药后痛泻均止，他恙亦减；原方出入，续服3剂而瘥。

马继松．承忠委老中医应用暖培卑监法的经验[J]．江苏中医，1988（8）：1-3.

按语：暖培卑监法是以四君子汤合苍术、炮姜炭、益智仁、葛根而成，原为针对脾虚泄泻、冷痢、水谷痢而设。本案腹痛腹泻，肠胃已伤，又予多种抗生素治疗，胃肠进一步受损，中焦阳气已伤，急以健益脾气，暖培脾土，方中用茯苓淡渗，葛根升提，山楂、鸡内金、陈皮疏利，党参、炙甘草甘缓，苍术、白术、白蔻仁化湿健脾，附子、炮姜温中，益智仁固涩，共奏暖培中焦之功，急治虚损之脾阳。

二、痢疾案

章（左） 痢经数月，而临圊仍然腹痛，当脐动跃，足厥不温，痢色虽赤，而殷淡不鲜。良以脾阳暗伤，湿积未楚。拟补脏疏腑。

於术　白芍　炙草　奎党参　木猪苓　当归炭　枳实　茯苓　炮姜　木香　泽泻　木香槟榔丸

张聿青．张聿青医案[M]．北京：人民卫生出版社，2006.

按语：本案患者痢经数月，脾阳亏损，足厥不温，痢色殷淡不鲜，且脾虚湿积，治以暖培卑监法，於白术、茯苓、炙甘草、奎党参、炮姜、木香暖培脾土，猪苓、泽泻淡渗利湿，白芍、当归炭养血，枳实、木香槟榔丸共奏行气导滞之效。

【原文】**补中收脱法**　治泄痢不已，气虚下陷，谷道不合，肛门下脱。

东洋参（三钱）　黄芪（二钱，米炒）　於潜术（一钱，土炒）　粉甘草（五分，炙）　罂粟壳（一钱，炙）　白芍药（一钱，土炒）　诃黎勒（一钱五分）

加石榴皮一钱，同煎。

此治泻痢日久，气虚脱肛之法也。以参、芪、术、草之甘温，补中州以提其陷；罂、芍、诃黎之酸涩，止泻痢且敛其肛；用榴皮为引者，亦取其酸以收脱，涩以住痢也。

【医案举隅】

痢疾案

男患，2岁。

［病史］患儿1个月前随母至远地探亲，感受暑湿，下痢赤白，诊断为急性细菌性痢疾，服抗生素症状减，在返家途中，复受暑热，下痢加剧，日30余次，肛门脱出，体瘦神疲，低热多汗，口渴饮冷，舌淡红，苔黄滑，指纹淡红，脉细数。

［诊断］证属久痢肠滑，湿热留恋。

［治法］治宜补脾升清、涩肠固脱，佐以清化。

［方药］用补中收脱法去罂粟壳，加白头翁9g，佩兰、葛根、薏苡仁各6g，黄连2g，进3剂。

二诊：大便日泻5~6次，带黄色黏液，肛门外出，汗出减少，夜寐不安，小便色黄，舌淡红，苔薄黄，脉细弱。

［诊断］为脾胃虚弱，余邪犹存。

［治法］治宜扶脾升陷，清热祛湿。

［方药］方用太子参9g，升麻、枣仁、佩兰、鸡内金、黄芩各3g，薏苡仁、金银花、益元散各6g，4剂病愈。

彭述宪．痢疾证治概述［J］．实用中医内科杂志，1989（2）：15-16.

按语：补中收脱法是以真人养脏汤去肉豆蔻、当归、肉桂、木香，加黄芪、石榴皮而成，原为针对泻痢日久，气虚脱肛而设。本案久痢滑脱不禁，或暴泻太过，水谷直下，气陷肠滑，法宜补脾益气，涩肠固脱，方用《时病论》补中收脱法加减，可获佳效。《黄帝内经》有言："正气存内，邪不可干。"久痢久泻者虽有邪气留恋大肠但必兼正气不足，断不可徒然攻下使其病情愈重，治法重在补脾益气，兼以清热祛湿，用雷氏补中收脱法加减白头翁、佩兰、葛根、薏苡仁、黄连等药清热祛湿，升阳举陷，兼用补益诸味调护后正盛邪祛而瘳。

【原文】**通利州都法**　治火泻、湿泻，湿热痢疾。

白茯苓（三钱）　泽泻（一钱五分）　苍术（八分，土炒）　车前子（二钱）　通草（一钱）　滑石（三钱，飞）　苦桔梗（一钱）

河水煎服。

斯仿舒驰远先生加减五苓之意。州都者，膀胱之官名也。首用茯苓甘淡平和，而通州都为君；泽泻咸寒下达，而走膀胱为臣；佐苍术之苦温，以化其湿；车前、通、滑之甘淡，以渗其湿；使桔梗之开提，能通天气于地道也。

【医案举隅】

一、热泻案

陈某，男，26岁。1884年10月3日初诊。

[病史] 患者素有内热便秘病史。国庆之日，频赴宴会狂饮，恣食肥甘，发生二次醉酒。昨日自觉腹痛，即临厕而泻，泻出如射，肛门灼热难忍。腹痛肠鸣，泻后痛稍减，夜4~5行。口渴，小便短赤。检查：面色微红，舌质红赤、苔黄。体温38.2℃。

[诊断] 拟诊为热泻。

[治法] 治以雷氏通利州都合清热止泻法。

[方药] 茯苓15g，泽泻10g，车前子10g，通草5g，滑石15g（飞），桔梗5g，黄芩10g，黄连7.5g。水煎服之。

本方服用2剂，热退泻止。又嘱其以麦冬、大枣煎水频频服之以调其后。

姜国峰，邓启源. 应用雷氏法治泄泻[J]. 福建中医药，1988（4）：33–34.

按语：通利州都法是以五苓散去猪苓、桂枝，留茯苓、泽泻，易炒白术为土炒苍术，加车前子、通草、滑石、桔梗而成，原为针对火泻、湿泻及湿热痢疾而设。雷氏云："热胜则泻，而小水不利者，以火乘阴分，水道闭塞而然，宜用通利州都法去苍术，加芩、连治之。"本案素有内热，又饮酒肥甘，热势炽盛，故用通水道之法，使热从小便而利之。去苍术之温燥，加苦寒之芩、连泻火而显效。

二、湿泻案

裘某，女，35岁。1984年4月12日初诊。

[病史] 2天前，患者冒雨涉水，自觉周身无力，即以生姜、大枣水煎服。是夜胸闷，口不作渴，腹中微痛，大便稀溏。次日，泄泻甚，仅上午腹泻达6次，四肢倦息，不思饮食。检查：面色萎黄，懒言、脉缓、舌苔白。

[诊断] 诊为湿泻。

[治法] 治以雷氏通利州都法。

[方药] 茯苓15g，泽泻10g，苍术5g（土炒），车前子10g，通草5g，滑

石 15g（飞），桔梗 5g。水煎服之。服用 4 剂，泄泻止，病愈。

姜国峰，邓启源．应用雷氏法治泄泻［J］．福建中医药，1988（4）：33–34.

按语：本例之病因病机，正如雷氏所论："湿侵于脾，脾失健运，不能渗化，致阑门不克泌清别浊，水谷并入大肠而成泄泻矣。"用通利州都法，故获奇效。通利州都者，可视其为导水行于正途，暴泻者多因大肠、小肠突发性水液代谢失常，水液前后分消失司所致，故本方用炒苍术燥湿，茯苓、泽泻、车前子、通草、滑石等淡渗之品利水渗湿，使水液从小便分利，体现了"利小便以实大便"的治法。痰饮水湿本为一体，治法方药可以互参，方中配伍桔梗一味，可类比三仁汤加杏仁之意，大抵肺主一身之气，气化则痰饮水湿易除。

【原文】**清凉涤暑法**　治暑温暑热，暑泻秋暑。

滑石（三钱，水飞）　生甘草（八分）　青蒿（一钱五分）　白扁豆（一钱）　连翘（三钱，去心）　白茯苓（三钱）　通草（一钱）

加西瓜翠衣一片入煎。

滑石、甘草，即河间之天水散，以涤其暑热也。恐其力之不及，故加蒿、扁、瓜衣以清暑；又恐其干犯乎心，更佐连翘以清心。夫小暑之节，在乎相火之后，大暑之令，在乎湿土之先，故先贤所谓暑不离湿也，兼用通、苓，意在渗湿耳。

【医案举隅】

泄泻案

张某，男，45 岁。1974 年 6 月 8 日初诊。

［病史］时值长夏，气候酷热，上山砍柴，途中渴甚，饮冷水数次，当晚即腹痛肠鸣，继而泄泻每昼夜 5~6 次，质稍稠黏，经当地卫生院诊为"急性肠炎"，用土霉素等治疗 5 天未效，特来就诊。症见发热（体温 38.8℃），面垢纳呆，自汗，渴喜凉饮，尿灼热而赤，舌红，苔薄黄微腻，脉濡数。

［诊断］证属暑邪湿热内扰中州，清浊不分并走大肠而为泄泻。

［方药］用清凉涤暑法合葛根芩连汤加减：青蒿、葛根各 15g，藿香、滑石、连翘、茯苓、扁豆、泽泻各 10g，通草、黄连、甘草各 6g，嘱服三剂，泻止热退，诸症亦相应改善，原方去青蒿、滑石、连翘、通草加党参、白术、怀山药各 10g，广木香 5g，继服三剂，诸恙悉退而瘥。

杜勉之．雷氏清凉涤暑法的临床应用［J］．江苏中医杂志，1984（3）：18–19.

按语：清凉涤暑法是以六一散（滑石、甘草）加青蒿、白扁豆、连翘、茯苓、通草、西瓜翠衣而成，原为针对暑泻而设。本案取以清凉涤暑法去西瓜翠衣，加藿香、泽泻，合葛根芩连汤去黄芩，共治暑湿困阻中焦之泄泻。本案与湿泻相类似，同属湿邪为患。然暑为阳邪，其性属热，虽不离湿，但多阳热见证，故泻出稠黏，伴发热烦渴，脉濡数等证，而无脘腹痞闷之候，湿为阴邪，其性属寒，证多寒湿兼见，故泄泻如水，伴腹痛肠鸣、脉多迟缓等证，而无发热烦渴之候。夹湿虽同，治法各异，一宜清解，一宜渗利。

【原文】**化痰顺气法**　治痰气闭塞，痰疟、痰泻。

白茯苓（四钱）　制半夏（二钱）　陈皮（一钱五分）　粉甘草（八分）　广木香（五分，煨）　厚朴（一钱，姜制）

加生姜三片，水煎服。

法中苓、夏、陈、甘，即局方二陈汤化痰之妥方也。加木香、厚朴，以行其气，气得流行，则顺而不滞，故古人谓化痰须顺气，气行痰自消，且木香、厚朴，均能治泻，以此法治其痰泻，不亦宜乎！

【医案举隅】

痰泻案

汤某，男，35岁。1986年3月17日初诊。

［病史］患者半年前，咳嗽不已，昼轻夜甚，诊断为气管炎。经治疗1周，咳嗽减轻。3日前，突然腹痛泄泻，日2~3行，次日咳又甚，咳吐白痰，头昏，欲呕，不思饮食。腹泻如水样，日8次。诊脉滑，舌质淡、苔白。

［诊断］拟为痰泻。

［治法］治以雷氏化痰顺气法。

［方药］茯苓20g，半夏10g，陈皮10g，木香3g（煨），厚朴5g（姜制），生姜3片。水煎服三剂。

二诊（3月22日）：自述泄泻止，其他症状均有好转。唯咳嗽症状未减，咳痰色白而稀薄。脉缓，舌质淡、苔白。按上方加苏子10g，款冬花10g，水煎服。是方服用4剂，咳嗽止，余未见其他不适。嘱其糜粥（加麦冬同煮食）自养一周以调理肺脾。

姜国峰，邓启源．应用雷氏法治泄泻［J］．福建中医药，1988（4）：33-34.

按语：化痰顺气法是以二陈汤加木香、厚朴、生姜而成，针对痰泻而设。雷氏云："脾既困顿，焉能掌运用之权衡，则水谷之精微，悉变为痰。痰气上袭于肺，肺与大肠相为表里，其大肠固者，肺经自病，而为痰嗽；其不固者，则肺病移于大肠，而成痰泻矣。”雷氏强调肺脾功能失调是痰湿产生的本质所在。脾为生痰之源，肺为储痰之器，脾失健运，肺失宣降则易痰湿内生。本案遵此之旨化痰顺气法治疗本例而竟全功，复诊时，方中加用苏子、款冬花乃理肺化痰止咳之意。

【原文】**楂曲平胃法** 治因食作泻，兼治食疟。

楂肉（三钱，炒） 神曲（三钱，炒） 苍术（一钱，土炒） 厚朴（一钱，姜制） 陈广皮（一钱） 甘草（八分）

加膍胵二枚为引。（膍 pí，胵 chī，此处指鸟类的胃）。

法内苍、陈、朴、草，系局方之平胃散，为消导之要剂。佐山楂健脾磨积，神曲消食住泻，膍胵乃鸡之脾也，不但能消水谷，而且能治泻痢。食泻投之，必然中鹄。

【医案举隅】

一、腹泻案

李某，女，2岁。1984年7月初诊。

［病史］腹泻2天。患儿禀赋不足，体弱易病，两天前食少量瓜果后出现纳呆，昨晚始腹泻，至今日上午已泻4次，腹泻物清稀，量多，内夹多量不消化物，无臭味，患者面黄消瘦，精神疲倦，手足发凉，腹部微胀，喜按，舌质淡，苔白腻。

［方药］拟平胃散加味：陈皮、苍术、厚朴、炒白术、焦三仙各6g，茯苓8g，泽泻4g，炙甘草、干姜各3g。水煎服。3剂，服完泻止，白腻苔退，食欲增加。

刘淑贤，李瑞云．平胃散加味临床运用举隅［J］．内蒙古中医药，1996（增刊1）：113.

按语：楂曲平胃法是以平胃散（苍术、厚朴、陈皮、甘草）加山楂、神曲而成，原为针对食泻、食疟而设。泄泻之本，无不由脾胃，患儿禀赋不足，脾胃虚弱不能温运水谷，水湿滞留，水谷不分，并走大肠，形成泄泻。平胃散中陈皮、苍术、厚朴健脾燥湿；配白术、茯苓、泽泻健脾利湿；干姜振奋脾阳；焦三仙健脾消积，消食止泻；炙甘草调和诸药，标本兼治，收效迅速。

二、食泻案

曾某，男，4岁。1987年1月29日初诊。

［病史］除夕之夜，过食油腻、果品。新春伊始，腹泻，粪便臭秽，伴不

化之品。泻后腹痛稍减。不思饮食，吞酸嗳腐。检查：中、下腹有压痛、拒按，脉滑数，舌质淡，苔黄腻。

[诊断] 拟为食泻。

[治法] 治以雷氏楂曲平胃法。

[方药] 楂肉（炒）15g，苍术（土炒）3g，厚朴（姜制）3g，陈皮5g，甘草4g。另加鸡聍1枚为引，共以水煎服之。服药1剂，立见功效。是夜泻止，嘱以糜粥调理之。

姜国峰，邓启源．应用雷氏法治泄泻［J］．福建中医药，1988（4）：33–34.

按语：患儿暴食伤于阳明，阳明胃腑失其消化，是以食积太仓，遂成便泻。故以雷氏楂曲平胃法治之。临证所见，患儿为病者，其病因大多有三：一者食积，一者痰湿，一者郁热，是故基础治法亦有三：消食、化痰与透热。本案患儿过食水果与油腻之品致脾胃运化失司，痰食互结中焦发为食泻，方用山楂肉消除肉食积滞，苍术、陈皮、厚朴等化湿行气除胀，一剂收功。

【原文】**增损胃苓法**　治暑湿内袭，腹痛水泻，小便热赤。

苍术（一钱，米泔炒）　厚朴（一钱，姜汁炒）　广陈皮（一钱五分）　猪苓（一钱五分）　白茯苓（三钱）　泽泻（一钱五分）　滑石（三钱，水飞）　藿香（一钱五分）

水煎，温服。

苍朴、陈皮以化湿，即平胃散损甘草也。二苓、泽泻以利湿，即五苓散损桂、术也。增滑石清暑渗湿，增藿香止泻和中。凡因暑湿而致泻者，是法最为拍合耳。

【医案举隅】

暑湿泄泻案

周　因长夏湿热，食物失调，所谓湿多成五泄也。先用胃苓汤分利阴阳。暑湿热。胃苓汤去甘草。

叶天士．临证指南医案［M］．北京：人民卫生出版社，2006.

按语：叶氏《临证指南医案》治疗暑湿泄泻用胃苓汤即平胃散与五苓散之合方，雷氏增损胃苓法是以平胃散去甘草合五苓散去桂、术，再加滑石、藿香而成，原为针对暑湿泄泻而设。叶氏认为泄泻四时皆可发病，而以长夏最为多见，长夏为脾主湿，湿邪则为生此病的主因。风雨雾露及瓜果水寒之湿，容易损伤脾阳，使得脾胃的运化功能下降，导致饮食积滞机体内而生湿，形成的湿邪再伤及脾胃，最终使清阳不升发为泄泻。藿香芳香化湿，苍术、厚朴、陈皮燥湿行气，茯苓、猪苓、泽泻利水渗湿，滑石清热利湿，诸药具有宣上、畅中、渗下之效，作为治疗该病的基本用药，临证据情加减化裁。

【原文】**清痢荡积法**　治热痢夹食，脉滑数，烦渴溺赤。

广木香（六分，煨）　黄连（六分，吴萸炒）　生军（三钱，酒浸）　枳壳（一钱五分，麸炒）　黄芩（一钱，酒炒）　白芍（一钱五分，酒炒）　粉甘草（五分）　葛根（五分，煨）

加鲜荷叶三钱，煎服。

此法首用香、连治痢为主，加军、枳以荡其积，芩、芍以清其血，甘草解毒，荷、葛升提，施于实热之痢，每多奏效耳。

【医案举隅】

一、热痢案

薛某，男，26岁，令狐村人。1974年9月8日初诊。

［病史］下痢3日，初时赤白相杂，赤多白少，继而纯赤，临厕甚频。一日20余次，肛热如烙，腹痛，里急后重，憎寒壮热，口苦，口渴思饮。舌红苔黄腻，脉浮数有力。诊腹脐左拒压。

［诊断］痢疾一病，为湿热蕴滞而成。

［治法］本当通因通用，予以攻下导滞，以其恶寒发热，脉象浮数，故不能舍表而不顾，宜当表里兼治。

［方药］拟葛根黄芩黄连汤加味：葛根30g，黄芩10g，黄连10g，白芍24g，甘草10g，木香6g，槟榔10g，川大黄10g，白头翁10g，当归6g，鸦胆子30粒，二剂。

二诊：恶寒止，发热微，腹痛减，下痢日五六行。舌苔黄腻，脉象滑数。此表邪已去，宜专于治里。

［方药］拟白头翁汤加减：白头翁10g，黄连10g，黄芩10g，白芍24g，甘草10g，木香6g，槟榔10g，三七3g（冲），鸦胆子30粒，三剂。

三诊：下痢止，诸症失，惟感疲倦而已。因厌药苦，嘱其饮食调养。

闫云科. 临证实验录［M］. 北京：中国中医药出版社，2005.

按语：清痢荡积法是以葛根芩连汤合香连丸，加生大黄、枳壳、炒白芍、荷叶而成，原为针对实热之痢而设。虽古有无积不成痢之说，然究之临床，初痢身壮者宜攻，久痢体虚者宜涩，而协热下痢者，则宜鼓邪外出，切不可舍表求里。本案患者表里兼治，药用黄芩、黄连、木香、白头翁、鸦胆子治热痢，川大黄、槟榔荡其积滞，白芍、当归养血活血，葛根泄热升提。

二、急性胃肠炎案

李某，男，1岁半。1998年10月20日初诊。

［病史］患儿腹泻1日，达14~15次，呈水样便，伴呕吐，发热，腹膨，叩之如鼓，苔灰黄中腻，脉滑数。查：体温38.2℃，大便常规：褐色，液体，红细胞数少，白细胞计数++，黏液+。

［诊断］证属湿热夹滞内蕴。

［治法］拟方清热导滞，和中化湿。

［方药］葛根15g，黄芩4g，川黄连2g，乌梅9g，连翘10g，木香3g，陈皮2g，焦山楂15g，神曲12g，炮姜1g，大黄0.3g。1剂。

二诊：热退吐止，大便减至7~8次，但仍呈水样，苔薄滑。

［方药］原方去大黄，加大腹皮6g，滑石9g，2剂。

三诊：昨日仅排便1次，质稠中间已能叠起，复查大便常规，已恢复正常。

［方药］拟方调理善后，并嘱饮食清淡为宜。处方：白术5g，茯苓8g，木香3g，葛根15g，焦山楂15g，炮姜0.5g，川黄连0.5g，乌梅8g，玄参6g，陈皮3g，甘草2g，2剂。

杨卫星．葛根芩连汤在儿科热病中的应用［J］．安徽中医临床杂志，2001（2）：139-141.

按语：本案患儿湿热夹滞内蕴所致腹泻，正合雷氏清痢荡积法，药用黄芩、川黄连、连翘、木香清热治痢，大黄荡其积滞，乌梅酸敛收涩，陈皮、焦山楂、神曲健脾和中化湿，葛根泄热升提。

【原文】温化湿邪法　治寒湿酿痢，胸痞溺白。

藿香（一钱五分）　蔻壳（一钱二分）　神曲（三钱，炒）　厚朴（一钱，姜制）　陈皮（一钱五分）　苍术（八分，土炒）

加生姜三片为引。

凡湿在表宜宣散，在里宜渗利，今在气分，宜温药以化之。藿香、蔻壳，宣上下之邪滞；神曲、厚朴，化脾胃之积湿；陈皮理其气分，苍术化其湿邪，更佐生姜温暖其中，中焦通畅无滞，滞下愈矣。

【医案举隅】

一、痢疾案

山（五十）　湿郁腹痛，利红如豆汁。

生茅术（三钱）　炒山楂（一钱半）　厚朴（一钱）　红曲（一钱半）　广皮（一钱）　猪苓（一钱）

叶天士．临证指南医案［M］．北京：人民卫生出版社，2006.

按语：温化湿邪法是以平胃散去甘草加藿香、蔻壳、神曲而成，原为针对寒湿痢而设。本案患者痢疾湿郁腹痛，法从温化、渗利，药用苍术温化其湿邪，陈皮理气燥湿，炒山楂、红曲、厚朴化脾胃之积湿，猪苓淡渗利其湿。虽是泻痢之症，治法却不急收敛固涩而重在燥湿行气，消积除满，治病求本，叶氏在本案病机分类上可谓高下立判。

二、泄泻案

吴文生　胃中不和，痛泻。

茅术　厚朴　广皮　木香　炮姜　茯苓　猪苓　泽泻　砂仁

彭宪彰．叶氏医案存真疏注［M］．北京：中国中医药出版社，2016.

按语：寒湿在里，病在气分，症见痛泻，治以温化、分利。方用茅苍术、厚朴、广陈皮、砂仁等性味温燥之品，大多归属中焦，意在健运脾胃；木香行一身之气，气化则湿化；炮姜走而不守，通走十二经，搜剔肺胃余留湿邪；另加茯苓、猪苓、泽泻使水从小便流溢，大便自坚。

【原文】**调中开噤法**　治下痢不食，或呕不能食，即噤口痢证。

西潞党（三钱，米炒）　黄连（五分，姜汁炒）　制半夏（一钱五分）　广藿香（一钱）　石莲肉（三钱）

加陈廪米一撮，煎服。

痢成噤口，脾胃俱惫矣。故用潞党补其中州，黄连清其余痢，半夏和中止呕，藿香醒胃苏脾，石莲肉开其噤，陈廪米养其胃，倘绝不欲食者，除去黄连可也。

【医案举隅】

痢疾案

张某，男，71岁。

［病史］患者于7天前因饮食不洁后出现腹泻，大便日数十行，腹痛，里急后重，赤白下痢，赤多白少，伴有发热。曾在当地医院诊为“痢疾”，予0.9%氯化钠溶液300ml+氨基苄青霉素3.0g，2次/天，静脉滴注，3天后症状未见明显缓解，转入传染病院给予“头孢曲松钠”及“培氟沙星”等药治疗（具体用量不详），1天后症状被控制住，5天后好转出院。出院第2天症状复发而前来就诊。症见：便次频繁，每日10余次，腹痛，里急后重，下痢脓血，大便紫红色，伴周身乏力、少气懒言，呕不能食，食入即吐，并伴有发热（体温38.6℃），舌质红绛而干，苔薄黄，脉滑数。患者精神状态较差，萎靡不振，

双目凹陷呈脱水貌，肌肉瘦削。大便常规：红细胞和白细胞满视野 /hp，提示是急性肠胃炎引起的，为脓血便。

［诊断］诊为“噤口痢”（虚实夹杂型）。

［治法］治以清热化湿、降逆止呕，佐以健脾益气为法。

［方药］方用开噤散加减：黄连 6g，菖蒲、石莲子、陈皮、半夏、荷叶各 10g，党参 20g，麦冬、石斛（先煎）、沙参、白术、茯苓各 10g，甘草、肉桂各 6g，砂仁 10g（打碎），6 剂。

二诊：药后精神状态好转，双目有神，便次明显减少，每日 1~2 次，大便成形，无里急后重及发热，食欲及食量均明显增加，唯仍觉轻微腹痛，舌质红，苔薄，脉细弱。

［方药］上方去肉桂、沙参、荷叶、砂仁，加赤芍、白头翁各 10g。续服 6 剂，药后诸症悉平，复查便常规已正常。

孟繁东，宋彪．噤口痢验案一则［J］．中国中医药信息杂志，2005（1）：78.

按语：调中开噤法是以潞党参、黄连、半夏、藿香、石莲肉而成，原为针对噤口痢而设。本案下痢不能进食，或食入即呕者，名为“噤口痢”。其证往往为虚中夹实。本例患者年逾七旬，患病日久，迁延未愈，脾胃虚弱，脾失健运，不能运化水，精微不得四布，故肌肉削瘦；湿热疫毒蕴于肠中，与气血相搏结，故下痢赤白脓血。治以调中开噤法，党参、白术、茯苓益气健脾、补其中州；黄连清其余痢；半夏和中止呕；石菖蒲、荷叶和胃醒脾；石莲肉开其噤，呕吐频繁，舌质红绛而干，为胃阴耗伤，故加入石斛、麦冬、沙参和胃养阴。药证相合，故获良效。

【原文】**调中畅气法**　治中虚气滞，休息痢疾，并治脾亏泄泻。

潞党参（三钱，米炒）　於术（二钱，土炒）　黄芪（二钱，酒炒）　炙甘草（四分）　陈广皮（一钱）　腹皮（一钱五分，酒洗）　广木香（三分，煨）

加鲜荷叶三钱为引。

参、芪、术、草，调补中州；陈、腹、木香，宣畅气分；加荷叶助脾胃而升阳也。

【医案举隅】

一、痢疾案

王某，男，32 岁。1954 年 7 月 29 日初诊。

［病史］患者自 1952 年患痢疾，日行试一次，经治好转，未逾旬而复作。

此后无期不发，半月至两旬发作，便稀而少，日 5~7 次，每次夹有较多冻腻；间歇期大便不成形，日 1~2 次，稍有或无冻腻。如斯二载。症见滞下澼澼有声，冻腻白多于赤，临厕腹中冷痛，里急后重，纳不忿，不欲饮，小溲清，神倦懒言，舌淡、苔白腻，脉濡滑。

[诊断] 证属休息痢虚寒夹积滞。

[治法] 治以温补，辅以消滞。

[方药] 拟四逆汤合香砂六君子汤加减：肉桂、干姜各 6g，白术、苍术各 15g，党参、茯苓各 20g，陈皮、砂仁（后下）各 10g，熟附子、木香各 8g，炙荷蒂 3 枚，炙甘草 3g，两剂。

二诊（8 月 4 日）：下痢腹痛未减，痛剧于临厕前，便后则减，若非积滞伏留阳明，焉得有此。刻下纳食尚可，胃气未疲。

[方药] 拟仿《备急千金要方》温脾汤意，于前方去肉桂，加大黄 15g（后下），熟附子改 12g。

该患二诊后未复诊，三月后相遇，诉服上方后，泻出秽物较多，旋即痊愈。迄今未复发。

景远大．休息痢治验二则［J］．新中医，1990（9）：21-22.

按语：调中畅气法是以四君子汤去茯苓，加黄芪、陈皮、大腹皮、木香、荷叶而成，原为针对中虚气滞、休息痢疾及脾亏泄泻而设。本案属太阴虚寒，阳明伏积，为虚实相见之休息痢。初诊症见神疲懒言，临厕腹中冷痛，溲清，辨为虚寒夹积，治以温补消滞，调中畅气。有内积滞留于阳明，下痢腹痛未减。二诊时将前方去肉桂，重用大黄以涤肠，两剂而收全功。

二、腹泻案

刘某，男，47 岁。2003 年 2 月 17 日就诊。

[病史] 患者反复便溏 6 个多月，每日 2~3 次，时有黏液，无里急后重，伴腹胀痛，每次服黄连素、呋喃唑酮可消失，停药即发，曾做结肠镜检未见异常，现精神尚可，舌淡红，苔白腻，脉濡软。大便常规：黄黏液便，白细胞 1~2 个 /hp，红细胞 0~1 个 /hp。

[诊断] 证属脾胃虚弱，积邪未尽，中焦气滞。

[治法] 宜调补中州，宣畅气机。

[方药] 用调中畅气汤：党参 15g，白术、黄芪、陈皮、大腹皮各 10g，木香 6g，荷叶 10g，炙甘草 6g，炮姜 3g，吴茱萸 3g，2 剂，每日 1 剂，水煎服，分 3 次服。

二诊（2 月 19 日）：患者大便一日 2 次，未见黏液，腹胀痛消失，拟上方去炮姜、吴茱萸，再进3剂，2月22日复查大便正常，诸症消失。

曾海. 付灿鋆治疗慢性腹泻经验［J］. 中医药信息，2004（6）：32–33.

按语：本案患者腹泻由脾胃虚弱，积邪未尽，中焦气滞所致，正合调中畅气之法，药用党参、黄芪、白术、甘草皆调补中州，陈皮、大腹皮、木香宣畅气机，加荷叶助脾胃而升阳，炮姜、吴茱萸温中止痛。本案患者所患脾虚腹泻亦是气陷证的一种，因此调治之时重在补中益气，佐以小剂量升阳药如荷叶、升麻、葛根等升阳举陷即可使陷下之气升提，阳气通贯三焦，再加行气化湿药佐助，泻下诸症自止。

备用成方

【原文】

草窗痛泻方

治腹痛便泻不止。

白术　白芍　陈皮　防风

水煎服。久泻加升麻。

胃苓汤（一名对金饮子）

治中暑伤湿，腹痛泄泻。

猪苓　茯苓　白术　泽泻　肉桂　厚朴　苍术　陈皮　甘草

水煎服。如夹食者可加楂肉。

四神丸

治脾肾两虚久泻。

肉果霜　破故纸　五味子　吴萸

用生姜煮枣，取枣肉捣丸。

胃关煎

治脾肾虚寒作泻，甚至久泻，腹痛不止，冷痢等证。

大熟地　怀山药　淡干姜　吴萸　白扁豆　白术　炙甘草

水煎，食远服。

丰按：草窗痛泻方，主治木乘土位之泻；胃苓汤，主治湿气侵脾之泻；四神丸，胃关煎，主治脾肾虚寒之泻。如两关不调者，或弦有力者，是为土被木乘之象；濡缓而怠者，是为脾受湿侵之象；细小无力者，或两尺沉迟者，是为脾肾虚寒之象，总须辨脉审证而分治之。

姜茶饮

治寒热疟及赤白痢。

生姜　细茶叶

每味约三钱，浓煎服之。

丰按：此方乃东坡居士所制，虽平淡无奇，然用意颇妙。

生姜味辛而温，能解表也；茶叶甘苦微寒，能清里也。二味合用，喜无寒热之偏，功在和解，故能治疟耳。谚云：无痰不作疟，无食不成痢。考姜、茶之功，并能消痰消食，所以治疟犹兼治痢也。

香连丸

治下痢赤白，脓血相杂，里急后重。

木香　黄连

醋糊丸，米饮下。

芍药汤

治下痢脓血稠粘，腹痛后重。

芍药　归尾　黄芩　黄连　木香　槟榔　大黄　甘草　肉桂

水煎服。如痢不减，大黄可以加重。

丰按：此二方，可治初起之痢，而无外感最宜。若有寒热外感之见证者，便推人参败毒散为第一，历尝试之，屡治屡验，嘉言先生取名逆流挽舟之法，洵不谬也。

苍术地榆汤

治脾经受湿，痢疾下血。

苍术（泔浸，炒）　地榆（炒黑）

照常煎服。

人参樗皮散

治脏毒夹热下血，久痢脓血不止。

人参　樗根白皮（东引者，去粗皮，醋炙）

等分为末，米饮或酒调下。

丰按：地榆、樗皮，皆涩剂也，观其主治之证，并无里急后重之字样，其治久痢久虚者可知，但有一、二实证所彰，涩药便难孟浪。思古人立法，至精至妥，奈今人不察，随手用之，未有不杀人者也。

补中益气汤

治烦劳内伤，阳虚自汗，气虚不能摄血，久痢久疟。

人参　黄芪　白术　炙草　归身　陈皮　柴胡　升麻

加姜、枣，煎服。

真人养脏汤

治泻痢日久，虚寒脱肛。

人参　白术　当归　白芍　罂粟壳（蜜炙）　诃子（面裹，煨）　肉豆蔻（面裹，煨）　木香　炙甘草　肉桂

煎服。脏寒甚加附子，一方无当归。

肉苁蓉汤

治噤口痢，日久不愈，下焦累虚。

肉苁蓉（泡淡）　附子　人参　姜炭　当归　白芍（肉桂汤浸，炒）

水煎，缓缓服，胃稍开再服。

丰按：此三方，惟东垣补中益气独超，每遇脾气虚陷而作痢者，用之屡效。谦甫真人养脏，治气血两伤之久痢。鞠通肉苁蓉汤，治肝肾两虚之久痢，用之偶亦并效。但余气未清，正气未虚，皆不宜轻试。

【**提要**】本节列举古代医家治疗泄泻、痢疾12首成方，以备临证使用。

【**精解**】泄泻与痢疾临床辨证首辨虚实缓急。泄泻急泻多实，久泻多虚，治疗总以运脾祛湿为主。草窗痛泻方主治脾虚肝旺，肝木乘脾之泻；胃苓汤主治脾胃伤冷，湿气侵脾之泻；四神丸主治脾肾阳虚之久泻；胃关煎主治脾肾虚寒泄泻。痢疾暴痢多实，久痢多虚，其治疗初痢宜通，久痢宜涩，热痢宜清，寒痢宜温。姜茶饮主治寒热疟及赤白痢；香连丸、芍药汤主治初起无外感之痢；苍术地榆汤、人参樗皮散主治久虚久痢；补中益气汤主治脾虚气陷之痢；真人养脏汤主治气血两伤之久痢；肉苁蓉汤主治肝肾两虚之久痢。

临证治案

【原文】**飧泄误为食泻**

城南程某，平素略知医理，于立夏后一日，腹痛而泻，完谷不化，自疑日昨因饼所伤，又执治泻利小便之说，辄用五苓加消食之品，未效。来邀丰诊，诊得两关，一强一弱，气口之脉不紧。乃曰：非伤食也，是飧泄也，此因伏气致病，即《内经》所谓春伤于风，夏生飧泄之候。消食利湿，益使中虚，理当扶土泻木。即用理中汤加黄芩、白芍、煨葛、防风，连服三煎遂愈。

【**提要**】本节为雷氏纠正程某脾虚飧泄误为食泻而治，以扶土泻木取效之临证治案。

【精解】患者症见腹痛而泻，完谷不化，本已脾虚，又误为食泻，以五苓散加消食之品论治，使中气更伤。推飧泄致病之因，乃风邪也，木胜也，寒气也，脾虚也，伏气也。患者两关一强一弱，肝郁脾虚，故治以扶土泻木为法取效。

【原文】飧泄之病热补得瘳

羊城雷某，患泻无度，肌肉忽脱，脉象两关并弦。丰曰：未泻之先，腹必鸣痛，痛必便泻，泻必完谷。曰：然也。不知病在何经？曰：此肝风传脾，脾受其制，不能变化，《内经》名为飧泄，后贤称为胃风。见丰论证确切，即请撰方，乃用刘草窗痛泻要方，加吴萸、益智、煨葛、木香、荷叶为引。服一剂，未臻大效，再加参、芪、姜、附，方服一剂，遂得小效，继服忽全瘥矣。

【提要】本节为飧泄用刘草窗痛泻要方疗效不显，而雷氏加以辛热甘温之品热补得瘳之临证治案。

【精解】本案腹痛肠鸣，痛必便泻，泻必完谷，乃肝郁脾虚之候，故治以泻肝实脾，方用痛泻要方，加行气化湿之品，但未臻大效。患者患泻无度，又考虑阴损及阳，火不暖土者亦生泻，故再加温补之法，配入固本培元之品最终得愈。

【原文】洞泄之疴虚实兼治得效

若耶倪某，患泻不瘳，来延丰治。阅前方，乃批：暴注下迫，皆属于热，用芩、连、芦、葛等药，未获中机。脉之，神门小弱，余皆弦缓，舌色少荣，苔白而薄，直倾无度，腹痛溺黄。就二便而论，似属火泻；就脉舌而论，大为不然。思《内经》谓肾脉小甚为洞泄，明是先天素弱，伏气深陷之征；余部弦缓，腹痛频频，木乘土位之候；溺黄者，夹湿也。此证虚中兼实，当补先后二天，兼以平肝渗湿。病者素谙医理，闻言叹服。遂用於术、党参、菟丝、故纸、防风、白芍、泽泻、云苓、煨葛、木香，荷叶为引，一日一剂，连服五朝，痛泻并愈。

【提要】本节为洞泄虚实夹杂之证，以虚实兼治扶正祛邪而得效之临证治案。

【精解】本案脉象小弱，舌色少荣，但腹痛尿黄，舌脉象以虚象为主，但二便可见湿热之征。《黄帝内经》曰："春伤于风，夏生飧泄，邪气留连，乃为洞泄。盖因风木之邪，留连既久，木气克土，则仓廪不藏而为洞泄。"本病病机虚实夹杂，故治以补泻兼施，方中党参、白术等益气健脾，白芍养阴柔肝，泽泻、茯苓、木香等运脾渗湿，攻补兼施，标本兼治得愈。

【原文】**便泻刚逢经转**

云岫叶某之女，于长夏之令，忽发热便泻。前医用五苓散，略见中机，月事行来，加之归、芍，讵知其泻复甚，益加腹痛难禁，脉象右胜于左。此暑湿之邪，在乎气分，气机闭塞，不但邪不透化，抑且经被其阻。即以温化湿邪法加木香、香附、苏梗、延胡，连进三煎，经行泻止，身热亦退矣。

程曦曰：湿在气分，本当畅气以透湿，经事当期，最宜顺气以行经，理气之方，一举两得矣。

【**提要**】本节为暑湿便泻时逢月期来潮，以顺气行经之临证治案。

【**精解**】长夏之令，湿在气分，症见发热便泻，方用五苓散本为正治法。前医见患者月事行来，误加酸敛阴柔的当归、芍药，恋湿碍气，暑湿难化，经被其阻，反致腹泻加重，腹痛难禁，脉象右胜于左，乃肝旺乘脾之象。雷氏用温化湿邪法加木香、香附、苏梗、延胡索疏肝理气，行血顺气。三剂气顺湿透，经行泻止。此案示治湿在气分，当畅气以透湿。注意经事当期，最宜顺气以行经，理气之方，一举两得。

【原文】**伤食作泻**

槜李张某，年逾五旬，素来痰体，一日赴宴而归，腹痛而泻。邀丰诊之，右关独见弦紧，嗳气频作。乃曰：此属槃饦之邪，团结于中，脾气当升，不升而泻作，胃气宜降，失降而嗳频，当遵薛立斋治刘进士用六君加木香之法，更佐山楂、枳椇子。服二剂，腹痛已止，但泻未住。复诊，更加苍术、厚朴，再服二剂，方得全瘥。

【**提要**】本节为伤食作泻，以六君加木香、山楂、枳椇子、苍术、厚朴等取效之临证治案。

【**精解**】本案患者素来痰体，饮食积滞，脾为湿困，不能健运，阳明胃腑，失其消化，是以食积太仓，遂成便泻，浊气上逆则嗳气频作。以“通因通用”为原则，治以消食导滞之法。结合患者自身体质，兼用行气燥湿化痰之法，服之而愈。

【原文】**小产之后偶沾风痢**

豫章邓某之室，小产后计有一旬，偶沾风痢之疾，前医未曾细辨，以腹痛为瘀滞，以赤痢为肠红，乃用生化汤，加槐米、地榆、艾叶、黄芩等药，服下未效。来迎丰诊，脉之，两关俱弦，诘之，胎未堕之先，先有便泻，泻愈便血，腹内时疼，肛门作坠。丰曰：此风痢也，良由伏气而发。亦用生化汤除去桃仁，加芥炭、防风、木香、焦芍，败酱草为引，服二帖赤痢已瘳，依然转泻。思以立有云：痢是闭塞之象，泻是疏通之象。今痢转为泄泻，是闭塞转为疏通，系愈机也。照旧方除去防风、败酱，益以大腹、陈皮，继服二帖，诸恙屏去矣。

【**提要**】本节为小产后偶沾风痢，用生化汤去桃仁加荆芥炭、木香、焦白芍、大腹皮、陈皮等诸恙并去之临证治案。

【**精解**】本案初先有便泻，泻愈便血，腹痛在脐上下，脉之，两关俱弦，属木胜土亏之候。但患者为小产之后，瘀血阻滞，恶露不行，故仍以养血祛瘀为主要治法，加以风药以祛伏风。风痢既去，转为泄泻，加运脾化湿之品取效。

【原文】**风痢病一误再误**

城东孔某之子，放学归来，腹中作痛，下利清血，其父母疑为伤损，遂服草药，应效全无，始迎丰诊。脉象缓怠而小，右关独见弦强。丰曰：非伤损也，是属春伤于风，夏生肠澼之候也。肠澼虽古痢之名，然与秋痢治法有别，痢门成方，弗宜胶守。即用培中泻木法去炮姜，加黄连治之，服下未有进退。更医调治，便云血痢，所用皆是止涩之药，血虽减少，而腹痛尤增，甚则四肢厥冷。仍来商治于丰，诊其脉，往来迟滞，右关依旧弦强，此中土虚寒，被木所凌之象，总宜温补其脾，清平其肝，用暖培卑监法加黄连、川楝，服之腹痛顿止，手足渐温，惟下红未愈。照前法除去炮姜、益智、楝，加芥炭、木香、枯芩、艾叶，令尝五剂，喜中病机，复用补中益气，方获全安。

【**提要**】本节为风痢误治，病机为土虚木乘，以培中泻木法而取效之临证治案。

【**精解**】本案为风痢误治所致。《针经》云："此由春令之伏气，至夏而发，是属木胜，土亏之候"，患者中土虚寒，肝木乘土，宜温补其脾，清平其肝，治以培中泻木之法取效。本案之中，犹需重视医者个人判断的重要性，虽经多番变治，但凭脉诊之，患者脉象右关弦强不变，仍属土虚木乘之脉，雷氏以此为本立法加减施治，不难窥见其脉诊技术之精湛和作为医者的充足信心。

【原文】**赤痢亦有属寒，温补得愈**

古黔黄某之母，望六之年，忽患痢疾，曾延医治未应，始来邀丰。阅前医之方，系洁古芍药汤加减。询其痢状，腹痛即坠，坠则欲便，下痢皆赤。按其脉，右部缓怠而迟，左部细小而涩，舌无荣，苔白薄。丰曰：此脾土虚寒，寒湿窃据，阴络之血，得寒而凝，凝则气机不行，清气不升而陷，所以有腹痛后坠赤痢等证。即进补中益气加炮姜、附片，令服二帖，遂中病矣。后用皆参、芪、术、附为君，约半月而愈。

程曦曰：此案用姜、附、参、芪，以收全效，益信王海藏谓血为寒气所凝，用热药其血自止之训。今之医者，一见赤痢，非投凉血之方，即需清湿之药，尝见轻浅之病，误治转重者，众矣。

【**提要**】本节为脾土虚寒、寒湿壅盛伤及肠络，以补中益气汤加炮姜、附子等温补之品而遂中病的之临证治案。

【**精解**】本案因下痢皆赤，医者以湿热痢论治。但查患者舌脉，皆非热象。为脾胃虚寒，血行不畅，阻滞气机，气机不畅，清气不升而下陷，故见腹痛后坠而下赤痢。因此治以温补脾胃、益气升阳之法得愈。

【原文】**疟痢两作**

云岫钱某，忽因冒雨，当夜遂发寒热，头身并疼。吾衢土俗，怕有龌龊所染，即以揪刮当先，第三朝始延医治。医见寒热交作，遂以小柴胡汤加消食之品，不但未效，更增面浮痛痢，合家惊骇，来迓丰医。脉形浮缓兼弦，舌苔白泽，此风湿由表入里，疟痢两兼之候也。当用嘉言先生逆流挽舟之法，加木香、荷叶治之。服二剂，寒热顿除，痛痢并减矣。

【**提要**】本节为风湿由表入里，疟痢并作，以逆流挽舟之人参败毒散加木香、荷叶之临证治案。

【**精解**】本案患者寒热交作，小柴胡汤不效。为风湿之邪由表入里。治以逆流挽舟之法，疏散表邪，表气疏通，里滞亦除，其痢自止。清代医家喻嘉言根据人参败毒散治疗痢疾初起兼有表证的经验，以类比的方式提出“逆流挽舟法”，对于痢疾初起兼表证者，乃外邪从表而陷里，故应使陷里之邪还从表出而解，犹如逆流之中挽舟上行，实乃治痢一大法门，颇受后世医家赞赏。

【原文】**痢下纯血死证**

城中郑某，赴杭乡试，未入闱时，忽患痢疾，即归桑梓。遂延医疗，未获应手，始来商治于丰。脉之两尺俱虚，余皆濡数，形体尪羸，舌光如镜，眠食俱废，痢下纯血，泄出不禁。丰曰：此阴分被湿所伤，斯时利湿，益伤其阴，补阴恐碍乎湿。正踌躇间，其父出前医之方，阅之，乃补中兼涩。思其吃大瘾之烟，贪非分之色，其真阴未始不耗损者，前医补涩并用，似不冰炭。丰亦从本调治，勉以干地、阿胶，养其真阴；丹皮、白芍，清其血分；禹粮、赤石，止痢固脱；银花、甘草，养血解毒；生苡、茯苓，扶其脾而渗其湿；东参、荷叶，挽其正而升其清。方已写竣，谓其父曰：书谓下纯血者死，速当早访高明。后延他医治之，未及一旬而殁。

【**提要**】本节为痢下纯血，湿邪伤阴，真阴耗竭之死证之临证治案。

【**精解**】本案患者下痢纯血，两尺俱虚，余皆濡数，形体羸瘦，舌光如镜，为阴分被湿所伤，利湿伤其阴，滋阴则助湿。前医以补涩为法，则湿不可去。结合患者平日嗜吸食大烟、贪念非分之色，耗损真阴，阴虚生内热，故以滋阴清热为主，兼以渗湿、止痢、解毒等标本兼治。

【原文】**实热痢疾止涩太早，用下得瘥**

安徽苏某之侄，由远方来，途中感受暑热，即病烦热口渴，渴欲引饮。医谓阳暑，用白虎汤为君，服之热退，腹内转疼。更医治之，遂驳用凉之谬，谓凉则凝滞，将来必变为痢也。用平胃散加姜、附、吴萸，腹痛未除，果变为痢。其叔深信如神，复邀诊视，讵知乃医固执不化，询得病者不思谷食，遂称为噤口痢也。守原方益以石莲、诃子，服后痢虽减少，然腹痛益剧，叫号不已，一家惊惶无策，着人来迓于丰。其叔令阅前方，并述病状，按其脉，数大而强，舌苔黄燥，腹痛拒按，口渴喜凉。丰曰：令侄气血方刚之体，患此暑热夹食之痢，而成燥实之候，非攻下猛剂，不能望瘳。用生军、枳实、花粉、元明、黄连、荷叶，请服一煎，当夜遂下赤白夹杂，稠黏而臭，又得硬屎数枚，腹痛方定，神气疲倦，就枕即熟寐矣。次日用调中和剂，服十余帖而安。

【**提要**】本节为外感暑热夹食，误治成痢，用承气攻下得瘥之临证治案。

【**精解**】本案外感暑热夹食，误治成痢，并见脉数大而强，舌苔黄燥，腹痛拒按，口渴喜凉，可下之症悉俱，他医误投白虎汤虽能清热，却过于凉遏，以至冰封邪气于内，患者后又服石莲、诃子等药对症收涩，虽表见好转，殊不知里愈加重。雷氏审因辨治，望患者乃气血方刚之体，且为暑热夹食之症，体质与病邪均属实，故用攻下得愈。

【原文】**高年噤口痢疾**

城北李某，望八高年，素来矍铄，秋间忽患痢疾，即延医疗，药石无功。邀丰诊之，脉形小缓而怠，痢下赤白，呕逆频来，日内全不思食。丰曰：此脾胃虚弱，不能化湿消导，壅滞胃口，而成噤口痢也。即用六君佐以楂肉、藿香、石莲、仓米，黄土浆煎。服一剂呕逆已宁，仍不思食，登圊无度，痢不甚多，脉象相符，较昨乏力，明是脾气虚陷之象，倘见病治病，不顾其本，虚脱必难保也。改用补中益气去当归、柴胡，加煨葛、石莲、谷芽、仓米，令服一帖，中机再服。幸喜病药相投，觉思饮食，但发浮肿，举家惊惶，来邀复诊。脉转迟细而涩，舌淡苔白。丰曰：斯是脾虚发肿，非五皮淡渗等药所可用也，宜以附子理中汤加酒炒黄芪、生米仁二味。迭进五剂，浮肿渐消，痢疾亦减，仍率旧章，略为增损，调治匝月而愈。

【**提要**】本节为高年脾胃虚弱之噤口痢，以六君子汤、补中益气汤、附子理中汤等加减调治而愈之临证治案。

【**精解**】本案痢下赤白，呕逆频来，为脾胃虚弱，不能化湿消导，壅滞胃口，而成噤口痢，以六君子汤加山楂、藿香等益气健脾，化湿和胃，经治症状好转，唯乏力未解，明是脾气虚陷之象，故以补中益气汤加石莲、葛根等益气升阳，脾气健运则觉思饮食。随之脉转迟细而涩，舌淡苔白，但发浮肿，结合患者舌脉，考虑为脾虚发肿，以温补中焦、利水消肿调治而愈。

【原文】**痢久脾肾两虚**

城东郑某之母，患痢两月来，大势已衰，但频频虚坐，有时糟粕脓血相杂而下。合郡诸医，延之殆尽，仍邀丰诊。脉小而涩，两尺模糊。丰曰：凡治病有先后缓急，初起之时，邪势方盛，故用宣散消导之方，今牵延六十余朝，而脾肾并累亏损者，理当进暖补二天之法，弗谓丰前后之方，相去霄壤。乃用四君、四神加银花炭、炒陈米治之。服三剂，痢已减矣，惟两足加之浮肿，此必因湿从下注，再循旧法，加生薏苡、巴戟天，连尝五剂，逐渐而痊。

【**提要**】本节为痢久脾肾阳虚，用四君合四神加银花炭、炒陈米等温补脾肾之临证治案。

【**精解**】本案患者初起之时，糟粕脓血相杂而下，邪势方盛，急则治其标，故用宣散消导之方。但脉小而涩，两尺模糊，经曰："肾脉小甚为洞泄。"脾阳亏虚失于运化，肾阳亏虚失于闭藏，脾虚以补中为先，肾虚以固下为亟。方选四君子汤益气健脾，四神丸温肾散寒、涩肠止泻以为愈。

【原文】**休息痢误认肠风**

豫章罗某，痢后下红，淹绵数月。比余诊之，脉来弦小而涩，肛门虚坠，神倦懒餐，此余湿未罄，肝脾内伤，而成休息痢也。前医不辨，乃作肠风治之，投以槐角、地榆，焉望入彀。丰以银花、白芍，育血养肝；潞党、黄芪，补脾益气，薏苡渗其余湿，秦皮清其余痢，谷芽苏胃，荷叶升清。连进四五煎，赤痢渐少矣。后循旧法出入，约十余剂而瘳。

或问曰：曾见《准绳》论肠风，腹中有痛，所下清血纯血，与是痢相似，最易鱼目混珠，不识何以别之？答曰：极易别也，休息痢，因痢而起也；肠风病，因外风内客，随感随见也。

【**提要**】本节为休息痢肝脾两伤，用养肝健脾取效之临证治案。

【**精解**】本案患者痢后下红，脉来弦小而涩，肛门虚坠，神倦懒餐，因休息痢误治，止涩太早，余热未尽，久治不愈，肝脾内伤。故清肝脾之血，以金银花、白芍育血养肝；潞党参、黄芪补脾益气；薏苡仁渗其余湿；秦皮清其余痢；谷芽苏胃；荷叶升清。按法加减治之，当应手耳。

【原文】**阴虚之体患五色痢**

鄂渚佘某之甥，患痢两月余矣，憔悴不堪，夜不成寐，渴饮不食，脉数苔无，取观所下之痢，五色杂见。丰曰：此五色痢也，乃凶症耳。佘某颇谙医药，即告之曰：甥体素系阴亏，今痢久缠，真阴益加虚损，先生谓五色痢，究系温热未尽耶？抑亦真阴有损耶？丰曰：石顽有云：痢下五色，脓血稠黏，滑泄无度，多属阴虚。今此证分明久痢伤肾，下焦不摄，即先哲所谓阴虚痢是也。斯时即有湿证所彰，亦不能投之渗利。当用银花、生地、白芍、黄芩，四者均炒为炭，阿胶炒珠，山药炒黄，与陈皮、石莲，合为一剂，连尝三四服，遂中肯矣。登圊略减数遭，惟口渴寐少，脉转小数，欠力欠神，此气血津液，皆亏损也。照前方除去枯芩，加入东参、炙草、夜交藤，服数剂更为合拍。后用六味合四君为主，调治月余，始得痊可。

或问曰：先生谓五色痢，即阴虚痢也。尝见古书之中，不惟有阴虚痢之名，且有虚滑、食积、气滞、瘀血、蛲虫、虫疰等痢之名，今概而不论，毋乃太简乎？答曰：实虑其繁，故就其简，今既问及，姑略言之：盖虚滑痢，虚而滑脱，法当补涩。食积痢，因食所积，法当消导。气滞痢，因气所滞，法当调气。瘀血痢，因血所瘀，法当行血。蛲虫痢，因胃弱肠虚，细虫从谷道而出，法当杀虫。虫疰痢，因服金石汤丸，逼损真阴，痢下黑色，形如猪肝，为难治也。以上等病，聊述其概。其实风、寒、热、湿、噤口、水谷、休息、五色等痢为多，学人得能细玩，余痢无难治耳。又问曰：秋痢之证，致死者多，何谓无难？答曰：不犯死证者生也，犯者死也。曰：死证何？曰：下纯血者，如尘腐色者，如屋漏水者，厥逆冷汗者，呃逆不止者，身热不除者，噤口不食，药不能开者，骤然能食为除中者，皆死证也。又有如赤豆汁者，唇若涂朱者，大孔如竹筒注者，皆不可治也。又有如鱼脑者，如猪肝色者，身热脉大者，皆半生半死也。用药得法，间有生者，不可弃而不治也。

【**提要**】本节为素体阴虚，久痢伤阴，湿热伤及肠络而下痢五色之阴虚痢，用养阴止血，益气健脾而取效之临证治案。

【**精解**】本案患者患痢两月余矣，久痢伤阴，湿热未尽，熏蒸于肠，故见脉数苔无，痢下五色杂见，为阴虚夹湿之证。故用金银花、生地黄、白芍、黄芩，四者均炒为炭，阿胶炒珠以增强止血之功，兼以理气化痰、健脾燥湿之品。经治后患者症状好转，惟口渴寐少，脉转小数，欠力欠神，此气血津液，皆亏损也。故加东参、炙甘草、夜交藤等益气健脾、养血安神。后用六味合四君益气养阴，调治月余，始得痊可。

卷之四

夏伤于暑大意

本卷“夏伤于暑大意”共分伤暑、冒暑、中暑、暑风、暑温、暑咳、暑瘵、霍乱、痧气、秽浊、疰夏、热病、霉湿13个小节。

【原文】夏伤于暑者，谓季夏、小暑、大暑之令，伤于暑也。其时天暑地热，人在其中，感之皆称暑病。夫暑邪袭人，有伤暑、冒暑、中暑之分，且有暑风、暑温、暑咳、暑瘵之异。伤暑者，静而得之为伤阴暑，动而得之为伤阳暑。冒暑者，较伤暑为轻，不过邪冒肌表而已。中暑者，即中暍也，忽然卒倒，如中风状。暑风者，须臾昏倒，手足遂抽。暑温者，较阳暑略为轻可。暑咳者，暑热袭肺而咳逆。暑瘵者，暑热劫络而吐血。又有霍乱之证，因暑气夹风、寒、湿、食扰乱于中。痧气之证，因南方体弱，偶犯沙秽之气。秽浊之证，因暑气夹秽而袭人，即俗称为龌龊也。此皆季夏由暑气所伤之证也。更有春末夏初之疰夏，孟夏之热病，仲夏之霉湿，亦当论治。盖疰夏者，因时令之火为病。热病者，因冬时之伏气为病。霉湿者，入霉之后，梅雨淫淋，感其雨湿之气为病。斯三者，附论于兹，则夏令之病，皆全备矣。

【**提要**】本节概述夏季各种新感时病的分类。

【**精解**】本节提出了一些新感暑邪而引起的疾病，即夏季新感时病有伤于暑而发生的伤暑、冒暑、中暑、暑风、暑温、暑咳、暑瘵及与暑湿、暑热有关的霍乱、痧气、秽浊、疰夏、热病、霉湿13个病种，从而使暑病的分类较为精细。

【原文】**伤暑**

长夏伤暑[1]，有阴阳之别焉。夫阴暑之为病，因于天气炎蒸，纳凉于深堂大厦，大扇风车得之者，是静而得之之阴证也。其脉浮弦有力，或浮紧，头痛恶寒，身形拘急，肢节疼痛而心烦，肌肤大热而无汗。此为阴寒所逼，使周身阳气不得伸越，宜用辛温解表法减去防风，益以香薷、藿香治之。呕逆加茯苓、半夏，便泻加浓朴、木香。又有阳暑之病，缘于行旅长途，务农田野，烈日下逼得之者，是动而得之之阳证也。其脉浮洪有力，或洪数，面垢喘咳，壮热心烦，口渴欲饮，蒸蒸自汗。此为炎热所蒸，使周身中外皆热，宜以清凉涤暑法去扁豆、通草，加石膏、洋参治之。呕逆加竹茹、黄连，便泻加葛根、荷叶。更宜审其体实、体虚而药之，自无不当耳。

张介宾曰：阴暑证，或在于表，或在于里，惟富贵安逸之人多有之，总由恣情任性，不慎风寒所致也。阳暑证，惟辛苦劳役之人多有之，由乎触冒暑热，有势所不容已也。然暑热逼人者，畏而可避，可避则犯之者少；阴寒袭人者，快而莫知，莫知则犯之者多。故凡有病暑者，阳暑多不见，而阴暑居其八、九。今之人治暑者，但见发热头痛等证，则必曰此中暑也，而所用无非寒凉，其不达也亦甚矣。

江诚曰：介宾先生谓阴暑多于阳暑，最为确切。今人治暑不别阴阳，一见发热，遂投凉药，若此贸贸，则害人匪浅矣。

【注释】

[1] 伤暑：①指病名，因中暑热所致的病证，出自《素问·刺志论》；②指暑病之轻者；③指病因。

【提要】本节论述伤暑的证治。

【精解】雷氏把暑邪犯人分为伤、冒、中三类，本节所说的伤暑，是指感受暑邪较重者，但其中有阴暑、阳暑之别。阴暑为长夏季节，贪凉而病者，所谓“静而得之”，实际上即为内伤暑湿而外感寒邪之证；阳暑为烈日之下劳作而感受暑热之邪者，所谓“动而得之”。实际上即属通常所说的暑温病。

【原文】**冒暑**

冒暑[1]者，偶然感冒暑邪，较伤暑之证，稍为轻浅耳。夫暑热之邪，初冒于肌表者，即有头晕、寒热、汗出、咳嗽等证，宜以清凉涤暑法加杏仁、蒌壳治之。其证虽较伤暑为轻，然失治入里，此又不可以不知也。如入于肉分者，则周身烦躁，头胀体烧，或身如针刺，或有赤肿等证，宜以祛暑解毒法治之。如入于肠胃者，则有腹痛水泻，小便短赤，口渴欲饮，呕逆等证，宜以增损胃苓法佐黄连治之。然冒暑之证，虽谓为轻，亦必须防微杜渐耳。

【注释】

［1］冒暑：夏月感冒暑热湿邪，初起病在上焦手太阴肺经，症见寒热汗出、头晕咳嗽、舌苔薄而微腻等者称为冒暑。

【提要】本节论述冒暑的证治。

【精解】雷氏所论冒暑乃感受暑热之暑病轻证，初病略用表散即愈，但若失治则由表入里，即雷氏所言邪入肉分、邪入肠胃之类，分别予以祛暑解毒法、增损胃苓法佐黄连治之。但以张凤逵为代表的医家认为“冒暑入肠胃，腹痛恶心，呕泻。伏暑即冒暑，久而藏伏三焦肠胃之间”。但无论冒暑还是伏暑，均应防微杜渐，初起即清凉涤暑，防止病入胃肠。

【原文】**中暑**（即中暍［1］。附：暑厥［2］）

洁古曰：静而得之为中暑。东垣曰：避暑乘凉得之者，名曰中暑。其实二说皆是阴暑之证，而无中字情形，似不可以中暑名之。考中暑即系中暍，中暍之证，可以不必另分。盖中暑忽然而发，如矢石之中人也，不似伤暑初则寒热无汗，或壮热蒸汗之可比。是病忽然闷倒，昏不知人，躯热汗微，气喘不语，牙关微紧，亦或口开，状若中风，但无口眼㖞斜之别，其脉洪濡，或滑而数。缘其人不辞劳苦，赤日中行，酷暑之气，鼓动其痰，痰阻心包所致，宜清暑开痰法治之。如果手足厥冷，名曰暑厥，宜苏合香丸化开灌之，或以来复丹研末，白汤灌之，或以蒜水灌之，或剥蒜肉入鼻中，皆取其通窍也。俟其人事稍苏，继进却暑调元法为治。

【注释】

［1］中暍：出自《金匮要略》，指伤于暑热，与中暑义同。

［2］暑厥：指因卒中暑热之邪，暑热闭窍而突发神昏、四肢厥冷的病证。

【提要】本节论述中暑的证治。

【精解】雷氏提出中暑即中暍，其主要临床特点为忽然昏倒，多发于高温或烈日之下。但《金匮要略》中所说的中暍，是指感受暑邪而病，初起可见寒热、身重疼痛等表证，非见忽然昏倒，故与雷氏所说的中暍，并非同一病，也就是说，中暑并不等于中暍。文中又提出中暑如手足厥冷，可称为暑厥。至于本病的治疗，主以辛温芳香开窍，故用苏合香丸或来复丹、蒜等。古人对本病的治疗也多主张用辛温之法，而很少用凉开之剂。

【原文】**暑风**

暑风[1]之病，良由暑热极盛，金被火刑，木无所畏，则风从内而生，此与外感风邪之治法，相悬霄壤，若误汗之，变证百出矣。夫木既化乎风，而脾土未尝不受其所制者，是以卒然昏倒，四肢搐搦，内扰神舍，志识不清，脉多弦劲或洪大，或滑数。总当去时令之火，火去则金自清，而木自平，兼开郁闷之痰，痰开则神自安，而气自宁也，拟用清离定巽法佐以郁金、川贝治之。倘有角弓反张，牙关紧闭者，宜加犀角、羚羊；痰塞喉间有声者，宜加胆星、天竺；服药之后，依然昏愦者，宜加远志、菖蒲。然而证候至此，亦难治矣。

【注释】

[1] 暑风：又名暑痉，指暑热亢盛，引动肝风的病证。

【提要】本节论述暑风的证治。

【精解】文中强调暑风之风为暑热极盛而肝风内动，症见肢体抽搐，甚则角弓反张，与感受外风者完全不同。但古人也有把夏日感受风邪称为暑风者，如叶天士《临证指南医案》中就有此说，应予以区别。

【原文】**暑温**

考暑温[1]之证，较阳暑略为轻可。吴淮阴曰：温者热之渐，热乃温之极也。其名暑温，比暑热为轻者，不待言矣。在医者务宜留心慎药，弗使温盛成热耳。夫暑温之初病也，右脉胜于左部，或洪或数，舌苔微白，或黄而润，身热有汗，或口渴，或咳嗽，此邪在上焦气分，当用清凉涤暑法加杏仁、蒌壳治之。倘汗少而有微寒，或有头痛者，宜透肌肤之冒，于本法内去扁豆、瓜翠，加藿香、香薷治之。如口不渴者，乃兼湿也，加米仁、半夏治之。如舌苔黄燥，渴欲喜饮，宜清胃家之热，用凉解里热法治之。如舌苔光绛，伤于阴也，宜用清热保津法加西洋参、北沙参、元参治之。总当细究其因，或夹冒，或夹湿，或胃热，或阴伤，按证而分治之，未有不向愈者。

【注释】

[1] 暑温：指感受暑热病邪而引起的，发于夏季的一种急性外感热病。

【提要】本节论述暑温的证治。

【精解】暑温之名在吴鞠通《温病条辨》一书中已有记载，但雷氏所说的暑温与其概念并不相同，是指比暑热（如为病名，在本书中却无记载，疑即为后之热病）较轻的一种病证。其可涉及肺经，也可夹湿。从其所述来看，本节的暑温可以与后述的热病同属于通常所说的暑温。

【原文】**暑咳**

暑咳之为病，独在暑月也。良由暑热下逼，先伤乎上，夫五脏之位，惟肺最高，为诸脏之华盖，暑热袭之，肺经先病者，固无论矣。且暑中有火，肺体属金，火未有不克金者也。其脉濡滑而数，两寸有力而强，咳逆乏痰，即有亦少，或身热口渴，或胸闷胁痛，此皆暑热入肺之脉证也，宜用清宣金脏法加滑石、甘草治之。如痰多者，不因暑而因湿，不名咳而名嗽，不在肺而在脾，不用清而用温。果因痰而致嗽者，宜用加味二陈法治之。倘不细辨，以暑为湿，误用温药，扰动其络，络中血沸，而成吐血之疴，然则宜用却暑调元法去东参、半夏，加杏仁、花粉、旱莲、生地治之。大概总宜清暑保金，庶不至蔓延虚损耳。

【提要】本节论述暑咳的证治。

【精解】暑咳是夏暑之邪犯于肺经引起咳嗽的一类病证。之所以说是一类病证，是因为暑季咳嗽的原因不止有一种，其可以因暑邪夹风，或因暑邪夹湿，或因单纯暑热等邪侵犯肺经引起肺气失宣而致，所以治法也不完全相同，本节也列出了多种治法，各针对不同的病邪。

【原文】**暑瘵**

暑瘵[1]者，骤然吐血衄血，头目不清，烦热口渴，咳嗽气喘，脉象浮取则洪，中取则空，沉取复有。此因盛夏之月，相火用事，火烁肺金，复燃阳络，络血上溢所致。昧者以为痨瘵，殊不知火载血上，非真阴亏损而为虚痨者比也。当清暑热以保肺，清络热以止血。如初起体实者，宜以清宣金脏法加桔芩、黑栀治之。体弱者，宜以却暑调元法去石膏、半夏、粳米，加鲜地、鲜斛、鲜藕节治之。如未止，再加丹皮、旱莲草可也。虽非痨瘵之病，但失血后有潮热咳嗽之证，小数之脉，其阴分不亏亦亏，又当以甘咸养阴法治之。倘蹉跎失治，伤及真阴，遂难疗矣。

【注释】

[1] 暑瘵：指因感受暑热之邪而骤然咳嗽、咯血、衄血，状如痨瘵的病候。

【提要】本节论述暑瘵的证治。

【精解】暑瘵是由于暑热伤络而引起的衄血、吐血，但由于病位主要在肺，所以多见鼻衄、咳血、咯血。本节所列治法有多项，但如属肺热亢盛而影响及血分者，血热伤络，则应主以凉血，佐以宣畅肺气，但不宜宣发过度。

【原文】**霍乱**

霍乱之证，在夏秋为多，得之于风、寒、暑、热，饮食生冷之邪，杂糅交病于中，正不能堪，一任邪之挥霍撩乱，故令三焦混淆，清浊相干，乱于肠胃也。其证呕吐泻利，腹中大痛，脉多微涩，或沉而伏，或大而虚。其风甚者，则头痛寒热。寒甚者，则转筋厥冷。暑甚者，则大渴引饮。邪在上焦则吐多，下焦则泻多，中焦则吐泻俱甚。总宜治乱保安法加减主之，风甚加苏叶、橘红，寒甚加草蔻、木瓜，暑甚加芦根、竹茹，吐多加黄连、干姜，泻多加葛根、荷叶。倘吐泻不已，损伤中焦之气，以致阴阳间隔，手足厥冷，脉微欲绝，不多饮水者，无分风、寒、暑、热，急以挽正回阳法救之。若欲吐不吐，欲泻不泻，名曰干霍乱也，又名绞肠痧也，急用古方炒盐调童便，服之探吐则愈。若舌卷筋缩，卵阴入腹为难治。大率霍乱之脉，洪大而滑者生，微涩渐迟者死。

【**提要**】本节论述霍乱的证治。

【**精解**】霍乱是感受秽浊之气及饮食不洁等因素导致脾胃受损，三焦混淆，清浊相干，呈现急性、频繁剧烈吐泻等“挥霍撩乱”之貌的病症。临证一般将霍乱分为寒霍乱、热霍乱、干霍乱三型，而雷氏根据霍乱的病因病机、病位以及症状进行分类，涉及分型颇多，但辨证更为精准。在治疗上，雷氏以病势缓急为总则，缓则用乱保安法随证加减，急则以挽正回阳法救之，而治疗干霍乱采用简便之法，以炒盐调童便探吐。

【原文】**痧气**[1]

南方之人，体气不实，偶触粪土沙秽之气，即腹痛闷乱，名之曰痧，即沙字之讹也。盖痧在皮肤气分者，宜刮之；在肌肉血分者，宜刺之。此轻而浅者言也。若深重者胀塞肠胃，壅阻经络，直犯乎心，斯须莫救，刮刺无功，非药剂不能救也。须知痧无定脉，凡脉与证不应者，即为痧脉也。其见证不可不分：如风痧者，头疼自汗，腹痛肢麻；暑痧者，头晕汗多，吐泻腹痛；阴痧者，腹痛肢冷，即凉痧也；阳痧者，腹痛肢暖，即热痧也。又有肤隐红点，一如瘄疹，此痧在肌表，为红痧也；满身胀痛，且有黑斑，此痧毒在乎脏腑，为乌痧也；欲吐不吐，欲泻不泻，心腹大痛，为绞肠痧也。痧之为病，不尽六气所触，或因饥饱劳役，或因秽浊所犯，皆可成痧，总宜芳香化浊法治之。法内有半夏、藿香，慎勿信俗医为痧病中之禁药也。风痧加荆芥、防风；暑痧加滑石、木瓜；阴痧加豆蔻、砂仁；阳痧加连翘、栀子；红痧加牛蒡、薄荷；乌痧加槟榔、枳壳；闷痧加细辛、桔梗；绞肠痧加檀香、乌药。倘其势急不及进汤药者，先以痧疫回春丹治之。

【注释】

［1］痧气：又名痧胀，指因感受风寒暑湿之气，或因接触疫气、秽浊之邪，阻塞于内，出现腹痛闷乱的一种病证。

【提要】本节论述痧气的证治。

【精解】痧气所包括的疾病也有多种，如文中所述有风痧、暑痧、阴痧、阳痧、红痧、乌痧、绞肠痧等。文献中对痧气的治疗有许多记载，而雷氏以芳香化浊法统治之，再予随证加减。可以执简驭繁，但不免过于简单。临床上还应根据不同病证，参考有关文献灵活治疗。

【原文】**秽浊**

秽浊者，即俗称为龌龊也。是证多发于夏秋之间，良由天暑下逼，地湿上腾，暑湿交蒸，更兼秽浊之气，交混于内，人受之，由口鼻而入，直犯膜原。初起头痛而胀，胸脘痞闷，肤热有汗，频欲恶心，右脉滞钝者是也。然有暑湿之分，不可以不察也。如偏于暑者，舌苔黄色，口渴心烦，为暑秽[1]也；偏于湿者，苔白而腻，口不作渴，为湿秽也。均宜芳香化浊法治之，暑秽加滑石、甘草，湿秽加神曲、茅、苍。吾衢见秽浊之证，便禁药饵，惟以揪刮当先，殊不知禁滋腻呆滞之药，如地、归、沙参等味是也，芳香气分之品又何害乎？倘执禁药之说，每见其轻证转重，重证转危，误人性命，不可胜数，悲哉悲哉！

【注释】

［1］暑秽：俗名发痧，指夏季因暑湿秽浊之气而致猝然闷乱、烦躁的病证。

【提要】本节论述秽浊的证治。

【精解】秽浊之病多见于南方，每发于夏秋之交，究其性质不外湿热秽浊之气，但与一般湿温病有所不同。本节分为暑秽及湿秽，意在区分其热与湿之偏盛，但总的治疗不离芳香化浊法。本病与上文痧气所感病邪性质相似，但病情有缓急之别。至于民间用刮痧之法，对二者亦可取效。

【原文】疰夏

疰夏[1]者，每逢春夏之交，日长暴暖，忽然眩晕、头疼、身倦、脚软、体热食少、频欲呵欠、心烦自汗是也。盖缘三月属辰土，四月属巳火，五月属午火，火土交旺之候，金水未有不衰。夫金衰不能制木，木动则生内风，故有眩晕头疼。金为土之子，子虚则盗母气，脾神困顿，故有身倦足软，体热食少。又水衰者，不能上济乎心，故有频欲呵欠，心烦自汗等证。此皆时令之火为患，非春夏温热之为病也。蔓延失治，必成痨怯之根。宜以金水相生法治之。如眩晕甚者，加菊花、桑叶；头痛甚者，加佩兰、荷钱；疲倦身热，加潞党、川斛；心烦多汗，加浮麦、莲子。加减得法，奏效更捷耳。

【注释】

[1]疰夏，又名苦夏，是指因暑湿之气外侵，困阻脾胃，或暑热耗伤正气，脾失健运所致。

【提要】本节论述疰夏的证治。

【精解】疰夏以倦怠嗜卧、低热、纳差为主要临床特征的一种季节性疾病。该病名始见于元代朱震亨《丹溪心法·中暑》。雷氏详细地论述了本病的病因病机，指出本病多受时令之火，致金水受损、湿热困脾、气阴两虚而出现眩晕、头疼、身倦足软等症。认为“此皆时令之火为患”，此外未言具体治法，当根据病因病机，可予清热泻火、化湿和中之剂；痨怯或体弱者可予金水相生法治之。

【原文】热病

《金鉴》云：经曰：冬伤于寒，春必病温，至夏为热病。热病者，乃冬伤正令之微寒，未即病也。倪氏谓：交立夏以来，久伏之气，随时令之热而触发，故初病即发热汗出，口渴心烦，不恶寒而反恶热，脉来洪大之象，是为热病也。《医通》曰：邪非外来，故但热而不恶寒，热自内发，故口燥渴而多引饮，其邪既郁为热，不得复言为寒。合而观之，热病因伏气者了然，然较晚发更发于晚，比诸温更伏于深。初起之时，宜用清凉透邪法。热势不衰，继用清凉荡热法。倘有恶寒相兼，脉象举取浮紧，是有夏时暴寒所加，寒在外而热在里，先用辛温解表法，以透其外，外邪得透，再用清凉之剂，以荡其里热也。设无浮紧之脉，又无恶寒之证，误用辛温之方，耗伤津液者，宜用清热保津法加西洋参、石膏治之。倘或兼之恶风，微微汗出，脉象举取浮缓，此表有风邪所加，风在外而热在里，当用辛凉解表法，先解其外也。至于舌苔化燥，谵语昏狂，急用清凉荡热法加紫雪丹治之。发斑者，加黄连、栀子；发疹者，加荷叶、牛蒡。须知热病最易伤阴，当刻刻保阴为要，辛温劫液之剂，勿浪用也。

【提要】本节论述热病的证治。

【精解】热病之病名在《难经》中已有记载，一般认为即是暑病。而雷氏所说的热病，是指冬伤于寒，伏而至夏日，再感时令之邪而发病者。如热自里发，其热势较甚。但也有感受夏时寒邪而发者，其多属表寒里热，雷氏提出当先用辛温解表法，再用清里之剂，但实际上当表里同解，不可单用辛温之剂。特别是本节中雷氏提出“热病最易伤阴，当刻刻保阴为要，辛温劫液之剂，勿浪用也”，可谓对本节所论纠偏之语。

【原文】**霉湿**

霉湿之为病，在乎五月也。芒种之后，逢丙入霉，霉与梅通，其时梅熟黄落，乍雨乍晴，天之日下逼，地之湿上蒸，万物感其气则霉，人感其气则病。以其气从口鼻而入，即犯上中二焦，以致胸痞腹闷，身热有汗，时欲恶心，右脉极钝之象，舌苔白滑。以上皆霉湿之浊气，壅遏上中气分之证，非香燥之剂，不能破也。拟以芳香化浊法，俾其气机开畅，则上中之邪，不散而自解也。倘或连朝风雨，人冒之者，即患身痛腰疼，恶寒发热，此邪由太阳之表，而入于少阴之里，即《内经》所谓雨气通于肾也，宜乎表里两解，拟以二活同祛法。倘兼腹痛泄泻，再加煨葛、木香治之。

或问曰：湿土之令，始于大暑，终于白露。今论霉湿在乎芒种之后，夏至节中，斯时相火司令，不论火而论湿，得非矛盾乎？答曰：湿土之令，在于夏末秋前，盖按《内经》六气之主政也。然而土寄于四季之末，四时皆有湿病，总当因时制宜，不必拘于常例。即如春日阳和，夏日炎热，秋日燥烈，冬日温暖，何湿之有？惟其春雨潇潇，夏雨淋淋，秋雨霏霏，冬雨纷纷，人感之者，皆为湿病。今专论霉湿在乎五月，以其乍雨乍晴，湿中有热，热中有湿，与诸湿之病颇异，故列霉湿为一门。

【提要】本节论述霉湿的证治。

【精解】雷氏认为，霉湿之病每发于芒种之后，夏至节中，其时乍雨乍晴，天之日下逼，地之日上蒸，湿中有热，热中有湿，究其性质不外湿热之气，与一般湿温病初起症状相似，为霉湿之浊气壅遏上中气分之证，治疗不离芳香化浊法。

拟用诸法

【提要】综观雷氏本卷拟用治疗17法中，也多是在成方的基础上加减化裁而成。对伤暑之阴暑的治疗，用辛温解表法，以葱豉汤加减；而阳暑则用清凉涤暑法，以天水散化裁；冒暑用祛暑解毒法，以海藏消暑方和六一散变化；对于痰热闭阻而中暑者，用清暑开痰法，配合苏合香丸或来复丹；暑风用清离定巽法，是以羚角钩藤汤化裁而成；暑温用凉解里热法和清热保津法，以白虎汤或白虎加人参汤变化；暑湿用平胃散和五苓散加减；霍乱阴阳欲脱用挽正回阳法，该方是陶节庵回阳救急汤减陈皮、半夏、五味子而成；疰夏治用金水相生法，即千金生脉饮原方直接引用。这些成方是古代医家的临床经验，雷氏取之并加减化裁，使之更贴近临床实际。

【原文】辛温解表法　治春温初起，风寒寒疫，及阴暑秋凉等证。

防风（一钱五分）　桔梗（一钱五分）　杏仁（一钱五分，去皮尖，研）　广陈皮（一钱）　淡豆豉（三钱）

加葱白五寸煎。

是法也，以防风、桔梗，祛其在表之寒邪；杏子、陈皮，开其上中之气分；淡豉、葱白，即葱豉汤，乃《肘后》之良方，用代麻黄通治寒伤于表。表邪得解，即有伏气，亦冀其随解耳。

【医案举隅】

春温案

迟某，女，41岁，初中教师。1974年2月16日就诊。

［病史］患者素体尚健康。去年季冬，因学生统考，日间疲于辅导学生，寒夜忙于批改作业，遂感倦怠日渐。春节前“忙年”，疲劳甚。3日前感寒而发热恶寒，遂头痛，身痛，无汗，口渴，咳嗽，舌苔浮白，脉弦微紧。

［诊断］证属冬受微寒，伏于肌肤，来春复感外寒，触动伏气而发春温。

［治法］宜辛温解表之法。

［方药］予葱豉百花汤化裁：防风6g，桔梗6g，炒杏仁6g，陈皮6g，淡豆豉12g，葱白12g，炙紫菀10g，炙百部10g，炙款冬花10g。水煎服。

二诊（2月20日）：服药1剂，微汗出，遂发热恶寒，头痛身痛缓。续服2剂，发热恶寒，头身痛悉除，咳嗽微作，仍宗原意，续服3剂。

三诊（2月23日）：续服3剂，诸症悉除。

柳少逸. 柳吉忱诊籍纂论［M］. 北京：中国中医药出版社，2016.

按语：辛温解表法是以葱豉汤加防风、桔梗、杏仁、陈皮而成，原为针对风寒、寒疫及阴暑秋凉而设。本案患者发病于冬春之际，因季冬操劳过度，耗神伤精，故而冬伤于寒，冬不藏精，春致温病。故以雷丰辛温解表法，以防风、桔梗解表祛寒，杏仁、陈皮开上中焦气分，淡豆豉、葱白辛温解表，因其兼咳嗽，故合入紫菀百花汤（紫菀、百部、款冬花），以三药皆辛温，入肺经气分，兼入血分，开泄肺郁而止咳。辨证谨慎，方对药效，而收卓效。

【原文】**清凉涤暑法**　治暑温暑热，暑泻秋暑。

滑石（三钱，水飞）　生甘草（八分）　青蒿（一钱五分）　白扁豆（一钱）　连翘（三钱，去心）　白茯苓（三钱）　通草（一钱）

加西瓜翠衣一片入煎。

滑石、甘草，即河间之天水散，以涤其暑热也。恐其力之不及，故加蒿、扁、瓜衣以清暑；又恐其干犯乎心，更佐连翘以清心。夫小暑之节，在乎相火之后，大暑之令，在乎湿土之先，故先贤所谓暑不离湿也，兼用通、苓，意在渗湿耳。

【医案举隅】

伤暑案

袁某，男，2岁半。1986年6月23日初诊。

［病史］患儿前日始病，因玩热去衣，当风受凉所致。初起头痛，夜卧烦躁无眠，口干渴思冷饮，尿少汗多，纳呆食减。舌边尖红赤，苔薄白，脉细数，指纹红。

［诊断］辨证为外感暑热。

［治法］予清热涤暑法。

［方药］处雷氏清凉涤暑法加味：青蒿6g，扁豆15g，连翘6g，茯苓10g，木通6g，滑石15g，京玄参6g，麦冬6g，五味子6g，西瓜翠衣一大片，甘草2g。服上方2剂，诸症自愈。

李幼昌. 李幼昌临床经验选集［M］. 昆明：云南科技出版社，1993.

按语：清凉涤暑法是以六一散加青蒿、白扁豆、连翘、茯苓、通草、西瓜翠衣而成，原为针对暑泻而设。本案病起6月下旬，正值南方天暑地热，临床已俱“后夏至日者为病暑”的特征，外感暑热故见头痛、烦躁、口干、舌尖红等症，夏月火土司令，暑湿合邪，故见纳呆食减等症，故以雷氏清凉涤暑法加味，从三焦而治，上以连翘、青蒿、西瓜翠衣辛凉涤暑，轻清透热；下以茯苓、木通、滑石淡渗利水，使热外泄；中以扁豆、玄参、麦冬益胃生津；而五味子上能敛肺气、下可滋肾阴；甘草调和诸药，全方共奏清热涤暑、养阴生津之功，两剂而诸症自愈。

【原文】**祛暑解毒法** 治暑毒烦热赤肿，身如针刺。

茯苓（三钱） 制半夏（一钱五分） 滑石（三钱，水飞） 粉甘草（五分） 参叶（六分） 黄连（八分） 银花（三钱） 连翘（三钱，去心）

加绿豆衣三钱，煎服。

凡暑热成毒者，此法最宜。苓、夏偕甘，即海藏消暑方也。滑石偕甘，即河间清暑方也。更佐参叶以却暑，黄连以清心，银翘、绿豆以解毒也。

【医案举隅】

暑湿蕴毒案

林某，男，34岁。2009年9月26日初诊。

[病史]患者于5个月前体检时发现尿检异常（蛋白质2+，隐血2+），遂就诊于某三甲医院肾内科，期间行肾脏穿刺，2009年5月7日病理结果提示："IgA肾病；病理类型：轻度系膜增生型。"遂给予激素及免疫抑制治疗，症状无明显好转，后自行出院。刻下：神疲乏力，汗多，遇劳加重，双下肢踝部轻度浮肿，满月脸，上半身布满红色皮疹，无瘙痒，抚之碍手，纳可，夜寐安，小便泡沫多，大便调，舌红、苔白厚腻，脉滑数。2009年9月25日尿常规检查示："蛋白质2+，隐血2+，红细胞5.9个/μl，红细胞11个/hp。"

[诊断]慢性肾风病。辨证属外感暑湿，燥热化毒证。

[方药]方予六和汤加减：藿香6g，厚朴花6g，陈皮6g，茯苓15g，杏仁6g，六一散15g，鱼腥草15g，龙舌草15g，党参15g，黄芪12g，防风6g，车前草15g。14剂，日1剂，水煎服，分2次服用。

二诊：症状好转，仍伴疲乏，汗多，登楼梯后感双下肢酸软，腰酸，纳寐可，大便日行1~3次，小便较前增多。舌尖红，白厚脉滑。生化检查提示："血清白蛋白34.1g/L，血尿素氮9.43mmol/L，尿酸536μmol/L。"

[方药]予守方加地骨皮6g、石莲子15g，继续服用。并嘱患者门诊随诊。1年后患者来诉尿常规已转阴。

俞跃，阮诗玮．暑月肾病治验三则[J]．中医药通报，2017，16（4）：53–54；72.

按语：祛暑解毒法是以海藏消暑方合六一散加参叶、黄连、金银花、连翘、绿豆衣而成，针对治暑热成毒而设。本案患者素有慢性肾脏病病史，正气本虚，因服用激素等阳热药品后内生燥热，恰逢暑月，又感暑湿，暑湿与燥热内外合邪，致病情愈演愈烈。暑伤气津，故见神疲乏力，汗多，遇劳加重；脾为湿困，水湿内停，故见双下肢轻度浮肿；脾虚精微不固，故而溲中泡沫、蛋白尿、血尿；舌脉所见是燥热内蕴，外感暑湿之征。故治当清暑化湿，清热解毒，予六和汤加减。藿香、厚朴花、陈皮芳香醒脾，散暑化湿；茯苓、杏仁、六一散、车前草通调水道，清热利湿；鱼腥草及龙舌草清热化湿解毒；暑伤胃气，故加入参芪、防风以益气升阳。经治后，患者病情改善，效不更方继续服用。

【原文】**增损胃苓法**　治暑湿内袭，腹痛水泻，小便热赤。

苍术（一钱，米泔炒）　厚朴（一钱，姜汁炒）　广陈皮（一钱五分）　猪苓（一钱五分）　白茯苓（三钱）　泽泻（一钱五分）　滑石（三钱，水飞）　藿香（一钱五分）

水煎，温服。

苍朴、陈皮以化湿，即平胃散损甘草也。二苓、泽泻以利湿，即五苓散损桂、术也。增滑石清暑渗湿，增藿香止泻和中。凡因暑湿而致泻者，是法最为拍合耳。

【医案举隅】

暑湿泄泻案

刘某，男，8个半月。1992年8月12日初诊。

［病史］患者腹泻初呈黄色黏液样便，继之呈水样便，日便20次，伴发热呕吐已3日。生化检查提示：大便镜检脓球++++。已用庆大霉素、氨苄西林、复方新诺明等药无效。乃延余诊治，查体：体温38.8℃，患儿精神萎靡，舌质暗红少津，苔微黄而厚，指纹紫红达气关，皮肤弹性差，腹胀，四肢末稍凉。

［诊断］证属暑湿泻泄，湿热困脾，气阴两虚。

［治法］治以清热利湿，益气养阴。

［方药］方拟平胃散加减：苍术、白术各6g，厚朴5g，陈皮5g，二花6g，猪苓10g，半夏4g，附子12g，生姜2g，石斛10g，太子参12g。加水300ml，煎取150ml，频频喂服，一日1剂。

二诊：服2剂后体温降至37℃以下，大便次数减至5~8次、呕吐止，四肢转温。

［方药］以上方去半夏、附子，加炒薏苡仁10g、炒山药10g、莲子10g、陈皮2g。

三诊：继服2剂后，大便已正常，精神已佳。

［方药］再以太子参 10g、石斛 10g、白扁豆 6g、陈皮 4g、山药 6g、莲子 5g、大枣 4 枚、茯苓 5g、甘草 4g 健脾养阴，巩固治疗 3 日，患儿精神好。大便镜检无致病菌及脓球，次数亦正常。

张兴堂．平胃散加减治疗夏秋小儿腹泻 60 例的临床体会［J］．河南中医药学刊，1995（5）：42-43.

按语：增损胃苓法是以平胃散去甘草合五苓散去桂、术，再加滑石、藿香而成，针对暑湿泄泻而设。本案患儿为暑湿泻泄，湿热困脾，气阴两虚，故见腹泻次数多，呈黄色黏液样便，继之呈水样便，发热呕吐等症，故治以清热利湿，益气养阴，平胃散加减。方中附子温阳利水；藿香、佩兰、车前子、泽泻芳化渗利水湿；生姜、半夏和胃降逆，则呕吐自止；石斛、太子参益气养阴；苍术燥湿运脾；厚朴除湿散满；陈皮理气化滞；甘草调和脾胃；诸药配合，使湿滞得化、脾运复常，泄泻自除。

【原文】**清暑开痰法**　治中暑神昏不语，身热汗微，气喘等证。

黄连（一钱二分）　香薷（一钱）　扁豆衣（三钱）　厚朴（一钱，姜汁炒）　杏仁（二钱，去皮尖研）　陈皮（一钱五分）　制半夏（一钱五分）　益元散（三钱，入煎）

加荷叶梗七寸为引。汗多除去香薷。

连、薷、扁、朴，清热祛暑；杏仁、陈、夏，顺气开痰；益元散，清暑宁心；荷叶梗，透邪宣窍。

【医案举隅】

中暑神昏案

汪某，男，5 岁。1979 年 8 月 4 日初诊。

［病史］患儿发热（体温 38.5℃左右）3 天，伴昏睡、颈项强，呕吐。诊为乙型脑炎入院。经用西药 3 天症状未减，而邀中医会诊。刻诊：患儿身热不扬，微似有汗，昏睡，呕吐，腹胀，舌质正常，苔白腻滑润，脉濡数。

［诊断］时值阴雨连绵，暑湿为患。

［方药］杏仁 6g、佩兰 6g、大腹皮 6g、郁金 6g、薏苡仁 9g、竹叶 9g、连翘 9g、六一散 9g、薄荷 4.5g、厚朴 4.5g、石菖蒲 4.5g、白蔻仁 1.5g。2 剂，每剂水煎 2 次，少量多次喂下。

二诊（8 月 8 日）：热略下降，大便周余未解，小便欠畅，腹胀甚，湿热之邪阻遏气机，兼有腑气不通之象。

［方药］原方加大黄 4.5g，2 剂。

三诊（8 月 10 日）：大便通，腹胀减，热降至 37.5℃，思睡，溲少，苔薄白腻。湿热弥漫，清浊不分。

［方药］用茯苓皮汤加味，2剂。

四诊（8月12日）：溲畅热退，神清，纳少许稀饭，病退神复。

［方药］原方减其制继进2剂，尽剂而病愈出院。

沈开金．68例小儿乙型脑炎辨治小结［J］．安徽中医学院学报，1997（6）：50–51．

按语：清暑开痰法是以新加香薷饮合二陈汤，加杏仁、黄连、荷叶而成，原为针对中暑神昏而设。本案神昏，为暑热夹湿，湿热痰浊，蒙闭清窍所致。观其舌苔白腻润滑而知。选用清暑开痰，芳香化湿开窍法。方中杏仁、佩兰、薄荷、石菖蒲清热祛暑、行气化湿，大腹皮、竹叶、郁金清热利水，薏苡仁渗湿健脾，厚朴、白蔻仁健脾祛湿，六一散清暑宁心。

【原文】**却暑调元法**　治暑热盛极，元气受伤。

石膏（四钱，煨）　滑石（三钱，水飞）　白茯苓（三钱）　制半夏（一钱）　东洋人参（二钱，或用西洋人参）　麦门冬（二钱，去心）　粉甘草（六分）

加粳米一撮为引。

石膏、滑石，却暑泻火为君；茯苓、半夏，消暑调中为臣；暑热刑金，故以人参、麦冬保肺为佐，暑热伤气，故以甘草、粳米调元为使。

【医案举隅】

一、暑证热重案

严某某，男，32岁，工人。1964年7月8日初诊。

［病史］患者来我所就诊，发热已二日、头痛甚剧、面微赤、口渴引饮、胸脘烦闷、呼吸气粗、时作呻吟，神志不宁，肌肤热甚，有汗、微恶寒。大便二日未解，小便短赤，苔淡黄而干、脉象弦数。

［诊断］中暑（暑证热重）。

［方药］生石膏、知母、竹叶、青蒿、黄芩、连翘、山栀、麦冬、滑石、甘草、西瓜翠衣。一剂。

二诊（7月9日）：热已大减、惟仍作头昏、神思不振，大便未解、小溲短黄。

［方药］乃于前方改用：玄参、麦冬、细生地黄、滑石、竹叶、甘草、青蒿、黄芩、山栀、瓜蒌仁。一剂而解。

韩慕康．73例暑病的治疗体会［J］．江苏中医，1965（9）：19–21．

按语：却暑调元法是以白虎汤加人参汤加减，加滑石、茯苓、半夏、麦门冬而成，针对暑热盛极伤阴而设。本案是暑证热重，热伤津液，治宜清热祛暑，滋阴生津。一诊方中石膏性寒，能清热祛暑，除烦止渴；滑石清解暑热，通利水道；竹叶甘平，生津利尿；青蒿、黄芩、连翘、山栀子清热除烦解暑；麦冬、知母生津止渴以滋阴；西瓜翠衣善清暑热，能解烦渴；甘草一可益气补中，二可制约诸药寒性，调和诸药。二诊热已大减，故用药以玄参、麦冬、生地黄等滋阴为主，兼以滑石、竹叶等清热。

二、发热案

刘某，男，60岁。2002年8月28日初诊。

[病史] 因感冒发热已输液（葡萄糖、头孢曲松钠等）2天，症状不减。头痛，头晕，周身疼痛。咽稍充血，有不适感，无咳嗽，测体温38.1℃，血压97.5/75mmHg，舌淡苔白厚而干，脉弦略数。

[方药] 生石膏30g、板蓝根30g、党参10g、麦冬10g、滑石（包）10g、菊花10g、甘草6g、粳米少许。服药2剂，热退症减。

金淑琴. 雷丰诸法（诸方）杂病治验[J]. 山东中医杂志，2003（4）：247-248.

按语：方中石膏性寒，能解肌表之热，除烦止渴；滑石甘淡性寒，体滑质重，清解暑热，通利水道；石膏、滑石相配，清暑泄热之力佳；板蓝根、菊花疏风清热；因暑热耗气伤阴，配党参、麦冬益气养阴清热；粳米益气生津；甘草益气补中，制约石膏、滑石的寒凉之性且能调和诸药。全方配伍有祛暑利湿、益气养阴之效。

【原文】**清离定巽法**　治昏倒抽搐，热极生风之证。

连翘（三钱，去心）　竹叶（一钱五分）　细生地（四钱）　元参（三钱）　甘菊花（一钱）　冬桑叶（三钱）　钩藤钩（四钱）　宣木瓜（一钱）

井华水煎服。

此法治热极生风之证，故用连翘、竹叶，以清其热；热甚必伤阴，故用细地、元参，以保其阴；菊花、桑叶，平其木而定肝风；钩藤、木瓜，舒其筋而宁抽搐。大易以离为火，以巽为风，今曰清离定巽，即清火定风之谓也。

【医案举隅】

一、暑热热极生风案

刘某，男，8岁。

[病史] 发热3天，伴头痛，呕吐半天入院。患儿于3天前突然发热，咽

痛不适。经当地卫生院注射青霉素等2天无效。体温升高，烦躁不安，继而出现头痛、呕吐。入院时高热，头痛，呕吐1次，口渴，时有嗜睡。大便3天未解。体温40.4℃，心率116次/分，呼吸频率32次/分，血压90/55mmHg。急性重病容，咽红，胸腹、心肺、肝脾无异常。瞳孔对光反射迟缓。巴宾斯基征+，颈项有抵抗感，四肢张力增高，血常规：白细胞数$18 \times 10^9/L$，中性粒细胞0.80。脑脊液：细胞数$0.25 \times 10^9/L$，以多核细胞为主，血糖、蛋白质、氯化物正常。其他未见异常。

[诊断] 西医诊断为乙型脑炎。中医辨为暑温。暑热留恋气分，有入营之势，动风之象。

[治法] 急用酒精擦浴、湿热敷、冰敷交替进行。猪胆汁灌肠。中药大剂清热透气，通腑泄热，防止暑热入营，引动肝风。

[方药] 生石膏90g（先煎）、知母10g、七叶一枝花10g、金银花10g、贯众10g、紫草10g、僵蚕10g、连翘10g、芦根15g、大青叶15g、龙胆草9g、丹参9g、大黄6g（后下）、生地黄12g、钩藤12g。水煎，日服2剂。

二诊：经上述处理后，翌日体温开始下降（39.0℃），大便解，呕吐1次，继以3种物理降温措施交替进行。猪胆汁保留灌肠。

[方药] 原方加羚羊角粉（冲）4g。日进2剂。

三诊：体温继续下降（38.4℃）。头痛止，颈项抵抗感消失，四肢张力基本正常。撤去物理降温措施和猪胆汁泄肠。

[方药] 原方中生石膏减为30g、龙胆草减为4.5g，不用羚羊角粉。日进1剂，连服2剂。

四诊：体温恢复正常，症状消失，脑膜刺激征阴性。血常规：白细胞数$9.5 \times 10^9/L$，中性粒细胞0.64。

[方药] 用竹叶石膏汤加沙参、石斛、僵蚕、生地黄、麦芽、玄参。服2剂，以清余热养阴。症状完全消失，脉舌正常，无后遗症，痊愈出院。

肖森茂，彭永开. 邹鑫和治乙脑经验琐谈[J]. 新中医，1992（12）：7-9.

按语：清离定巽法是以连翘、竹叶、细生地黄、玄参、甘菊花、冬桑叶、钩藤、宣木瓜而成，原为针对热极生风而设。本案因暑热留恋气分，有入营动气之变，治当清热透气，防止暑热入营，引动肝风；石膏性寒，能解清热祛暑；金银花、连翘合用，有透营转气之功；僵蚕有疏散风热之功；七叶一枝花味苦微寒，有清热解毒、息风定惊之功；龙胆苦、寒，入肝、胆经，泻肝胆火，更和钩藤有平息肝风之效；芦根、知母、生地黄清热生津、止渴除烦；贯众、大青叶、紫草、丹参、大黄清热解毒、凉血止血。二诊加羚羊角粉，提高疏风清热、平息肝阳之功，故体温下降。三诊继续巩固疗效，四诊则用竹叶石膏汤加沙参、石斛等滋阴生津之品，以清余热兼以养阴。

二、舌麻颤动案

杨某，男，53岁。1979年4月12日初诊。

［病史］患者舌麻近百日，时感灼痛，经服B族维生素及降压药鲜效。诊见舌体麻木，伸时颤动、尖红，苔薄黄、脉弦，伴口渴乏味、心烦鼻燥，眩晕寐难，腰膝酸软，便干溲黄等，血压160/96mmHg。

［诊断］证属肝肾阴虚，心火上炎，将有内风欲动之征。

［治法］治宜滋阴养血，清火定风。

［方药］生地黄20g，钩藤、白芍、麦冬各15g，玄参、竹叶、连翘、桑叶、菊花、枸杞、天麻各10g，莲子心3g，3剂，水煎服。

服药后舌麻减半，他恙亦缓，原方继服5剂，诸症遂复如初，血压亦降至正常。

马继松，田爱华，承选生，等．承忠委老师运用清离定巽法的经验［J］．吉林中医药，1989（4）：8–10.

按语：本案患者舌麻颤动系阴虚风动所致，故以清离定巽法去木瓜（恐辛酸温更耗阴敛涩，合入麦冬与生地黄、玄参组成增液汤，正可滋阴救焚），方中白芍、枸杞养血柔肝，酸甘化阴，佐以钩藤、天麻息风平颤，竹叶、连翘、桑叶、菊花质地轻清，上达头面，清热除烦。尤妙者，宗“舌为心之苗窍”，独取一味莲子心，清泻心火，引药归经。

【原文】**凉解里热法**　治温热内炽，外无风寒，及暑热冬温之证。

鲜芦根（五钱）　大豆卷（三钱）　天花粉（二钱）　生石膏（四钱）　生甘草（六分）

新汲水煎服。

温热之邪，初入于胃者，宜此法也。盖胃为阳土，得凉则安。故以芦根为君，其味甘，其性凉，其中空，不但能去胃中之热，抑且能透肌表之邪，诚凉而不滞之妙品，大胜寻常寒药；佐豆卷之甘平，花粉之甘凉，并能清胃除热；更佐石膏，凉而不苦，甘草泻而能和，景岳名为玉泉饮，以其治阳明胃热有功。凡寒凉之药，每多败胃，惟此法则不然。

【医案举隅】

暑温夹湿案

毛某，男，2岁。1975年7月15日初诊。

［病史］患儿发热 5 天，经中西医治疗病情未见好转。现症：壮热（体温 39.5℃），无汗，口渴，躁扰不安，大便略稀、日二次，小便黄。舌质红、苔黄滑，脉滑数，指纹紫红。

［诊断］证属暑温夹湿，侵犯卫气。

［治法］治宜祛暑清热、解表除湿。

［方药］用凉解里热法加味：生石膏、芦根各 12g，大豆卷、天花粉、六一散各 6g，薄荷、青蒿各 3g，佩兰 4.5g。服 1 剂热减（体温 38.2℃），2 剂热退。

彭述宪.《时病论》凉解里热法的临床运用［J］. 安徽中医学院学报，1993（3）：35-36.

按语：凉解里热法是由玉泉散加鲜芦根、豆卷、天花粉而成，原为针对温热内炽而设。本案患者为暑湿感冒。感时时值盛夏，暑热偏盛，暑多夹湿，暑湿外侵，邪遏卫表，内传阳明，气分热炽，表里同病。故以雷氏凉解里热法加味，方中以青蒿、芦根清热生津，透邪外出；生石膏、天花粉清热生津；大豆卷清热解暑，分利湿热；薄荷轻清解表；佩兰祛暑化湿；六一散涤暑利湿，使暑去湿化、表解里清，则病自愈；共奏清热生津、透达肌表之功。

【原文】**清热保津法**　治温热有汗，风热化火，热病伤津，温疟舌苔变黑。

连翘（三钱，去心）　天花粉（二钱）　鲜石斛（三钱）　鲜生地（四钱）　麦冬（四钱，去心）　参叶（八分）

水煎服。

此治温热有汗之主方。汗多者，因于里热熏蒸，恐其伤津损液，故用连翘、花粉，清其上中之热；鲜斛、鲜地，保其中下之阴；麦冬退热除烦；参叶生津降火。

【医案举隅】

温病案

右。身灼热，口大渴，咳嗽烦闷，俨如梦语，脉弦数，干呕。此热灼及肺胃，风火内旋也。以泄热和阴主治。

羚羊角（二钱）　鲜石斛（二钱）　浙贝母（一钱五分）　炙知母（一钱）　天花粉（一钱五分）　二青竹茹（一钱）　连翘（一钱五分）　黑山栀（一钱五分）　枇杷叶（二钱）

叶熙钧. 东山别墅医案［M］. 合肥：安徽科学技术出版社，1995.

按语：清热保津法是以银翘散合白虎汤化裁而成，针对温热病伤津而设。

本案患者温病邪热由上焦传入中焦气分，热灼肺胃，热盛伤津，出现身灼热、口大渴、咳嗽烦闷、脉弦数、干呕等症状，急宜辛凉重剂治疗，以达清热祛邪，保护津液的目的，如用羚羊角、天花粉、黑山栀等，同时予以鲜石斛、炙知母滋养阴液固本。本案虽为温热病伤津为主，但患者咳嗽烦闷，俨如梦语，显然有痰热内蕴之象，佐以浙贝母、竹茹、枇杷叶连翘清热化痰、宽胸理气止咳。

【原文】**清宣金脏法** 治热烁肺金，咳逆胸闷，身体发热。

牛蒡子（一钱五分） 川贝母（二钱，去心） 马兜铃（一钱） 杏仁（二钱，去皮尖，研） 陈瓜蒌壳（三钱） 桔梗（一钱五分） 冬桑叶（三钱）

加枇杷叶三钱，去毛，蜜炙，为引。

夏日炎暑，火旺克金，宜乎清热宣气，保其金脏。法中蒡、贝、兜铃，清其肺热；杏、蒌、桔梗，宣其肺气。夫人身之气，肝从左升，肺从右降，今肺被暑热所烁，而无降气之能，反上逆而为咳矣。故佐桑叶以平其肝，弗令左升太过；杷叶以降其肺，俾其右降自然。升降如常，则咳逆自安谧矣。

【医案举隅】

咳嗽案

欧某某，男，32岁。1995年4月19日初诊。

［病史］患者咳嗽1周，痰黄而黏稠，咯吐不爽，量多，口干，吹风后咳甚，伴发热，畏冷，汗出，大便秘结，舌质红，苔薄黄，脉弦数。胸透提示：肺纹理增粗。

［诊断］辨证属风热犯肺，肺失清肃，营卫失和。

［治法］治宜清宣金脏法。

［方药］桑叶9g，枇杷叶9g，杏仁9g，瓜蒌24g，浙贝母9g，牛蒡子9g，马兜铃9g，桔梗6g，金银花9g，连翘9g，鱼腥草24g，薄荷6g，水煎服，每日1剂。

二诊：3剂后，咳嗽顿减，痰易咯出，发热已退，大便通畅。但仍微恶风，口干，自汗，考虑卫外不固。

［方药］上方稍加调整，加防风6g、白术9g、生黄芪12g，再进3剂，诸症悉愈。

郑峰．沈宗国运用“清宣金脏法”治疗外感咳嗽经验［J］．福建中医药，1996（6）：10.

按语：清宣金脏法是以牛蒡子、川贝母、马兜铃、杏仁、陈瓜蒌壳、桔梗、冬桑叶、枇杷叶而成，原为针对热烁肺金而设。本案因风热犯肺，肺失清肃，营卫失和而见咳嗽、发热、痰黄黏稠、咯吐不爽、口干等证，治当疏散风热，降气止咳，以“清宣金脏法”。方中桑叶、金银花、牛蒡子、马兜铃、薄荷等疏风散热，贝母、杏仁、枇杷叶宣肺止咳，瓜蒌、连翘、桔梗清热祛痰，鱼腥草清热解毒，服3剂后仍微恶风、口干、自汗等卫外不固之象，故加以玉屏风散益气固表。

【原文】**加味二陈法**　治痰多作嗽，口不作渴。

白茯苓（三钱）　陈广皮（一钱）　制半夏（二钱）　生甘草（五分）　生米仁（三钱）　杏仁（三钱，去皮尖研）

加生姜二片、饴糖一匙为引。

苓、陈、夏、草，即二陈汤也。汪讱庵曰：半夏辛温，体滑性燥，行水利痰为君。痰因气滞，气顺则痰降，故以陈皮利气。痰由湿生，湿去则痰消，故以茯苓渗湿为臣。中不和，则痰涎聚，又以甘草和中补土为佐也。拟加米仁助茯苓以去湿，杏仁助陈皮以利气，生姜助半夏以消痰，饴糖助甘草以和中，凡有因痰致嗽者，宜施此法。

【医案举隅】

咳嗽案

方。咳嗽已延六年，痰内夹红，脉虚细，脾肺素虚。

法半夏（一钱）　陈皮（一钱）　茯苓（二钱）　生甘草（四分）　料豆衣（二钱）　生薏苡仁（三钱）　苦杏仁（二钱）　款冬花（一钱五分）　炙百部（一钱）　苏子（一钱）

唐茂修. 舟山医案［M］. 合肥：安徽科学技术出版社，1995.

按语：加味二陈法是以二陈汤加减化裁而成，针对治痰涎壅盛而设。二陈汤为治痰饮名方，雷丰高度赞扬此方，认为其“治一切痰饮为病”。茯苓、制半夏、陈皮、甘草、生姜为“加味二陈法”基础方组成药物，雷丰认为茯苓利湿功效较弱，故在原方基础上加生薏苡仁，同时他认为陈皮理气效能不足，需要配苦杏仁、苏子以利肺气。本案患者脾肺素虚，还加入料豆衣、款冬花、炙百部补益脾肺、润肺止咳。

【原文】**甘咸养阴法**　治热伤血络，损及阴分，潮热咳嗽。

大干地（四钱）　龟板（三钱，炙）　阿胶（二钱，另炖冲）　旱莲草（三钱）　女贞

子（二钱） 牡丹皮（一钱五分）

加淡菜三钱，井水煎服。

法中干地甘寒，龟板咸寒，皆养阴之要药。阿胶甘平，淡菜咸温，并治血之佳珍。旱莲甘寒，汁黑属肾，女贞甘凉，隆冬不凋，佥能补益肾阴。佐以丹皮之苦，清血中之伏火，火得平静，则潮热咳血均愈矣。

【医案举隅】

肌衄案

丁某，女，34岁。2001年9月10日初诊。

［病史］患者3年前突然出现全身散在紫斑，两上肢为甚大小不等，压之不褪色，无痛痒，伴有齿龈出血，虽经治疗，效果不显。近二月病情加剧，在某院血液病科化验，血小板计数43×10^9/L，骨髓穿刺提示巨核细胞系统有成熟障碍，诊断为“原发性血小板减少性紫癜”。服用泼尼松等药物治疗，效果不佳。诊见：头晕耳鸣，潮热，倦怠乏力，腰膝酸软，心烦不寐，口干，牙龈肿痛，时有渗血，鼻衄每周发作2~3次，皮肤散在紫斑，大小一般在0.5cm×1.0cm~1.0cm×1.5cm之间。月经淋漓不断，色鲜红，舌边尖红，少苔，脉细数无力。实验室检查：血小板计数44×10^9/L，血红蛋白90g/L。

［诊断］证属阴虚火旺，迫血妄行。

［治法］治宜滋阴降火，宁络止血。

［方药］用大补阴丸加减：黄柏9g、知母12g、熟地黄20g、龟甲18g（先煎）、阿胶珠12g（烊化）、黄芪15g、白术15g、鸡血藤12g、花生衣12g、旱莲草12g、女贞子12g、茜草12g、紫草15g、牡丹皮12g。

二诊：15剂后，患者精神转佳，出血渐止，紫斑减少，血小板计数上升至67×10^9/L。

［方药］上方加枸杞15g、白芍15g、党参15g，泼尼松用量递减至停用。

三诊：6周后，出血已止，紫斑消散，血小板计数112×10^9/L，血红蛋白115g/L。

［方药］继用上方去茜草、紫草、牡丹皮，加菟丝子12g、山茱萸12g，继服1月巩固疗效，患者诸恙咸安，气色俱佳。随访至今未见复发。

王兵. 大补阴丸在血证中的临床运用举隅［J］. 湖南中医药导报，2003（12）：29；38.

按语：甘咸养阴法是以大补阴丸去黄柏、知母合二至丸加阿胶、牡丹皮、淡菜而成，原为针对热伤肾阴而设。本案患者症见头晕耳鸣，潮热，心烦不寐，口干等阴虚火旺之象，而里热壅盛又更易伤阴，迫血妄行，外溢肌肤而见皮肤紫斑、上溢则见鼻衄、血热下注则致月经淋漓不断等症。本例病程较长，出血已久，营血内耗，伤及肾阴，故用甘咸养阴法清热解毒，凉血散瘀，方以大补阴丸加减，用熟地黄、龟甲滋阴潜阳，黄柏、知母苦寒降火，阿胶、旱莲草、女贞子滋阴止血，黄芪、白术益气摄血，鸡血藤、花生衣、茜草、紫草、牡丹皮凉血止血，药证相合，故有卓效。

【原文】**治乱保安法**　治夏秋之间，霍乱吐泻，腹中绞痛。

广藿香（一钱五分）　台乌药（一钱）　广木香（五分）　制半夏（一钱）　白茯苓（三钱）　茅苍术（八分，米泔浸炒）　阳春砂仁（八分，研冲）

加伏龙肝三钱，水煎服。

邪扰中州，挥霍撩乱，宜此法也。首用藿香、乌、木，行气分以治其乱。夏、苓、苍术，祛暑湿以保其中。更佐砂仁和其脾，伏龙安其胃，此犹兵法剿抚兼施之意也。

【医案举隅】

霍乱清浊相干案

李某，女，22岁。1985年7月15日初诊。

[病史]患者因食生梨致呕吐腹泻住入某院，诊为“急性肠胃炎”，经补液三天，呕泻如故，转请中医治疗。自诉：“腹泻黄色稀粪日5~6次，无脓血便，腹胀痞闷，饮水呕水，进食吐食，三日水米不尝。”舌苔白腻，脉象濡弱，心下按之柔软，腹内鸣响不已。

[诊断]此乃饮食不洁，损伤脾胃，气机逆乱，清浊相干。

[治法]治宜温运湿浊，和脾安胃。

[方药]拟雷氏治乱保安法加味：藿香6g、乌药6g、木香3g、半夏10g、茯苓10g、苍术6g、砂仁3g、竹茹10g、黄连3g、葛根10g、山楂炭10g、鲜荷叶1角、灶心土（伏龙肝）1块，服1剂呕止泻减，再剂病瘥。

胡学刚. 雷氏治乱保安法治疗急性胃肠炎[J]. 四川中医，1987（1）：25–26.

按语：治乱保安法是以广藿香、台乌药、广木香、制半夏、白茯苓、茅苍术、阳春砂仁、伏龙肝而成，原为针对霍乱吐泻而设。本案患者证属霍乱。患者于夏秋之际，饮食不洁致脾胃损伤，气机逆乱，清浊相干，出现腹泻、呕恶等症状，故以温运湿浊，和脾安胃之治乱保安法加味，方中藿香、乌药、木香疏胸腹邪逆之气，以治吐泻；半夏、茯苓、苍术祛暑湿，以保其中；更佐砂仁和脾；伏龙肝（灶心土）、山楂炭安胃，匡正驱邪，则抚兼施；加竹茹以清暑；

黄连以止吐；葛根、荷叶以平泻。

【原文】**挽正回阳法** 治中寒腹痛，吐泻肢冷，或昏不知人，脉微欲绝。

东洋参（三钱，米炒） 白茯苓（三钱） 於潜术（一钱，土炒） 粉甘草（五分，炙） 安桂（八分，细锉分冲） 淡附片（八分） 炮姜炭（六分） 吴茱萸（八分，泡淡）

头服略煎，次服浓煎。

是法即陶节庵回阳救急汤，除陈、夏、五味也。盖以参、苓、术、草挽其正，炮姜、桂、附回其阳，更佐吴茱萸，破中下之阴寒，阴寒一破，有若拨开云雾，而见天与日也。

【医案举隅】

吐泻昏聩案

赵氏媳，年逾五旬，体尚健。

［病史］1978年夏季，患者因过食生冷骤发吐泻。一夜间暴注下泻，频频而作，迭呕青水。次日凌晨昏聩不醒，呕逆，大便失约。某医院诊为“急性肠胃炎、脱水、休克”，予：乳酸钠、葡萄糖、生理盐水等静脉滴注，治疗一昼夜，吐泻止，但仍昏聩不醒。病家要求加用中药救治。血压为40/20mmHg，四肢厥冷俱过肘膝，面色苍白，二目凹陷，腹部鸣响，按之柔软，大声呼之能应，旋即昏聩。诊脉微细而数，苔白腻，额汗如珠。

［诊断］此症由寒凉直伤中州，脾胃失司，清浊相干，吐泻剧烈，阴阳暴竭。神明离乱昏聩不醒。

［治法］此危急存亡之时，应亟拯微阳以固将脱之阴。

［方药］拟回阳救急汤加减：熟附子12g、干姜10g、肉桂6g、人参15g、白术12g、茯苓15g、陈皮10g、甘草6g、半夏12g、藿香10g、苏叶10g、佩兰10g。水煎服，日夜各进一剂。

二诊（次日）：加服上药，手足回暖，自汗止，吐泻未作，神识渐清，血压70/40mmHg，小便两次，每次约40ml。照原方继进三剂后，渐能扶坐，进流质饮食，再调治十余日康复。

任寿山．回阳救急汤治验急症三则［J］．北京中医，1984（2）：25-26.

按语：挽正回阳法是以回阳救急汤去陈皮、半夏、五味子，加吴茱萸而成，原为针对中寒吐泻、亡阳厥逆而设。本案吐泻不止，不但伤阴殊重，且亡阳更速，若不把握病机，及时救治，则俄顷数变，危不旋踵。阴阳俱亡，救阳尤急，盖阳气既生便可斡旋气血固守阴气，生机自存，否则必致败乱。本例亡阳重症，厥逆昏瞶，以回阳救急汤急予补气固阳，救逆回厥，附子、干姜、甘草为《伤寒论》经典名方四逆汤，配肉桂、人参温阳益气以回阳救逆，复加藿香、佩兰、苏叶芳香辟秽，合白术、茯苓、半夏、陈皮燥湿化痰，以止吐泻。

【原文】**芳香化浊法**　治五月霉湿，并治秽浊之气。

藿香叶（一钱）　佩兰叶（一线）　陈广皮（一钱五分）　制半夏（一钱五分）　大腹皮（一钱，酒洗）　厚朴（八分，姜汁炒）

加鲜荷叶三钱为引。

此法因秽浊霉湿而立也。君藿、兰之芳香，以化其浊；臣陈、夏之温燥，以化其湿；佐腹皮宽其胸腹，厚朴畅其脾胃，上中气机，一得宽畅，则湿浊不克凝留；使荷叶之升清，清升则浊自降。

【医案举隅】

一、急性细菌性痢疾案

郭某，女，21岁。

［病史］患者便下黏冻且伴里急后重，前医师始以芍药汤治痢效果良好，然续投以芍药汤加减及服西药月余无效，大便仍日行3~5次，乃延吾治疗。苔白腻微黄，脉濡带数。

［方药］藿香、佩兰各6g，川厚朴5g，广陈皮6g，姜半夏10g，云茯苓12g，炒枳壳10g，煨木香5g，川黄连2g，槟榔6g，3剂。大便每日1次，去川黄连加车前子12g、鸡苏散12g（包煎），再2剂痊愈。

杨阿芬. 芳香化浊法的临床应用举隅［J］. 福建中医药，2000（6）：39–40.

按语：芳香化浊法是以藿香叶、佩兰叶、广陈皮、制半夏、大腹皮、厚朴、鲜荷叶而成，原为针对秽浊霉湿而设。痢疾之病，《黄帝内经》称为肠澼，亦曰滞下。《金匮要略》则称为下痢。病因为外感风寒暑湿，内伤饮食生冷，其病机主要责之脾胃不和。本案恙延月余，然其肠胃湿热未清，且以湿为主，故首诊投以3剂，用藿香、佩兰芳香化湿，川厚朴、陈皮、姜半夏、茯苓苦温燥湿，黄连苦寒清热，木香、槟榔、枳壳导滞行气。二诊去苦寒之黄连，加车前子配鸡苏散（滑石、甘草、薄荷）以清热利湿。三焦气机一转，则湿浊不能滞留，缠绵月余之疾，5剂告愈。故中医治痢，只要辨证正确，施治得当，常有桴鼓之效。

二、霉菌性肠炎案

许某，男，50岁。2005年10月2日急诊。

［病史］患者车祸致腹部闭合性损伤行剖腹探查术，术中见回肠多处穿孔，

降结肠挫伤致浆膜下血肿，腹腔污染严重。术中行肠修补、清腹引流术，术后应用广谱抗生素。术后第7天开始发热，左中腹部疼痛，左侧腹部红肿，引流管引流出粪渣样物。再次手术证实为降结肠穿孔、肠瘘，术中行近端结肠造口，术后继续使用广谱抗生素以控制污染。术后患者临床症状体征明显减轻。于第1次手术后11天，患者再度发热、感恶心欲呕、脘痞腹胀、腹痛腹泻（5~6次/日），为褐色稀便，小便短浊，舌苔白厚腻，脉滑数。

［诊断］西医诊断为大便霉菌阳性。

［治法］停用抗生素，予中药内服。

［方药］藿香10g，白术、薏苡仁各15g，大腹皮、石菖蒲、厚朴、陈皮、佩兰各9g，白蔻仁6g，碧玉散12g。水煎服，每日1剂，连服2剂后临床症状减轻，守方3剂后诸证悉除，实验室检查，大便霉菌阴性。

陈敦涵. 芳香化浊法治疗术后霉菌性肠炎［J］. 湖北中医杂志，2007（3）：42.

按语：根据本病临床表现，属于中医湿浊蕴阻中焦的范畴。笔者认为，手术创伤及药物（抗生素）攻伐太过，损及正气，阴阳平衡失常，脾之运化失司，脾胃升降功能失调，湿浊蕴阻中焦，浊邪滋生而致斯证。治当以芳香化浊、健脾渗湿为大法。本方中藿香、佩兰芳香化浊；白术、薏苡仁健脾渗湿；陈皮、半夏、厚朴、白蔻仁、石菖蒲、大腹皮燥湿理气和中；碧玉散清热利湿。诸药合用，共奏芳香化浊、健脾渗湿、行气和胃之效。

【原文】**金水相生法**　治疰夏眩晕神倦，呵欠烦汗，及久咳肺肾并亏。

东洋参（三钱）　麦冬（三钱，去心）　五味子（三分）　知母（一钱五分）　元参（一钱五分）　炙甘草（五分）

水煎，温服。

法内人参补肺，麦冬清肺，五味敛肺，此千金生脉饮也。主治热伤元气，气短倦怠，口渴汗多等证。今以此方治疰夏，真为合拍。加色白之知母，以清其肺，复清其肾；色黑之元参，以滋其肾，兼滋其肺；更以甘草协和诸药，俾金能生水，水能润金之妙耳。

【医案举隅】

久咳案

顾某，女，11岁。1977年8月初诊。

［病史］患儿咳嗽咽干、神疲发热已有二月多，近则头晕时作，不思饮食，呵欠连连，心烦自汗，脉象虚细，舌质绛、少苔。

［诊断］此肺肾两虚，阴虚疰夏也。

［治法］治以雷少逸金水相生法。

［方药］太子参10g，麦门冬、五味子、京玄参各6g，川贝母5g，炙甘草3g，扁豆衣6g，服至第5剂，精神转好，咳嗽渐止，坚守原方出入，共服10剂而愈。

陈树人．疰夏治疗三法［J］．四川中医，1986（7）：16.

按语：金水相生法是以千金生脉饮加知母、玄参、甘草而成，原为针对肺肾两虚，阴虚疰夏而设。本案患者为阴虚疰夏，系于春末夏初之际外感暑气，伤阴耗气，日久致肺肾两虚，治以雷氏金水相生法。该方是由生脉散化裁而来，使“金能生水，水能润金”，是雷氏治阴虚疰夏的妙法。本案易东洋参为太子参、知母为贝母，并加入扁豆衣，以加强益气养阴、健脾和胃之功。临证若见壮热闭汗，烦躁脉数的阳证，必须忌用。

【原文】二活同祛法　治表里受湿，寒热身疼，腰痛等证。

羌活（一钱五分）　防风（一钱五分）　独活（一钱五分）　细辛（五分）　茅苍术（一钱五分）　甘草（五分）

加生姜三片，煎服。

两感表里之湿证，此法堪施。其中羌活、防风，散太阳之表湿；独活、细辛，搜少阴之里湿；苍术燥湿气，生姜消水气；盖恐诸药辛温苦燥，故佐甘草以缓之。

【医案举隅】

风湿痹案

张某，女，74岁。2012年5月21日初诊。

［病史］关节疼痛肿胀1个月。患者自述1个月前无明显原因出现周身关节疼痛，2012年4月14日于天津医科大学总医院查：抗核抗体（ANA）：（+）1∶800，胞浆颗粒型，抗Ro抗体（SSA）：+，血沉（ESR）：56mm/h↑，免疫球蛋白G（IgG）：1620g/L↑，补体C3：82.4g/L，补体C4：12.1g/L↓，抗链球菌溶血素O（ASO）：26.3IU/ml，C反应蛋白（CRP）：7.89mg/L↑，类风湿因子（RF）：–，抗环瓜氨酸肽抗体（CCP–Ab）：3.4RU/ml，血常规：白细胞数：5.87×10^{9}/L，红细胞数：4.11×10^{12}/L，血红蛋白（HGB）：115g/L，血小板（PLT）：432×10^{9}/L↑。西医诊断为类风湿关节炎，查体：双手指、膝关节肿胀Ⅱ度，压痛2级，双膝关节可闻及骨擦音。刻诊：周身关节疼痛，双手指、膝关节为甚，关节局部肿胀，四肢沉重，双手指关节晨僵，活动受限，食欲不振，寐差，大便稀，小便调，舌暗苔白腻，脉浮弦。

［诊断］中医诊断为痹证，证属风湿痹阻。患者外感风寒，风湿在表，内有脾虚不运，痰湿阻滞。

［治法］治宜祛风胜湿，理气化痰。

［方药］予羌活胜湿汤合二陈汤加减：秦艽 20g、威灵仙 20g、防风 10g、姜黄 10g、甘草 6g、羌活 10g、独活 10g、茯苓 20g、丹参 30g、川芎 10g、杜仲 10g、陈皮 10g、砂仁 10g、焦三仙 30g、半夏 10g、生姜 3 片。七剂，水煎服，日一剂。

二诊（5 月 28 日）：全身关节疼痛减轻，双手指关节仅有胀感，双膝关节沉紧感，自汗，无口干眼干，饮水多，食欲好转，眠仍差，大便转干，小便调，舌暗苔白腻，脉沉细。

［方药］前方有效，遵前方加夜交藤 30g、白花蛇舌草 15g、鹿角霜 20g，七剂，水煎服，日一剂。

三诊（6 月 4 日）：全身疼痛症状基本消失，睡眠好转，纳可，二便调，舌暗苔白，脉沉细。前方继服十四剂，水煎服，日一剂，巩固治疗。

李维林，刘维. 刘维教授治疗类风湿关节炎一例［J］. 求医问药（学术版），2013，11（5）：167.

按语：二活同祛法为羌活胜湿汤去蔓荆子、川芎、藁本，加细辛、苍术、生姜，原为针对两感表里之湿而设。本案患者年事已高，腠理疏松，易被风湿之邪侵袭肌表，况年老体弱，脏腑功能衰退，脾胃虚弱，难以运化，易聚湿生痰。风湿阻络，导致全身关节疼痛肿胀，脾胃虚弱，脾失健运，湿无以化，聚湿成痰，痰阻气机，最终影响脾胃之气的升降，受纳功能障碍，导致食欲不振，痰饮流于四肢，导致肢体困重，治当祛风除湿兼以燥湿化痰，理气和中。祛除在表之风湿，则经络通畅，全身疼痛症状好转。湿痰一除，气机通畅，运化有度，则胃气有护。方中羌活胜湿汤祛风除湿，善治风湿在表之痹证，合用二陈汤燥湿化痰，理气和中，共奏燥湿化痰、和胃降逆之妙。两方相合，标本兼顾，内外兼治，邪去正安。

备用成方

【原文】

藿香正气散

治外感风寒，内伤饮食，及伤冷、伤湿，疟疾、中暑，霍乱、吐泻，凡感岚瘴不正之气，并宜增减用之。

藿香　紫苏　白芷　桔梗　大腹皮　浓朴　陈皮　半夏曲　白术　茯苓　甘草

加姜、枣，煎服。

六和汤

治夏月饮食不调，内伤生冷，外伤暑气，寒热交作，霍乱吐泻，及伏暑烦闷等证。

藿香　砂仁　杏仁　浓朴　扁豆　木瓜　人参　白术　茯苓　半夏　甘草

加姜、枣，煎服。

缩脾饮

清暑气，除烦渴，止吐泻霍乱，及暑月酒食所伤。

扁豆　葛根　乌梅　草果　砂仁　粉甘草

丰按：正气散之白术，六和汤之人参，缩脾饮之乌梅，凡病初起者，如参、术之滞，乌梅之收，不克遽用，务宜临证时增减可也。

香薷饮

治感冒暑气，皮肤蒸热，头痛肢倦，或烦渴，或吐泻。

香薷　制浓朴　扁豆

本方加黄连名四味香薷饮，治同。

新加香薷饮

治暑温汗不出者。

香薷　浓朴　鲜扁豆花　银花　连翘

水煎，稍凉服。

丰按：香薷辛温香散，宜于阴暑而不宜于阳暑也。盖阴暑无汗，用香薷以发之；阳暑多汗，用之能无害乎？李时珍曰：香薷乃夏月解表之药，犹冬月之用麻黄。由是论之，其发表之功可见矣。今人不别阴阳，一概用之则误甚。

桂苓甘露饮

治中暑受湿，引饮过多，头痛烦渴，湿热便秘。

石膏　寒水石　滑石　甘草　白术　茯苓　猪苓　泽泻　肉桂

丰按：河间制是方，以膏、寒、滑、草清其暑热，佐以五苓利其湿热。如舌苔白者，或黄泽者，皆可用之；稍干燥者，是暑热将化为火，肉桂又当禁用。

竹叶石膏汤

治伤暑发渴，脉虚。

竹叶　石膏　人参　甘草　麦冬　制夏

加粳米、生姜，水煎，温服。

人参白虎汤

治太阳中暍，身热汗出，恶寒足冷，脉微口渴。

人参　石膏　知母　甘草

加粳米为引。先煮石膏数十沸，再投药米，米熟汤成，温服。

丰按：斯二方，皆长沙所作，人皆知长沙之书，专治伤寒，谁知其亦治暑乎！故丰尝谓欲治六气之时邪，总当先读伤寒书而后可。

六一散

治伤寒中暑，表里俱热，烦热口渴，小便不通，泻痢暑疟，霍乱吐泻。

滑石（六两，水飞）　甘草（一两）

为末，灯心汤调下。

此方是河间所作也，一名天水散。少加辰砂以清心，名益元散；少加薄荷以清肺，名鸡苏散；少加青黛以清肝，名碧玉散。治同。

三石汤

治暑温蔓延三焦，舌滑微黄，邪在气分者。

生石膏　寒水石　飞滑石　通草　杏仁　竹茹　银花　金汁

水煎，温服。

清营汤

治暑温逼近心包，舌赤烦渴，不寐谵语。舌苔白滑，不可与也。

元参　丹参　生地　麦冬　黄连　竹叶　连翘　银花　犀角

水煎，温服。

丰按：鞠通先生云：温者热之渐，热者温之极也，暑温较暑热为轻者，不述可知。此二方乃大寒之剂，治暑温似乎过峻，试问治暑热之病，将何寒药所用耶？窃谓治暑热，二方最可，治暑温，不若丰之清凉涤暑法为稳。

来复丹

治上盛下虚，里寒外热，及伏暑泄泻，中暍冒暑。

玄精石　硝石　硫黄　五灵脂　青皮　陈皮

米饮糊丸如梧桐子大，每服三十丸，开水送下。

丰按：此丹可备中暑之急。

介宾玉女煎

治水亏火盛，六脉浮洪滑大，烦热干渴，失血等证。

生石膏　知母　麦冬　熟地　牛膝

水煎服。如火盛极者，加栀子、地骨皮之属。

丰按：此方，以生地易熟地最妥。

生脉散

治热伤元气，气短倦怠，口渴多汗，肺虚而咳。

人参　麦冬　五味子

水煎服。

清暑益气汤

治长夏湿热炎蒸，四肢困倦，精神减少，胸满气促，身热心烦，口渴恶食，自汗身重，肢体疼痛，小便赤涩，大便溏黄，而脉虚者。

人参　黄芪　白术　炙草　麦冬　五味子　苍术　神曲　青皮　陈皮　黄柏　泽泻　升麻　葛根　当归

加姜、枣，煎服。

丰按：千金生脉散，治热伤元气，热中无湿，所以用麦冬以清热，人参以补气，五味以敛气，无湿之证，故用甘凉滋脏无害也。东垣清暑益气汤，治暑伤元气，暑中有湿，所以用柏、苍、陈、泽等药于益气之中，有湿之证，故佐苦燥通利无害也。古人用药，少而不漏，多而不乱，学人当细玩之。

浆水散

治中暑泄泻，多汗脉弱。

炮姜　附子　炙甘草　肉桂　高良姜　醋炒半夏

浆水煎，去滓冷服。

《医通》曰：浆水者，乃秫米和曲酿成，如醋而淡。《集解》曰：泄利浆水，澄澈清冷。观此二说，全不相合，丰每用是方，以土浆煎药，无不取效，似不必辨其孰是。考土浆之功能、主治泻痢，入此方中，最合拍耳。

冷香饮子

治中暑，内夹生冷冻饮食，腹痛泻痢。

附子　草果　橘红　炙草

加生姜，水煎，冷服。

大顺散

治冒暑伏热，引饮过多，脾胃受湿，霍乱吐泻。

干姜　肉桂　杏仁　甘草

共为末，每服二钱，沸汤调服。

丰按：浆水散，冷香饮子，皆治中暑之泄泻，而用姜、附之热剂，其实治暑月之阴寒，非治阳暑之证，可想而知矣。大顺散，亦然也。所以治暑宜分阴阳，弗执暑为阳邪之说耳。

痧疫回春丹

治一切痧疫神效。

苍术（二两）　雄黄（七钱，飞净）　沉香（六钱）　丁香（一两）　木香（一两）　郁金（一两）　蟾酥（四钱）　麝香（一钱）

共研细末，水泛为丸，加飞净朱砂为衣，每服五厘，开水吞服，亦可研末吹鼻。

丰按：此丹治痧极妥，无论风、暑、阴、阳、红、乌、闷、绞等痧，皆可治之。倘能辨者，于药引中变动可也。

行军散

治霍乱痧疫，去一切秽恶。

西牛黄（一钱）　当门子（一钱）　雄黄（八钱，飞净）　火硝（三分）　蓬砂（一钱）　梅冰（一钱）　飞金（二十页）　真珠（一钱）

八味各研极细，再合擂匀，每二、三分冷开水下。

绛雪（一名红灵丹）

治霍乱吐泻，痧胀时疫等证。

朱砂（一两）　雄黄（六钱，飞）　飞金（五十页）　礞石（四钱，煅）　牙硝（一两）　蓬砂（六钱）　当门子（三钱）　梅片（三钱）

共研极细末，每一分开水送下。

丰按：此二方，皆可援一时之急，凡有求名远处者，觅利他方者，皆可预藏于箧，以备自用，或可济人。

紫雪

治内外烦热，一切火证。

寒水石　石膏　滑石　磁石　硝石　朴硝　辰砂　沉香　木香　丁香　麝香　升麻　元参　羚羊角　犀角　甘草　黄金

合成退火气，冷开水调服每一、二钱。

丰按：是方药力峻猛，体非强壮，证非实火，不宜浪用。尝见今之医者，一遇神昏谵语，不分虚实，遂谓邪入心包，随手用之，毫无忌惮。倘郑声喃喃，由心神不足而致者，一妄用之，祸必旋踵。临证之际，当分虚实而施，庶无差误。

黄龙汤

治失下循衣撮空，体虚热盛，不下必死。

大黄　浓朴　枳实　芒硝　熟地黄　当归　人参

照常煎服。

丰按：此方治热病已成可下之证。医者因其体虚，当下失下，而成撮空理线，循衣摸床等证，所以用攻补兼施之方，荡其邪而不伤正，补其正而不碍邪，诚稳妥之良方，今医畏用何哉?

【**提要**】本节列举古代医家治疗暑病 23 首成方，以备临证使用。

【**精解**】《素问·热论》云：“凡病伤寒而成温者，先夏至日者为病温，后夏至日者为病暑。”元代戴思恭将暑病分为冒暑、中暑、伤暑三类，雷氏在此基础上又阐述了暑风、暑咳、暑瘵以及与暑湿相关的霍乱、痧气、疰夏等各类暑病。本节备用 23 首治疗暑病成方中，藿香正气散主治外感风寒，内伤湿滞之证；六和汤主治外伤暑气，内伤生冷之证；缩脾饮主治夏月暑湿吐泻霍乱之证；香薷饮主治阴暑之证；新加香薷饮主治暑温夹湿，复感于寒者；桂苓甘露饮、六一散主治暑湿之证；竹叶石膏汤、人参白虎汤主治伤暑津气两伤之证；三石汤主治暑湿弥漫三焦之证；清营汤主治暑温内陷心包之证；来复丹主治中暍冒暑之证；介宾玉女煎主治水亏火盛之暑病；生脉散主治暑热耗气伤阴之证；清暑益气汤主治暑湿耗伤元气之证；浆水散主治中暑泄泻之证；冷香饮子主治中暑泻痢之证；大顺散主治冒暑霍乱吐泻之证；痧疫回春丹主治一切痧疫；行军散、绛雪主治霍乱痧疫；紫雪主治一切火证；黄龙汤主治热病已成可下之证。

临证治案

【原文】**阴暑误用阳暑之药**

古黔吴某，晚餐之后，贪凉而睡，醒来头痛畏寒，壮热无汗，气口脉紧，舌苔边白中黄。丰曰：此阴暑兼食之证也。即以藿香正气散去白术，加香薷治之，服一煎未有进退。又更一医，遂驳阴暑之谬，暑本属阳，何谓为阴？见病患身热如火，遂用白虎汤加芦根、连翘等药。初服一帖，似得小效，继服一帖，即谵语神昏，频欲作呕，舌苔灰黑。医谓邪入心包，照前方再加犀角、黄连、紫雪等品，服下全无应验，仍求丰诊。其脉右胜于左，形力并强，此邪尚在气分，犹未逆传心包，视其舌苔，灰黑而浓，依然身热昏谵呕逆等证。窃思其邪必被寒凉之药所阻，非温宣透法，不克望其转机。当用杏仁、薤白、豆卷、藿香、神曲、蔻仁、香薷、枳壳，加益元散合为一剂，服头煎热势益剧，次煎通身有汗，则壮热渐退尽矣。来邀复诊，神未清明，谵语仍有，舌苔未退，更觉焦干，右脉仍强，愈按愈实。丰曰：汗出热退，理当脉静津回，神气清爽，今不然者，定有燥结留于肠胃。思表邪退尽，攻下无妨，用黄龙汤以芒硝改元明粉，以人参换西洋参，服下半日许，遂得更衣，诸恙忽退，继用苏土养阴之法，日渐全可。

或问曰：彼医证虽误治，谓暑本属阳，何谓为阴？亦似近理，其说当有所本也。答曰：然也，即《条辨》有云：暑字从日，日岂阴物乎？暑中有火，火岂阴邪乎？殊不知前贤取阴暑二字之义。阴，阴寒也；暑，暑月也。暑月伤于阴寒，故名阴暑。曰：何不以伤寒名之？曰：寒乃冬令之气，在暑月不能直指为寒，盖恐后学不明时令，先贤之用心，亦良苦矣。

【**提要**】本节为阴暑兼食一误再误，雷氏用辛温宣透法而病解之临证治案。

【**精解**】本案为阴暑，乃外受风寒、阳郁生热之证，以藿香正气散去白术加香薷辛温解表，恰中病机，但病势尚未见好转。患者急乱投医，他医以白虎汤加芦根、连翘等药，初服一帖，出现症状缓解之假象，然继服一帖，出现“邪入心包”之象，以犀角等药无效。雷丰接治后以邪尚在气分，转用辛温宣透法，藿香、香薷、薤白、豆卷解表祛暑，杏仁、蔻仁宣利上中焦气机，神曲、枳壳理气化湿，加益元散清暑利湿，药中病机，症状好转。阴暑虽因凉得病，然易迅速入里化热，故在审证后尚需在辛温解表方中酌加清里或攻下之药，以达汗、清两解，则病愈更速。故患者热退后仍有谵语、舌苔焦干、脉实，雷丰即断为内热燥结于肠胃，再以黄龙汤攻下而愈。

【原文】**骤然中暑**

盛夏时，丰赴西乡疗病，路过石梁村口，见一人奄然昏倒于道旁，遂停舆出诊。脉之两手洪大，其为暑热所中者昭然。即以通关散吹鼻，似欲喷嚏而不得，令舆夫揪之，又令入村采蒜取汁，频频灌之，连得喷嚏，少焉乃苏。求赐一方，遂用六和汤去参、术、浓朴，加滑石、通草，嘱服三帖。数日后，登门泥首而去。

【**提要**】本节为骤然中暑之暑厥证，先用通关散急治其标，后用六和汤加减清暑利湿之临证治案。

【精解】本案中暑昏厥，当先醒神，贵在及时。在药物尚未能施用时，首先苏醒神志，然后辨证论治。用通关散取嚏，或用针刺、刮痧，或径用指代针掐人中等，进行紧急抢救，就地行施，务令神清，而后可从容辨证用药。

【原文】暑风急证

城西陈某，年近五旬，倏然昏倒，人事无知，手足抽掣。一医作中暑论治，虽不中亦不远矣。一医辄称中风，反驳前医有误，敢以小续命汤试之，更加搐搦，身热大汗，迓丰商治。诊其脉，洪大而数，牙关紧闭，舌不能出，但见唇焦齿燥。丰曰：此暑风证也。称中风之医，亦在座中，遂曰：子不观《指南医案》，常有暑风，何得有搐搦之证？曰：香岩之案，谓暑风系暑月所感之风，非热极生风之内风也。丰今所谓乃暑热内燃，金被火烁，木无所制，致发内风之证也。理当清其暑热，兼平风木。遂用清离定巽法加石膏、甘草、橘络、扁豆花治之。彼医似为不然，病家咸信于丰，即使人拣来煎服，幸喜法中病机，抽搐稍定，神识亦省，继服二帖，得全愈矣。

江诚曰：今之医者，每见夏月有头痛发热，而无昏倒肢抽，皆批为暑风之证，大概亦得香岩之皮毛，而未得其骨髓，此耳听之学，非神听之学可知。

【提要】本节为暑热动风之暑风证，用清离定巽法加减清暑热、凉肝风而病痉之临证治案。

【精解】本案为暑风急证误治案，系由暑月感受暑热，卒中厥阴，引动肝风所致，故见高热、手足抽搐、神识不清等症，前人误以中暑、中风治之，使病情更重。雷氏采用清其暑热，兼平风木之法，以清离定巽法加石膏、甘草、橘络、扁豆花清热凉肝息风，方用犀角、羚羊角、桑叶、钩藤、菊花以平其木而定肝风，玄参、生地黄以保其阴，连翘、贝母、竺黄清心化痰，石决明、龙齿、牡蛎潜阳镇逆，加石膏清气分实热，橘络、扁豆花理气和中，甘草清热解毒，调和诸药。法中病机，自然神清痉定。

【原文】暑温过服大寒致变

西乡吴某，偶患暑温，半月余矣。前医认证无差，惜乎过用寒剂，非但邪不能透，而反深陷于里，竟致身热如火，四末如冰。复邀其诊，乃云热厥，仍照旧方，添入膏、知、犀角等药，服之益剧，始来求治于丰。诊其左右之脉，举按不应指，沉取则滑数。丰曰：邪已深陷于里也。其兄曰：此何证也？曰：暑温证也。曰：前医亦云是证，治之无效何？曰：暑温减暑热一等，盖暑温之势缓，缠绵而愈迟；暑热之势暴，凉之而愈速。前医小题大作，不用清透之方，恣用大寒之药，致气机得寒益闭，暑温之邪，陷而不透，非其认证不明，实系寒凉过度。刻下厥冷过乎肘膝，舌苔灰黑而腻，倘或痰声一起，即有仓扁之巧，亦莫如何！明知证属暑温，不宜热药，今被寒凉所压，寒气在外在上，而暑气在里在下，暂当以热药破其寒凉，非治病也，乃治药也。得能手足转温，仍当清凉养阴以收功。遂用大顺散加附子、老蔻。服一帖，手足渐转为温，继服之，舌苔仍化为燥，通身大热，此寒气化也，暑气出也，当变其法。乃用清凉透邪法去淡豉，加细地、麦冬、蝉衣、荷叶，一日连服二剂，周身得汗，而热始退尽矣。后拟之法，皆养肺胃之阴，调治匝月而愈。

程曦曰：学医知常为易，知变为难。病有千变，而药亦有千变。即如是证，过服寒凉，热证未去，而寒证又生，此病一变也。暂用温热之剂，先破寒凉之气，此药一变也。服之肢体回温，舌苔仍燥，此病又一变也。即舍热药，转用凉剂收功，此药又一变也。不知通变之医，反谓朝秦暮楚，侥幸图功耳。

【**提要**】本节为暑温过用寒药，内郁暑热，闭阻气机，以热药辛温宣通、凉剂清凉透邪之临证治案。

【**精解**】本案为暑温误治案。暑温初起一般以辛凉清气即愈，又暑多夹湿，故暑温有缓急之言，缠绵而愈迟者为暑湿，暑湿初起，治之必芳香化湿，开郁清热，以使邪热外透。然前医误用一派寒凉，致寒凝气滞，湿浊不化，郁热不得外达而成冰伏之势，其证危重。故雷氏果断以大顺散（干姜、肉桂、杏仁、甘草）加附子、老蔻等热药温中散寒，待冰释闭开、气机得展、郁热外达之时，再根据卫气营血辨证，转用清凉透邪法去淡豆豉，加细地黄、麦冬、蝉衣、荷叶清凉且透，连服二剂，热始退尽。本案实乃知常达变、辨证论治之典范，同时提示医者临证治疗气分证当以清气祛邪，不可过用寒凉，否则邪热内闭，加重病情，变证丛生。

【原文】**暑热劫络致成暑瘵**

长洲叶某，忽然血涌盈升，身热口渴，速来求治于丰。抵其寓，见几上有参汤一盏，病者即询可服否？丰曰：姑诊其脉，辨其虚实可知。按之洪大而来，舌苔黄而欠润，此暑热内劫阳络之候，即经谓阳络伤，血从上溢是也，当从暑瘵治之，速清暑热以养其阴，参汤勿可服也。遂用玉女煎以生地易熟地，再加滑石、楼根、杏仁、桑叶，两日连尝四剂，咳血并止，身热亦退矣。

【提要】本节为暑热伤络咳血而成暑瘵，用清暑养阴止血而病愈之临证治案。

【精解】本案虽然忽然大量咳血，但雷氏根据患者身热口渴，苔黄欠润，脉洪大辨为暑热伤络咳血，当为暑瘵，故以玉女煎以生地黄易熟地黄，再加滑石、栝楼根、杏仁、桑叶清热泻火，养阴止血为治。由于本证为火热之证，人参理所当然不能用。本案说明雷氏在用成方中根据病机变化，加减增损，亦说明雷氏辨证之精，用药之活，都是无可挑剔的。

【原文】**阴寒霍乱热补而瘳**

施秉罗某之父，大耋高年，素来矍铄，忽于孟秋之初，霍乱吐泻，肢痛肢凉。差人来请丰诊、其脉迟细，神识模糊。曰：此中阴寒之证也。急以挽正回阳法治之，至日晡腹痛益甚，汗出淋漓，逆冷益深，倏然昏倒，大众惊慌，复来邀诊。诊得六脉全无，不语如尸，呼吸微绝。思丹溪有云：仓卒中寒，病发而暴，难分经络，温补自解。忽记其家有真参宝藏，速取一钱，合野山高丽参五钱，淡附片四钱，浓煎渗下，次煎继之，约一时许，忽长叹一声，渐有呼吸。五更时分，身体稍温。次日清晨，又邀复诊，按其脉象，沉细如丝，舌淡无荣，苔白而润，四肢转暖，人事亦清，吐泻腹痛佥减。今当温补脾阳，兼养心营，仍用二参、附片，加入姜炭、芪、甘、归、神、柏、枣，服下又中病机，一候遂全瘥矣。

【提要】本节为阴寒霍乱之证，以回阳救逆、温补脾阳兼养心营而瘥之临证治案。

【精解】本案患者肢痛肢凉、脉迟细，乃阴寒霍乱，雷氏果断以挽正回阳法治之，然而却出现了六脉全无，不语如尸，呼吸微绝之象。乃思丹溪之论，辨为中寒之症，以温补之法解之，速以真参、高丽参、淡附子回阳救逆，药后渐有呼吸，身体稍温。次日续以二参、附子大补真阳，再加姜炭、黄芪、甘草、当归、茯神、黄柏、大枣健脾益气，滋养心营，药中病机，一候全瘥。

【原文】**阴虚疰夏**

江苏张某，于麦秋患头晕目眩，食减神疲，偶患头痛。一医作水不涵木治之，虽未中机，尚称平稳。一医作风湿侵脾治之，服之神气更疲。

邀丰诊之，脉濡且弱，毫无外感之形，见其呵欠频频，似属亏象。丰曰：此阴虚之体，过于烦劳，劳伤神气所致，所以前医滋补无妨，后医宣散有损。张曰：头痛非外感乎？曰：非也。外感头痛，痛而不止；今痛而晕，时作时止，是属内伤。曰：何证也？曰：疰夏也。当用金水相生法去玄参、知母，加冬桑叶、穞豆衣、省头草治之，服至第三剂，诸疴皆屏矣。

【**提要**】本节为阴虚疰夏之证，用金水相生法加减取效之临证治案。

【**精解**】“疰夏”民间常称“苦夏”，是指发生在春夏或夏秋之交，有倦怠、乏力、低热、身重、口淡无味等症状。清代沈金鳌《杂病源流犀烛》云：“疰夏，脾胃虚弱病也。”本案患者阴虚之体，麦秋劳伤神气，乃疰夏之症，火土交旺之候，金水不足，金衰不能制木，木动生风，故见头晕目眩，肺金虚则盗母气，故见食减神疲。治用金水相生法去玄参、知母，加冬桑叶以治眩晕，省头草以疗头痛，穞豆衣滋补肝肾，三剂而诸疴向愈。

【原文】**热病化燥伤津**

芹岭王某，来郡应试，忽沾热病。其师知医，以为风食，而用羌、防、楂、曲等药，则热渴更甚，谵语发狂。邀丰医治，脉形洪数有力，舌苔黑燥而厚，此属热邪化燥，津液被劫，非咸苦下法，不能攻其热而保其阴，倘畏而不用，则津液告匮为难治。即以润下救津法加紫雪五分，随即拣来煎服。服后约半日许，遂欲更衣，乃得燥屎数团，狂势似缓。继进次煎，又得燥屎无数，神气觉疲。令房中寂静，待其安睡，计五、六时始醒，醒来神识已清，身凉微汗，舌黑而润，六脉不躁。丰曰：“邪已解也。”用西洋参、麦冬、生地、玉竹、麻仁、蒌壳、米仁、炙草等药，令服三剂而安。

【**提要**】本节为热邪化燥，劫烁津液之证，以润下救津法加减之临证治案。

【**精解**】本案患者原属热病，其师误治而成热病化燥伤津之症，此时非苦咸攻下不能泄热保津，故以润下救津法加紫雪，熟大黄、元明粉泄热，玄参、麦冬、生地黄存阴养液，紫雪可治内外烦热，谵语发狂。二煎服后下燥屎无数，神识已清，身凉微汗，舌黑而润，六脉不躁，此时邪已解，用西洋参、麦冬、生地黄、玉竹等益气养阴生津。

【原文】**霉湿时病**

东乡刘某，来舍就医，面目浮肿，肌肤隐黄，胸痞脘闷，时欲寒热，舌苔黄腻，脉来濡缓而滞。丰曰：此感时令之湿热也，必因连日务农，值此入霉之候，乍雨乍晴之天，湿热之邪，固所不免。病者曰然。丰用芳香化浊法，加白芷、茵陈、黄芩、神曲治之，服五帖，遂向愈矣。

【提要】本节为霉湿时病，用芳香化浊法加减而愈之临证治案。

【精解】本案为霉雨时节，乍雨乍晴，感此时令湿热之邪，困阻中焦，湿热蕴遏脾胃，升降失司，运化不利，则面目浮肿，胸痞脘闷；湿热熏蒸，则肌肤隐黄，时欲寒热。舌苔黄腻，为湿热交蒸之象，脉来濡缓而滞说明湿邪偏重。治用芳香化浊法，加白芷、茵陈、黄芩、神曲，以芳香宣化，燥湿运脾，使湿热得解，脾运得行，而诸症向愈。

卷之五

夏伤于暑，秋必痎疟大意

本卷“夏伤于暑，秋必痎疟大意”共分暑疟、风疟、寒疟、湿疟、温疟、瘴疟、瘅疟、牝疟、痰疟、食疟、疫疟、鬼疟、虚疟、劳疟、疟母、三日疟、伏暑、秋暑 18 个小节。

【原文】经云：夏伤于暑，秋必痎疟[1]。谓夏令伤于暑邪，甚者即患暑病；微者则舍于营，复感秋气凉风，与卫并居，则暑与风凉合邪，遂成痎疟矣。景岳云：痎者皆也，总疟之称也；疟者虐也，凌虐之义也。疟之为病，非止一端，当分晰而治之。考古有暑疟、风疟、寒疟、湿疟、温疟、瘴疟、瘅疟、牝疟、痰疟、食疟、疫疟、鬼疟、虚疟、劳疟、疟母、三日疟之名，临证之时，不可不辨治也。暑疟者，恶寒壮热，烦渴引饮也。风疟者，寒少热多，头疼自汗也。寒疟者，寒长热短，头疼无汗也。湿疟者，寒重热轻，一身尽痛也。温疟则先热后寒，因于冬令伏气。瘴疟则发时昏闷，因感山岚瘴气。瘅疟则独热无寒。牝疟则寒多热少。又有头痛而眩，疟发昏迷为痰疟。寒热交并，噫气恶食为食疟。沿门合境，证皆相似为疫疟。寒热日作，多生恐怖为鬼疟。元气本虚，感邪患疟为虚疟。疟疾患久，遇劳即发为劳疟。经年不愈，结成痞块，藏于胁腹为疟母[2]。正气本虚，邪客于腑，间两日而作者为三日疟。更有似疟非疟之伏暑[3]；亦因伏天受暑而发于秋，最难速愈。倘秋时炎蒸于夏，而内并无伏气，其见证与阳暑相似者，名曰秋暑。此二证皆在乎秋，今附论于斯，盖恐误为疟治耳。

【注释】

［1］痎疟：痎，同皆。痎疟，泛指疟之总称。亦有谓："夜病为痎，昼病为疟。"

［2］疟母：疟疾久延不愈，致气血亏损，瘀血结于胁下，并出现痞块，名为疟母，类似久疟后脾脏肿大的病症。

［3］伏暑：是由暑热或暑湿病邪郁伏在里，为秋冬时令之邪所诱发，初起症见暑湿郁蒸气分或暑热内炽营分的一种急性热病。

【提要】本节论述各种疟病的分类及其与伏暑和阳暑的鉴别。

【精解】经云："夏伤于暑，秋必痎疟。"谓夏令伤于暑邪，甚者即患暑病，微者则舍于营，复感秋气凉风，与卫并居，则暑与风凉合邪，遂成痎疟矣。景岳云："痎疟者皆也，总疟之称也；疟者虐也，凌虐之义也。疟之为病，非止一端，当分晰而治之。"考古有暑疟、风疟、寒疟、湿疟、温疟、瘴疟、瘅疟、牝疟、痰疟、食疟、疫疟、鬼疟、虚疟、劳疟、疟母、三日疟之名，临证之时，不可不辨治也。暑疟者，恶寒壮热，烦渴引饮也。风疟者，寒少热多，头疼自汗也。寒疟者，寒长热短，头疼无汗也。湿疟者，寒重热轻，一身尽痛也。温疟则先热后寒，因于冬令伏气。瘴疟则发时昏闷，因感山岚瘴气。瘅疟则独热天寒。牝疟则寒多热少。又有头痛而眩，疟发昏迷为痰疟。寒热交并，噫气恶食为食疟。沿门合境，证皆相似为疫疟。寒热日作，多生恐怖为鬼疟。元气本虚，感邪患疟为虚疟。疟疾患久，遇劳即发为劳疟。经年不愈，结成痞块，藏于胁腹为疟母。正气本虚，邪客于腑，间两日而作者为三日疟。更有似疟非疟之伏暑；亦因伏天受暑而发于秋，最难速愈。倘秋时炎蒸于夏，而内并无伏气，其见证与阳暑相似者，名曰秋暑。此二证皆在乎秋，今附论于斯，盖恐误为疟治耳。

【原文】**暑疟**

暑疟者多因长夏纳凉，感受阴暑，暑汗不出，则邪遂伏于内，直待秋来，加冒凉气而发。先贤云：暑气内伏者，阴气也；秋凉外束者，阴邪也；新邪与卫气并居，则内合伏暑，故阴阳相搏而疟作矣。其证恶寒壮热，口渴引饮，脉来弦象，或洪或软，或着衣则烦，去衣则凛，肌肤无汗，必待汗出淋漓而热始退。治宜清营捍疟法治之。如渴甚者，麦冬、花粉佐之。凡疟连日而发者则病浅，间日而发者则病深，间二日而发者则愈深矣。渐早为轻，因正气胜而外出；渐晚为重，因邪气胜而内入。初起多实，宜以祛邪为先；患久多虚，宜以养正为主。医者须分浅深、轻重、虚实、新久而治之，则庶几投剂有效耳。

张景岳曰：伤暑为疟，何谓阴邪？盖阳暑伤气，其证多汗，感而即发，邪不能留。其留藏不去者，惟阴暑[1]耳，以其无汗也。故凡患疟者，必因于盛暑之时，贪凉取快，不避风寒，或浴以凉水，或澡于河流，或过食生冷。壮者邪不能居，未必致病；怯者蓄于营卫，则所不免。但外感于寒者多为疟，内伤于寒者多为痢，使能慎此二者，则疟痢何由来也。

【注释】

[1]阴暑：夏季因气候炎热而吹风纳凉，或饮冷无度，中气内虚，以致暑热与风寒之邪乘虚侵袭而为病。是由于静而得之，故名“阴暑”。

【提要】本节论述暑疟的病因、病机、治则、治法以及预后等相关问题，之后又论述了阴暑与阳暑的区别和联系，疟与痢的由来。

【精解】暑疟者多因长夏纳凉，感受阴暑，暑汗不出，邪伏于内，直至秋凉，冒凉气而发。先贤云：“暑气内伏者，阳气也；秋凉外束者，阴邪也；新邪与卫气并居，则内合伏暑，故阴阳相搏而疟作矣。”其症恶寒壮热，口渴引饮，脉弦或洪或软，或着衣则烦，去衣则凛，肌肤无汗，必待汗出淋漓而热始退。治以清营捍疟法，如渴甚加麦冬、花粉以佐之。初起多实，以祛邪为先，久病多虚，以养正为主。当分深浅治之。

【原文】**风疟**

经云：夏暑汗不出者，秋成风疟。《金鉴》谓：风疟，先伤于寒，后伤于风。据此二说而论，是证之因，亦由长夏先受阴暑，至秋感风而发也。然而有暑无风惟病暑，有风无暑惟病风，必风暑合邪，始成疟病。此虽与暑疟得病之因无异，发病之时亦同，但其见证，自有攸分，不可以不辨也。盖风疟之为病，寒少热多，不似暑疟恶寒壮热，或着衣则烦，去衣则凛[1]。风疟则头疼自汗出，不似暑疟肌肤无汗，必待汗出淋漓而热始退。风疟之脉，弦而兼浮，不似暑疟，脉象纯弦，或洪或软，若此分别，投剂自合拍耳。初宜辛散太阳法去羌活，加秦艽治之。必俟寒热分清，始可进和解之法。总当细审其因，可散则散，可和则和，可补则补，可截则截，全在临时活法耳。

江诚曰：细观暑疟、风疟，皆由长夏感受阴暑，并发于秋，但暑疟因秋凉所触，风疟因秋风所触，以此别之，毫厘无谬。

【注释】

[1] 凛：寒甚之意。

【提要】本节论述风疟的病因、病机、治则、治法以及预后等相关问题，之后又论述了风疟与暑疟的区别和联系。

【精解】经云："夏暑汗不出者，秋成风疟。"《金匮要略》谓："风疟，先伤于寒，后伤于风。"是同长夏先受阴暑，至秋感风而发。然有暑无风惟病暑，有风无暑惟病风，必风暑合邪，始成疟病。但症有攸分，不可不辨也，盖风疟寒少热多，不似暑疟恶寒壮热，或着衣则烦，去衣则寒；风疟则头痛，自汗出，不似暑疟肌肤无汗，必待汗出淋漓而热始退。其脉弦而兼浮。治法：初宜辛散太阳法去羌活，加秦艽治之。必候寒热分清，始可进和解之剂。

【原文】寒疟

寒疟者，缘于先受阴寒，或沐浴之水寒，寒气伏于肌腠之中，复因外感邪风触之而发。正合经云：寒者阴气也，风者阳气也，先伤于寒，而后伤于风，故先寒而后热也。盖寒疟之脉证，弦紧有力，寒长热短，连日而发，或间日而发，发时头痛微汗，或无汗干热。此当遵古训体若燔炭、汗出而散之旨，拟用辛散太阳法治之。如寒热按时而至，方可继进和解[1]，今人不别何经，动手概用小柴胡汤，则误甚矣。

【注释】

[1] 和解：即为和解之剂。

【提要】本节论述寒疟的病因、病机、治则、治法以及与伤寒的鉴别等相关问题。

【精解】寒疟者，由于先受阴寒，寒气伏于肌腠之中，复因外感邪风触之而发。其症先寒后热，寒长热短，连日或间日一发，发时头痛微汗或无汗干热。治法当本古训体若燔炭，汗出而散之旨，拟用辛散太阳法。候寒热按时而至，方可继进和解。

【原文】湿疟

湿疟之证，因于久受阴湿，湿气伏于太阴，偶有所触而发。发则恶寒而不甚热，脉象缓钝而不弦，一身尽痛而有汗，手足沉重，呕逆胀满者是也。俗谓脾寒，大概指是证耳。此宜宣透膜原[1]法，使其邪化疟除，但辛燥之剂，于阴亏热体者，须酌用之。阳虚寒体者，更可加老蔻、干姜。所有断截之法，不宜早用，用之非变膨鼓，即成疟母之疴。疟证殊多，总宜分别而治。

江诚曰：寒疟因寒水伏于肌腠，湿疟因湿气伏于太阴，斯二疟夏秋皆有，非比暑疟、风疟，受于夏天，发于秋令也。

【注释】

[1] 膜原：从广义上来看，膜原泛指伏邪在体内潜伏的部位，从狭义上来看，膜原为内外交界之地，乃一身之半表半里，居于卫表肌腠之内，五脏六腑之外的膜及膜所围成的空样结构。

【提要】本节论述湿疟的病因、病机、治则、治法等相关问题，之后又论述了湿疟与寒疟、暑疟、风疟的鉴别。

【精解】湿疟之症，因于久受阴邪，湿气伏于太阴，偶有所触而发。其症恶寒而不甚热，身痛有汗，手足沉重，呕逆胀满，脉象缓钝不弦。治宜宣透膜原法，使其邪化疟除。但辛燥之剂，对阴亏体热者慎用，如属阳虚体寒，可加老蔻、干姜。但截疟之法，不宜早用。否则易膨胀或成疟母。宜分虚实治之。

【原文】温疟

经谓：温疟由冬令感受风寒，伏藏于骨髓之中，至春不发，交夏阳气大泄，腠理不致，或有所用力，伏邪与汗并出，此邪藏于肾，自内而达于外。如是者，阴虚而阳盛，阳盛则热矣。衰则其气复入，入则阳虚，阳虚生外寒矣。又谓：先伤于风，后伤于寒，故先热而后寒也，亦以时作，名曰温疟。温疟之证，先热后寒，其脉阳浮阴弱，或汗多，或汗少，口渴喜凉，宜清凉透邪法治之。如汗多者去淡豉，加麦冬、花粉。如舌苔化为焦黑者，宜清热保津法治之。嘉言云：治温疟，当知壮水以救其阴，恐十数发而阴精尽，尽则真火自焚，顷之死矣。此与香岩[1]论温病，当刻刻护阴[2]之说，不相悖也。凡有变证，仿春温、风温、温病、温毒门中之法可也。

或问：温疟得之于冬，发之于夏，何不列于温病之门，或附于热病之后，今列如斯，其意何也？答曰：就温字而言，当列于彼，就疟字而论，当附于此，欲使学者，知诸疟有先热后寒，有先寒后热，有寒多热少，有寒少热多，有独热不寒之各异也。又问：《金匮》论温疟，谓身无寒但热，今先生论中谓先热后寒，得毋有违仲景乎？曰：先热后寒者，遵《内经》之训也。《金匮》谓无寒但热，定系传写之讹。殊不知但热无寒，乃瘅疟也，不可不为分辨。

【注释】

［1］香岩：即叶香岩，叶天士，清代著名的温病学家，创立了温病学卫气营血辨治体系。

［2］刻刻护阴：时时顾护阴液。

【提要】 本节论述温湿疟的病因、病机、治则、治法等相关问题，之后又论述了温疟列与此处的缘由。

【精解】 温疟由冬令感受风寒，伏藏于骨髓之中，交夏阳气大泄，腠理不密，或有所用力，伏邪与汗并出，此邪藏于肾，自内而达于外也。如是者，阴虚而阳盛，阳盛则热矣。衰则其气复入，入则阳虚，阳虚生外寒矣。其症先热后寒，或汗多，或汗少，口渴喜凉。脉象阳浮而阴弱，宜以清凉透邪法治之。如汗多者，即去淡豆豉加麦冬、天花粉。如舌苔化为焦黑者，以清热保津治之。喻嘉言云："治温疟当知壮水以救其阴，恐十数发而阴精尽，尽则真火自焚，顷之死矣。"

【原文】**瘴疟**

瘴疟之证，岭南地方为多也。乃因天气炎热，山气湿蒸，多有岚瘴之毒，人感之者，即时昏闷，一身沉重，或寒甚热微，或寒微热甚，亦有迭日间日而作者，亦有狂言妄语者，亦有口喑[1]不言者。揆其诸证，初起之时，邪必郁于气分，甚则血瘀于心，涎聚于脾。先宜宣窍导痰法，探吐其痰，然后辨其轻重表里为要。其轻者在表，宜用芳香化浊法加草果、槟榔；其重者在里，宜用和解兼攻法为治。

【注释】

［1］喑：口不能言也，《黄帝内经·灵枢·九针论》载："邪入于阳，则转为癫疾；邪转入阴，转则为喑。"

【提要】 本节论述瘴疟的病因、病机、治则、治法等相关问题。

【精解】 瘴疟是因感受山岚瘴气而发的一种疟疾，好发于岭南地区，以夏秋之季为多见。临床表现有寒多热少，或热多寒少，每日发作或间日发作，烦闷身重、昏沉不语，或狂言谵语。本病治疗以清热解毒截疟为大法。初起邪气郁于气分，痰涎聚脾，病情加重则瘀血扰心。治疗应先用宣窍导痰法，探吐其痰，后辨其表里轻重。轻者在表，采用雷氏为秽浊霉湿而立的芳香化浊法（藿香叶、佩兰叶、广陈皮、半夏、大腹皮、厚朴、鲜荷叶）加草果、槟榔以芳香化湿，苦温燥湿；重者在里，可采用小柴胡汤合承气类方以和解少阳兼攻下热毒为治。

【原文】瘅疟

帝曰：瘅疟何如？岐伯曰：瘅疟者，肺素有热，气盛于身，厥逆上冲，中气实而不外泄，因有所用力，腠理开，风寒舍于皮肤之内、分肉之间而发。发则阳气盛，阳气盛而不衰则病矣。其气不及于阴，故但热而不寒，气内藏于心，而外舍于分肉之间，令人消烁肌肉，故命曰瘅疟。帝曰：善。

《金匮》云：师曰：阴气孤绝，阳气独发，则热而少气烦冤，手足热而欲呕，名曰瘅疟。若但热不寒者，邪气内藏于心，外舍分肉之间，令人消烁肌肉。

丰按：《素问》谓肺素有热；又谓气内藏于心。《金匮》亦谓邪气内藏于心而未及肺。合而论之，似异而实同也。盖肺心皆居膈上，主乎阳位，阳气盛，故但热而不恶寒。石顽[1]注《金匮》云：少气烦冤者，肺主气，肺受火邪也。手足热者，阳主四肢，阳盛则四肢热也。欲呕者，火邪上冲，胃气逆也。内藏于心者，阳盛则邪气内藏，而外舍分肉之间也。消烁肌肉者，火盛则肌肉烁也。治瘅疟惟宜白虎，盖白虎专于退热，其分肉四肢，内属于胃，非切于所舍者乎？又泻肺火，非救其烦冤者乎？据此而观，不但病在肺心，亦且兼之胃病。嘉言意用甘寒，亦属非谬，真所谓智谋之士，所见略同。窃思阳气盛则阴益伤，拟用甘寒生津法，庶几针芥[2]。

【注释】

[1] 石顽：即石顽老人，张璐，清初医学家。名璐，字路玉，晚号石顽老人，代表著作为《张氏医通》。

[2] 针芥：细针和小草，指极细小的事物。

【提要】本节首先介绍了《黄帝内经》与《金匮要略》对瘅疟的论述，接下来论述了瘅疟的病因、病机、治则、治法等相关问题，之后又论述了瘅疟的脏腑定位。

【精解】瘅，指热气盛。雷氏指出瘅疟是疟疾由于素体肺中蕴热，感受外邪，后里热炽盛，灼液伤津而发。《金匮要略》指出瘅疟发作时临床只发热不寒战、烦躁气粗、胸闷欲呕等症。临床上见热盛津伤，邪热干肺以致气急，逆传心包，治宜甘寒生津法。

【原文】牝疟

《金匮》云：疟多寒者，名曰牝[1]疟。赵以德不辨鱼鲁，注为邪在心而为牡。喻嘉言亦为邪伏于心，心为牡脏，即以寒多热少之疟，名为牡疟。二公皆以牝疟为牡，又皆谓邪藏于心。石顽已正其非，堪为来学之圭臬也。乃曰：若系邪气内藏于心，则但热而不寒，是为瘅疟。此则邪气伏藏于肾，故多寒而少热，则为牝疟。以邪气伏结，则阳气不行于外，故作外寒。患斯证者，真阳素虚之体为多，缘当盛夏之时，乘凉饮冷，感受阴寒，或受阴湿，其阳不能制阴邪之胜。故疟发时，寒盛热微，惨戚振栗[2]，病以时作，其脉必沉而迟，面色必淡而白。宜以宣阳透伏法治之，因寒者姜、附为君，因湿者苍、果为主，日久不愈，温补之法为宜。

【注释】

［1］牝（pìn 聘）：雌性的（指鸟兽，跟“牡”相对）。

［2］惨戚振栗：是形容面色惨淡、牙齿打颤、全身发抖等寒盛的现象。

【提要】 本节论述牝疟的病因、病机、治则、治法等相关问题，同时也论述了牝疟与牡疟的鉴别。

【精解】《金匮要略》：“疟多寒者，名曰牝疟。”此邪气伏藏于肾。故多寒而少热。以邪气伏结，则阳气不行于外，故作外寒。此在真阳素虚之体为多。由盛夏贪凉饮冷，感受阴寒或寒湿，导致阳不制阴，而发为牝疟。其症：寒甚热微，惨戚振栗，病以时作，脉沉迟，面色惨白。治宜宣阳透伏法。因寒者以姜、附为君，因湿者以苍、果为主，日久不愈者以温补为宜。

【原文】痰疟

痰疟者，因夏月多食瓜果油腻，郁结成痰；或素系痰体，其痰据于太阴脾脏，伏而不发，一旦外感凉风，痰随风起，变为疟病矣。初发之时，头痛而眩，痰气呕逆，寒热交作，脉来弦滑之象。古谚云：无痰不作疟，岂不然乎？宜以化痰顺气法，加草果、藿香治之。如昏迷卒倒者，宜以宣窍导痰法，加厚朴、草果、苏合香丸治之。肥盛[1]之人，痰药更宜多用。

【注释】

［1］肥盛：肥壮盛多。

【提要】 本节论述痰疟的病因、病机、治则、治法等相关问题，之后又论述了不同体质的人用药的剂量不同。

【精解】 痰疟者，因夏月多食瓜果油腻，郁结成痰；或素系痰体，痰踞太阴，伏而不发，一旦外感凉风，痰随风起，变成疟病。初发头痛而眩，痰气呕逆，寒热交作，脉来滑弦。治以化痰顺气法，加草果、藿香；如昏迷卒倒，宜以宣窍导痰法，加厚朴、草果、苏合香丸治之。

【原文】食疟

食疟者，即胃疟也。因于饮食失节，饥饱不常，谷气乖乱，营卫失和，一有不谨，则外邪冒之，遂成疟疾矣。其证寒已复热，热已复寒，寒热交并，噫气恶食，食则吐逆，胸满腹胀，脉滑有力，或气口[1]紧盛者，宜以楂曲平胃法，加藿香、草果治之。如脉迟滞，必兼寒也，可加干姜、白蔻。如脉缓钝者，必兼湿也，可加半夏、茯苓。食疟之证，兼寒兼湿为多，法当分治。

或问曰：介宾之书，谓疟疾之作，无非外邪为之本，岂果因食因痰有能成疟者耶？据此而论，痰食是为兼证，今先生专列痰疟、食疟之门何也？丰曰：素来痰体，加感凉风而致疟者，以痰为本，故曰痰疟。饮食停积，加受外邪而致疟者，以食为本，故曰食疟。如前所论暑、风、寒、湿、温、瘴、痺、牝等疟，倘有头眩、呕逆、脉滑者，是痰为兼证也；噫气、恶食、脉紧者，是食为兼证也，遂不能以痰疟、食疟名之。本证兼证，讵可以不辨哉！

【注释】

[1]气口：人体部位名，一般指寸口。即两手桡骨头内侧桡动脉的诊脉部位，又称“气口”或“脉口”，分寸、关、尺三部。

【提要】本节论述食疟的病因、病机、治则、治法等相关问题，之后又论述了食疟与痰疟的区别。

【精解】食疟多因饮食失节，饥饱失常，谷气乖乱，感受外邪而诱发的一种疟疾。其临床特点为寒热交作，寒已复热，热已复寒，并伴有嗳气、纳呆、食则吐逆、腹胀脘闷、脉滑有力或寸口脉紧等症，治疗宜以楂曲平胃法（苍术、厚朴、山楂、建曲、陈皮、甘草），加藿香、草果以理气健脾，开胃消食；食疟之证，兼寒兼湿为多，法当分治。兼寒，脉迟滞者，可加干姜、白蔻以温中散寒；兼湿，脉缓钝者，可加半夏、茯苓以健脾燥湿。

痰疟与食疟的成因有别，痰疟为素体痰湿体质，痰结胸中，外感风寒而成；食疟则是饮食伤胃，饥饱失常，复感外邪而致。

疟疾按临床证候分类有风疟、暑疟、湿疟、痰疟、食疟、寒疟、温疟、风热疟等不同。

【原文】疫疟

疫疟之为病，因天时寒热不正，邪气乘虚而袭膜原，欲出表而不能透达，欲陷里而未得空隙，故作寒热往来，或一日二三次，或一次而无定期也。寒轻热重，口渴有汗，右脉多胜于左，是为疫疟也。盖疫者役也，若役使然，大概沿门合境，长幼之疟相似者，皆可以疫名之。竟不必拘于一定之见证，当随时令而治，此司天[1]运气之所宜考也，拟以宣透膜原法为主。

【注释】

[1]司天：运气术语。见《素问·至真要大论》等篇。司，指主持、掌管；天，指气候、天象。在运气学说中，司天象征在上，主上半年的运气情况。

【提要】本节论述疫疟的病因、病机、治则、治法等相关问题，之后又论述了疫疟的由来以及与司天运气的关联。

【精解】疫疟多发生在气候异常，天时寒热不正之时，感受外界疫疠之邪，袭伏膜原而致。该病具有强烈的传染性和流行性，是病情凶重的疟疾。《三因极一病证方论》："病者发寒热，一岁之间，长幼相若，或染时行，变成寒热，名曰疫疟。"《张氏医通》："疫疟，夏秋之间，沿门阖境皆是也。"该病临床特点为寒热往来，热重寒轻，发热较高，烦渴汗出等，每日发作一次或二次甚至三次。本病治疗可用雷氏宣透膜原法（厚朴、槟榔、草果、黄芩、藿香、半夏、甘草）以疏利透达膜原。雷氏宣透膜原法是在吴又可达原饮的基础上加减化裁而成，槟榔除岭南瘴气，厚朴破疠气，草果除伏邪，三味协力直达其巢穴，使邪气溃败，速离膜原；黄芩、藿香、半夏、甘草化湿浊，清其热。

【原文】**鬼疟**

鬼疟者，因卒感尸疰[1]客忤[2]，寒热日作，恶梦多端，时生恐怖，言动异常，脉来乍大乍小[3]者是。俗云夜发为鬼疟者非。独有通一子谓无鬼疟，不啻阮瞻一流人也。丰历见之，患是证者，都系体弱属阴之人，而强壮属阳之体，无一患者。古云：壮士不病疟，殆指鬼疟而言。拟用驱邪辟祟[4]法治之，如未效者，咒法亦可用之。

程曦曰：疟不离乎少阳，诚哉是言。盖少阳者，胆也，胆壮自然无鬼，惟怯者则有之。试看胆壮之人，心无忌惮，所以避之可脱。胆怯之辈，每多疑心，心寒则胆益怯。怯则鬼魅愈侵，所以纠缠不已，即避之亦不能脱体也。

【注释】

[1]尸疰：一个病的名称。即尸注，九注之一。见《太平圣惠方》卷五十六。见《诸病源候论·尸注候》。主要表现为寒热淋沥，沉沉默默，腹痛胀满，喘息不得，气息上冲心胸，旁攻两胁，挛引腰脊，举身沉重，精神杂

错，恒觉惛谬，每逢节气改变，辄致大恶，积月累年，渐就顿滞，以至于死。死后复易旁人，乃至灭门。以其尸病注易旁人，故名尸注。

［2］客忤：旧俗以婴儿见生客而患病为客忤。

［3］乍大乍小：忽大忽小。

［4］祟：祸祟也，指鬼神带给人的灾难、病痛和疾苦，乃病因之一。

【提要】本节论述鬼疟的病因、病机、治则、治法等相关问题，之后又论述了鬼疟患者多系体弱阳虚之体。

【精解】程曦指出疟疾与少阳病有关，胆属少阳，胆壮则无鬼疟缠身，胆怯之辈，鬼魅愈侵。雷氏认为素体属阴之人易患鬼疟之证，临床常见寒热日作，恶梦多端，时生恐怖，言动异常，脉来乍大乍小，拟用驱邪辟祟法治之。

【原文】**虚疟**

元气本虚，感邪患疟，名虚疟也。其证寒热交作，自汗倦卧，饮食并减，四肢乏力，脉象举按[1]俱弦，寻[2]之则弱，宜以补气升阳法治之。又有久患疟疾，脾胃累虚，亦名虚疟也。盖胃虚则恶寒，脾虚则发热，寒则洒洒，热则烘烘，脉象浮之则濡，按之则弱，此宜营卫双调法，则疟疾不截而自罢矣。倘有肢凉便泻者，均加附子、干姜；或吐涎不食者，并加砂仁、半夏。治虚疟之法，尽于斯矣。

【注释】

［1］举按：轻指力按在皮肤上（浮取）为举，重指力按在筋骨间（沉取）为按。

［2］寻：不轻不重的中度指力（中取）为寻。

【提要】本节论述虚疟的病因、病机、治则、治法等相关问题。

【精解】虚疟种类有二：一是元气素亏，体质虚弱，复感外邪而致。其临床特点表现为寒热往来交替出现，神志倦卧，自汗乏力，纳差食少，脉象举按俱弦，寻之则弱，治宜补气升阳法（党参、黄芪、白术、甘草、陈皮、当归、升麻、柴胡）；二是久患疟疾，累及脾胃而致，临床以恶寒发热，脉濡弱，治宜营卫双调法，药用桂枝、黄芪、当归、白芍、党参、甘草。临证据情加减化裁。正如《金匮翼》所云："虚疟者，或体虚而病疟，或因疟而致虚。"

【原文】**劳疟**

劳疟者，因疟疾日久延为痨也。或因久病劳损，气血两虚而病疟也。或因劳役过度，营卫空虚而患疟也。脉象或软或弱，或小滑，或细数，发热恶寒，寒中有热，热中有寒，或发于昼，或发于夜，每遇小劳即发。气虚者多汗，饮食少进。血虚者，午后发热，至晚微汗乃解。此似疟非疟也，若误为疟治，而投剥削[1]之剂，未有不成瘵疾[2]者也。拟用营卫双调法，气虚者倍加参、芪，血虚者倍加归、芍。倘寒热分清，按时而至，脉兼弦象，显出少阳兼证，始可佐柴胡、青蒿，否则不可耳。

【注释】

[1] 剥削：即苦寒重剂。

[2] 瘵（zhài 债）疾：疫病。亦指痨病。

【提要】本节论述劳疟的病因、病机、治则、治法等相关问题。

【精解】劳疟，由于患疟日久，延而为劳，或久病劳损，气血两虚而成。劳役过度，营卫空虚。亦能致之。脉象或软而弱，或小滑或细数。其症：发热恶寒，寒热兼作，或昼或夜，发无定时。每遇小劳即发。气虚者多汗，饮食少进；血虚者午后发热，至晚则微汗而解。此似疟非疟之症，如误为疟治，妄图剥削，未有不成瘵疾也。治宜营卫双调法。气虚者，倍加参、芪；血虚者，倍加归、芍。倘寒热分清，按时而至，脉兼弦象，显出少阳兼证者，始可佐以柴胡、青蒿，否则不可用也。

【原文】**疟母**

凡疟经年不愈者，谓之老疟。或食积，或痰涎，或瘀血，皆能结成痞块，藏于腹胁，作胀而痛，令人多汗，谓之疟母。亦有因调治失宜，营卫俱虚，或截疟太早，邪伏肝经胁下，而成痞块者。丰历见之，其痞居左胁者为多。盖左胁属肝，当补虚之中，兼以疏肝为治。宜用调中畅气法去芪、术、甘、荷，加青皮、鳖甲、牡蛎、半夏治之。如形气未衰，块痛甚者，蓬[1]、棱、肉桂，并可加入。倘偏用攻破剥削，以治其块，而不顾其正者，延为中满，遂不可医，可不谨欤！

【注释】

[1] 蓬：蒿也，即青蒿，可以截疟。

【提要】本节论述疟母的病因、病机、治则、治法等相关问题，之后又论述了疟母的治疗不可单纯使用功伐与苦寒之剂。

【精解】凡疟经年不愈者，谓之老疟。食积、痰涎、瘀血，皆能结成痞块。腹胀胁痛，令人多汗，此谓疟母。亦有因调治失宜，营卫俱虚，或截疟过早，邪伏肝经胁下而成痞块者。治法以补虚之中兼以疏肝为宜。可用调中畅气法去芪、术、甘、荷，加青皮、鳖甲、牡蛎、半夏治之。如形气未衰，块痛甚者，可加莪术、三棱、肉桂。但偏用攻破剥削以治其块，而不顾其正者，必延成中满，致不可治。

【原文】三日疟

三日疟，又名三阴疟，间两日而发者是也。丹溪曰：发于子午卯酉日者为少阴疟，寅申巳亥日者为厥阴疟，辰戌丑未日者为太阴疟。其说似乎近理，然介宾、路玉[1]皆驳为非，悉以轩岐之训为准则也。经曰：时有间二日，或至数日而发者，邪气与卫气客于六腑，而有时相失，不能相得，故休数日乃作也。李念莪[2]释云：客，犹言会也。邪在六腑，则气远会稀，故间二日，或休数日也。由是观之，丹溪之言，不足为训。盖间二日而作者，以邪气深客于腑，是与卫气相失而然，宜以双甲搜邪法治之。如阴虚之体，益以首乌、当归；阳虚之体，益以鹿霜、潞党。至间数日而作者，其邪愈深，不待言矣。凡邪深陷者，必因正气空虚，当用补气升阳法，助其既虚之正，提其已陷之邪，使正气复旺，邪气自出，则疟不驱自遁矣。

或问：先生论疟，既及三阴，而不及三阳者何也？答曰：丹溪分别三阴，前贤已驳之矣。今既问及三阳，不得不略言之。大概疟在太阳则寒重，法当汗之。在阳明则热重，法当清之。在少阳则寒热往来，法当和之。又问：诸疟悉详，何独遗胎疟一证？究竟何如？曰：胎疟今之俗名也。有谓襁褓小儿患疟为胎疟，有谓从未患疟为胎疟，又以母年之多寡，与疟期相应，此未尽然。总之，无论其襁褓壮年，而未曾患疟者，悉称为胎疟也。仍当分暑、风、寒、湿等疟而治。历尝见之，较诸疟逾格缠绵，最难速愈，必俟其势衰微，方可断截耳。

【注释】

[1] 路玉：即张璐，明末清初医学家，字路玉，晚号石顽老人。其主要作品有《张氏医通》《千金方衍义》等。

[2] 李念莪：李中梓，明末清初医学家，字士材，号念莪，又号尽凡。其主要作品有《医宗必读》《内经知要》等。

【提要】本节论述三日疟的病因、病机、治则、治法等相关问题，之后又论述了胎疟病名的由来与预后。

【精解】三日疟即三阴疟，多因元气内虚，卫气不固，疟邪潜伏于三阴，故名。邪气与卫气客于六腑，而有时相失，不能相得，故休数日而又复作，宜以双甲搜邪法治之。如阴虚之体，益以首乌、当归；阳虚之体，益以鹿霜、潞党。凡邪深陷者，必因正气空虚，当用补气升阳法，助其既虚之正，提起已陷之邪，使正气复旺，邪气自出，则疟不驱自遁矣。

【原文】**伏暑**

伏天所受之暑者，其邪盛，患于当时；其邪微，发于秋后，时贤谓秋时晚发，即伏暑之病也。是时凉风飒飒，侵袭肌肤，新邪欲入，伏气欲出，以致寒热如疟，或微寒，或微热，不能如疟分清。其脉必滞，其舌必腻，脘痞气塞，渴闷烦冤，每至午后则甚，入暮更剧，热至天明得汗，则诸恙稍缓。日日如是，必要二三候[1]外，方得全解。倘调理非法，不治者甚多。不比风寒之邪，一汗而解，温热之气，投凉则安。拟用清宣温化法，使其气分开，则新邪先解，而伏气亦随解也。然是证变易为多，其初起如疟，先服清宣温化法。倘畏寒已解，独发热淹绵，可加芦、竹、连翘，本法内之半夏、陈皮，乃可删去，恐其温燥之品，伤津液也。其舌苔本腻，倘渐黄、渐燥、渐黑、渐焦，是伏暑之热，已伤其阴，于本法内可加洋参、麦冬、元参、细地治之。倘神识昏蒙者，是邪逼近心包，益元散、紫雪丹，量其证之轻重而用。倘壮热舌焦，神昏谵语，脉实不虚，是邪热归并阳明，宜用润下救津法治之。如年壮体强，以生军易熟军，更为有力。种种变证，务在临证之时，细审病之新久，体之虚实，按法用之，庶无差忒耳。

或问曰：曾见禹载书中论伏暑，谓三伏之时，以书晒曝烈日之中，随即收藏于笥[2]，火气未散，冬时启笥，触之遂病。今是论中全未言及，得毋遗漏乎？答曰：子诚刻舟求剑也，此不过偶一有之之证。若此论之，则伏暑之证，专病晒书之家，而无书晒者则不病；专病在冬，而三秋则不病，可发一笑。

【注释】

[1] 候：五日谓之一候。二、三候外，即十至十五日以外也。

[2] 笥：盛饭或盛衣物的方形竹器。

【提要】本节论述伏暑的病因、病机、治则、治法等相关问题，之后又专门驳斥了晒书和专病在冬与伏暑的关联。

【精解】伏天受暑，其邪甚，发于当时；其邪微，发于秋后。所谓秋时晚发，即伏暑之症也，当是时也，凉风飒飒，侵袭肌肤，新邪欲入，伏邪欲出，以致寒热如疟，或微寒，或微热，不能与疟疾分清。脉滞苔腻，脘痞气窒，渴闷烦冤，午后则甚，入夜更剧，热至天明，得汗则诸恙稍缓。日日如是，必要二、三候外，日减一日，方得全解。如元气不支或调理非法，不治者甚多。不比风寒之邪一汗而解，温热之气投凉即安，宜清宣温化法，使其气分开，则新邪先解，伏邪也随之而出也。如初起如疟，可先服清宣温化法。倘畏寒已解，独发热淹绵，可加竹叶、芦根、连翘，减半夏、陈皮，免伤津液。其舌苔本腻，若渐黄、燥、黑、焦，是伏暑之热已伤其阴，于本法内加西洋参、麦冬、玄参、生地黄治之。倘神志昏蒙，是邪逼心包，可用益元散、紫雪丹，量其轻重投之。倘壮热舌焦，神昏谵语，脉实不虚，是热邪归并阳明，宜用润下救津法治之。如年壮体强，即以熟军改为生军。

【原文】**秋暑**（附：秋凉）

七月大火西流，暑气渐减，而凉气渐生，其时炎熇尚存，一如盛夏，亦有较盛夏更热之年，人感其热而病者，为秋暑，即世俗所称秋老虎是也。斯时湿土主气，犹是暑湿交蒸，但见壮热烦渴，蒸蒸自汗，脉象洪濡或数，是秋暑之证，其治法与阳暑[1]相同，亦宜清凉涤暑法。倘交秋令以来，凉气袭人，人感其气，即患头痛恶寒，发热无汗，脉象浮弦或紧，是秋凉之证，其治法与阴暑无异，亦宜辛温解表法。若交秋分之后，燥金主气，遇有秋凉之见证者，是为燥之胜气，宜用苦温平燥法。遇有秋暑之见证者，是为燥之复气，宜用甘寒生津法。每见近时之医，不究六气者多，一交秋令，便云秋燥。不知初秋烦热，是为秋暑；又不知斯时湿土主令，指暑指湿，而为燥气，不甚谬哉！

【注释】

［1］阳暑：夏季感受暑热之邪所致的病证。一名动暑、中暍。

【提要】本节论述秋暑的病因、病机、治则、治法等相关问题，之后又论述了秋暑与秋凉的鉴别。

【精解】秋令较盛夏更热，人感其热而病者，称为秋暑。俗称秋老虎是也。斯时湿土主气，暑湿交蒸，若症见壮热烦渴，蒸蒸自汗，脉洪濡或数，即为秋暑也。治法与阳暑相同，以清凉涤暑法治之。倘时令凉气袭人，人感其气，即患头痛恶寒，发热无汗，脉洪弦或紧，是为秋凉之证。治法与阴暑相同，宜辛温解表法；若在秋分之后，燥金主气，遇有秋凉之见证者，是为燥之胜气，宜用苦温平燥法；如遇秋暑之见证者，是为燥之复气，治宜甘寒生津法。三者宜细别之。

拟用诸法

【提要】本卷拟用治方22法，辛散太阳法即成方桂枝羌活汤加前胡、豆豉及大枣而成，针对风疟、寒疟而设；宣透膜原法源于达原饮，针对湿疟、疫疟而设；和解兼攻法源于大柴胡汤，针对寒热疟疾，兼之里积而设；甘寒生津法源于增液汤，针对瘅疟而设；化痰顺气法，源于二陈汤，针对痰疟而设；宣窍导痰法合苏合香丸，针对痰疟昏迷卒倒而设；楂曲平胃法源于平胃散，针对食疟而设；补气升阳法即东垣补中益气汤，针对虚疟而设；营卫双调法源于桂枝汤，针对劳疟而设；调中畅气法是东垣补中益气汤加减而成，针对疟母而设；清宣温化法是二陈汤加连翘、杏仁、瓜蒌壳、佩兰叶而成，针对伏暑而设；若伏暑邪闭心包，量其证之轻重用益元散和紫雪丹。体现了以法统方的统一性。

【原文】**清营捍疟法**　治暑疟恶寒壮热，口渴引饮。

连翘（一钱五分，去心）　竹叶（一钱五分）　扁豆衣（二钱）　青蒿（一钱五分）　木贼草（一钱）　黄芩（一钱，酒炒）　青皮（一钱五分）

加西瓜翠衣一片为引。

此治暑疟之法也。夫暑气内舍于营，故君以翘、竹清心，却其上焦之热。臣以扁衣解暑，青蒿祛疟。佐以木贼发汗于外，黄芩清热于内。古云疟不离乎少阳，故使以青皮引诸药达少阳之经，瓜翠引伏暑透肌肤之表。

【医案举隅】

一、暑疟案

雷某，女，26岁。1967年8月6日初诊。

［病史］患者妊娠6个月，现值夏秋之交，忽感恶寒壮热，头痛如裂，口渴引饮，着衣则烦，去衣则凛，汗出热退，每日发作一次，发有定时，饮食欠佳，精神不振，舌淡红，苔心黄，脉弦滑。

［诊断］西医诊断：查血检出疟原虫。

［治法］患者因有习惯性流产史，惧服奎宁，求治于中医。

［方药］初投小柴胡汤加常山、草果等。

二诊：三剂无效。改用本法加减：青蒿20g，淡竹叶、扁豆衣、连翘、木贼草、黄芩各10g，西瓜翠衣1片。1剂后寒热缓解，3剂后热退诸症大减，唯神倦纳差，再以清暑益气之剂调理而康复。

杜勉之．运用清营捍疟法一得［J］．中医杂志，1984（2）：76.

按语：清营捍疟法是以蒿芩清胆汤合香薷散去竹茹、半夏、茯苓、枳壳、陈皮、碧玉散、厚朴，加木贼草、青皮而成，针对暑疟而设。王孟英云："风寒之疟可以升散。暑湿之疟必须清解。"临床治疟，对风寒正疟，可用小柴胡汤加减，而暑湿时邪致疟，当用本法化裁。方中青蒿苦寒芬芳，既可清透少阳之邪，又有祛暑截疟之功，且无堕胎之虑，欠为孕妇截疟之良药，但需兼有暑湿见证。

二、伏暑类疟案

张某，男，42岁。1982年9月5日初诊。

[病史]患者素有暑湿内蕴，感凉后恶寒发热，咳嗽微渴，胸闷纳呆，予抗生素3天，反高热达39℃，某医诊为"风热外感"，投以银翘散加减未效，继则寒热如疟，发无定时，又予小柴胡汤加减仍未中的。现恶寒壮热，体温40.5℃，入暮尤甚，天明得汗诸恙稍缓，口渴引饮，心烦不寐，尿赤便溏，面色潮红，舌边尖红，苔灰白，脉弦滑而数。

[诊断]证属伏暑类疟。

[方药]投予本法加减：青蒿20g，淡竹叶、连翘、黄芩、生石膏各10g，青皮、木贼草、甘草各5g。2剂后热减，体温降至38.6℃。4剂后热退，诸恙悉平。

杜勉之. 运用清营捍疟法一得[J]. 中医杂志，1984（2）：76.

按语：患者暑邪内蕴，至仲夏复感新凉，引动伏邪而发，初在卫气，暑湿相混，类似感冒，但因暑湿在里，非比风寒之邪一汗可解，温热之气投凉则安，故用辛凉解表之剂无效。迅即邪陷少阳，暑湿化燥，内舍于营，选用本法，清气凉营，解暑透热，药中病机，故投药六剂，病即霍然。

三、暑入心营误为疟疾案

陈某，男，28岁。1973年7月15日初诊。

[病史]时值酷暑，于烈日下劳动，感头晕且痛，全身不适，翌晨突然寒战高热，大汗淋漓，汗出热减。某医诊为"疟疾"，投氯喹等药，反增恶心呕吐，口苦咽干，又予小柴胡汤加减，寒热反剧，入夜尤甚，头痛欲裂，夜寐不安，遂来门诊。症见恶寒壮热，体温40.5℃，神倦嗜睡，尿赤便干，面色潮红，舌红少苔，脉虚数。

[诊断]证属暑入心营。

[方药]予本法加减：青蒿20g，生石膏、生地黄各15g，扁豆衣、淡竹叶、金银花、连翘、黄芩、玄参、麦冬各10g，青皮5g。2剂后体温降至38.5℃，5剂后痊愈。

杜勉之. 运用清营捍疟法一得[J]. 中医杂志，1984（2）：76.

按语：本案患者初起误诊为疟疾，投氯喹后反致胃气上逆，继又误予小柴胡汤，致使暑湿化燥伤阴，内陷心营，病情日重。此证不同于热闭心包之神昏，万不可误投三宝（安宫牛黄丸、紫雪丹、至宝丹）之类，恐易引邪深入。

【原文】**辛散太阳法** 治风疟寒少热多，头痛自汗，兼治伤寒伤湿。

嫩桂枝（一钱） 羌活（一钱五分） 防风（一钱五分） 甘草（五分） 前胡（一钱五分） 淡豆豉（三钱）

加生姜二片，红枣三枚，煎服。

凡外邪袭人，必先伤于太阳之表。疟虽因于伏暑，又必因外感秋风而触发也。盖风疟有风在表，故宜辛散之方。其中桂、羌、防、草，即成方桂枝羌活汤，本治风疟之剂也。内加前胡散太阳，复泄厥阴。淡豉解肌表，且祛疟疾。更加攘外之姜，安内之枣，表里俱安，何疟之有哉！

【医案举隅】

邪郁肌表案

路某，女，51岁。2015年4月26日初诊。

［病史］因感冒1个多月来我院就诊。患者1个月前温泉浴后不慎掉入冷水中，出现身痛乏力、恶寒无汗、头晕等症状，自服感冒药后上诉症状未缓解，遂就诊于当地医院，诊断为“感冒”，给予常规药物治疗，症状亦未见好转，且逐渐加重。后于我院张建平主任处治疗，就诊时患者症见无汗、恶寒、身痛，胁肋部尤甚，鼻干口微渴、烦躁、小便赤热、寐差、舌质淡、苔薄白腻、左寸脉浮紧、右脉洪大。

［诊断］“无汗证”，辨证为外感寒湿，腠理郁闭，营卫失调，枢机不利，邪从热化，内犯脏腑。

［治法］治以发汗解表、调和营卫，以桂枝羌活汤加减为主。

［方药］桂枝18g、羌活12g、防风15g、麻黄6g、麻黄根10g、白芍15g、炙甘草15g、杏仁10g、生姜7片、大枣5枚、细辛3g、白芷12g、川芎15g、黄芩15g、清半夏12g、柴胡12g、白芥子10g、秦艽10g、黄连10g、肉苁蓉10g、肉桂10g、淫羊藿15g、生黄芪30g。

二诊：7剂后患者症状明显减轻，出汗渐增，身痛依旧。

［方药］原方秦艽增至12g，黄芪增至15g，又服7剂。

三诊：诸症好转，已基本痊愈，故效不更方再服7剂以巩固疗效，后随访患者情况，患者自述以上症状已全部消失，遂痊愈。

韩金星，鞠静，梁延庆，等. 张建平主任临床治疗疑难杂症验案两则［J］. 亚太传统医药，2016，12（6）：92–93.

按语： 辛散太阳法是以桂枝羌活汤加淡豆豉而成，原为针对风疟、伤寒伤湿而设。本案患者温泉浴后腠理大开，突遇寒湿之邪，直中经络脏腑。邪郁肌表，腠理闭塞，枢机不利，故无汗；热闭于里，营卫失调，邪从化热，故身热烦躁；邪在少阳，经气不利，所致胁肋部胀痛，寒邪侵于卫表，故周身酸楚困痛，颈项强直不利。患者病已月余，正气消耗过多，治疗时需温补阳气以助驱邪。以桂枝羌活汤温通阳脉、发汗解肌、外散风寒，加麻黄增强其发汗之功。诸药合用，使卫阳宣通，营卫调和，风寒外散，腠理畅达。方中羌活条达肢体、畅通血脉，为治太阳风寒湿邪在表之要药；防风祛风胜湿，助羌活散表邪；细辛、白芷、川芎散寒除痹、行气活血、止头身疼痛；再以黄芩、黄连清里热，防止诸辛温燥烈之药伤津；柴胡和解少阳；白芥子温中散寒、疏通经络；秦艽祛风湿、清湿热、止痹痛；甘草调和诸药。上药合用，共奏发汗祛湿、温中散寒、活血止痛之功。《医方考》云："邪在太阳者，治以羌活；邪在阳明者，治以白芷；邪在少阳者，治以黄芩；邪在太阴者，治以苍术；邪在少阴者，治以细辛；邪在厥阴者，治以川芎；而防风者，又诸药之卒徒也。"

【原文】**宣透膜原法**　治湿疟寒甚热微，身痛有汗，肢重脘懑。

厚朴（一钱，姜制）　槟榔（一钱五分）　草果仁（八分，煨）　黄芩（一钱，酒炒）　粉甘草（五分）　藿香叶（一钱）　半夏（一钱五分，姜制）

加生姜三片为引。

此师又可达原饮之法也。方中去知母之苦寒及白芍之酸敛，仍用朴、槟、草果，达其膜原，祛其盘踞之邪，黄芩清燥热之余，甘草为和中之用，拟加藿、夏畅气调脾，生姜破阴化湿，湿秽乘入膜原而作疟者，此法必奏效耳。

【医案举隅】

一、痰阻膜原案

邓某，男，38岁。1983年9月17日初诊。

［病史］患者自诉纳差、脘闷、腹胀、大便稀溏已2年余。曾在某医院门诊请中医诊治，服桂枝理中丸、平胃散、补中益气汤等温中健脾、理气消胀及芳化祛湿之剂前后达200余剂，疗效不著。刻诊：除上述症状外，见舌苔白厚而腻，中心黄黑而润、脉小滑。

［诊断］痰浊伏于膜原，阻遏气机，肠胃不和，脾失健运。

［治法］治以辛香宣透，和胃化浊。

［方药］用宣透膜原法化裁：厚朴 12g、焦榔 12g、草果 6g、黄芩 12g、法半夏 10g、甘草 6g、陈皮 10g、竹茹 10g、云苓 10g、黄连 10g、滑石 18g、藿香 10g、通草 6g、杏仁 10g，2 剂，水煎服。

二诊（9 月 19 日）：服药两剂后纳馨。脘懑、腹胀、大便稀溏诸症均有明显减轻。苔白厚腻亦略减，中心仍微黑而润。病情虽见好转，然痰浊阴霾之邪最易却而复聚，宜继服上方，一鼓作气，剪除余邪。

三诊：二诊后数月，患者来诉云：继服上方两剂后自觉已无不适，故而自行停药，未再继续治疗。缠绵两年之疾，竟告痊愈。嘱薄滋味，慎起居，善加调养，以杜复发。

柴乐易. 宣透膜原法运用浅识［J］. 四川中医，1986（8）：9.

按语：宣透膜原法是以达原饮由去知母、芍药，加半夏、藿香叶而成，原为针对湿疟而设。本案从邪伏膜原后而见脘闷的症状及本法所用之药多辛香理气、和胃降浊之品来看，膜原实即泛指人体气机升降出入、三焦之门户，可谓心下脘上、胸膈之间等部位而言。故临床运用本方，不必为膜原之名所拘，只要见到胸脘痞闷、肢重、苔厚腻浊之因湿浊内壅、阻碍气机者，投以本法均可获得良效。

二、邪遏膜原，郁闭肌表之盗汗案

王某，女，44 岁。1985 年 2 月 5 日初诊。

［病史］盗汗 5 个月余，X 线摄片提示心肺无殊，屡服中西药无效。诊见患者神疲乏力，面色萎黄，纳呆恶心，便干尿短赤，傍晚形寒，身热不扬。舌边红，苔白腻，脉弦。

［诊断］此乃邪热阻遏膜原，郁闭肌表，腠理开合失司所致。

［治法］宜雷氏宣透膜原法。

［方药］用达原饮加味：川厚朴、柴胡各 6g，槟榔、枳壳、藿香、佩兰、制半夏、焦山栀、冬桑叶、碧玉散（包煎）各 10g，草果、黄芩各 5g，青蒿 15g，辟瘟丹（吞服）1 锭。

二诊：3 剂后盗汗基本消失，傍晚寒热除，白腻苔化，脘舒纳增，恶心已止。

［方药］予上方去辟瘟丹加糯稻根 20g，4 剂告愈，追访一个月，一切正常。

孙慧芬. 宣透膜原法治盗汗低热［J］. 浙江中医杂志，1994（9）：430.

按语：宣透膜原法，出自雷少逸《时病论》，原治温疟寒甚热微，身痛有汗、肢倦胸闷之证。上述案例，属湿热时邪郁蒸，留恋膜原，腠理开阖失司致盗汗淋漓，实属类疟。湿热蒸动，服用雷氏达原饮开达膜原，宣透湿浊则寒热自除。

【原文】**清凉透邪法**　治温病无汗，温疟渴饮，冬温之邪内陷。

鲜芦根（五钱）　石膏（六钱，煨）　连翘（三钱，去心）　竹叶（一钱五分）　淡豆豉（三钱）　绿豆衣（三钱）

水煎服。

此治温病无汗之主方，其伏气虽不因风寒所触而发，然亦有有汗无汗之分。无汗者宜透邪，有汗者宜保津，一定之理也。凡清凉之剂，凉而不透者居多，惟此法清凉且透。芦根中空透药也，石膏气轻透药也，连翘之性升浮，竹叶生于枝上，淡豆豉之宣解，绿豆衣之轻清，皆透热也。伏邪得透，汗出微微。温热自然达解耳。

【医案举隅】

发热无汗案

何某，男，29岁。1998年4月28日初诊。

［病史］患者在当地医院住院治疗，已发热12天，体温最高41℃，输液治疗无效。现述口干无汗，无恶寒及寒战，舌质红，苔薄白，脉细数。

［诊断］考虑温邪内陷伤阴。

［治法］予以清凉透邪法。

［方药］因高热已久，津液已伤，原方基础上加入知母10g、金银花10g、玄参10g、麦冬10g、薄荷6g、茅根15g。经服上方2剂，患者汗出热退痊愈出院。

万鹏，陈泉，周德奇．付灿鋆主任中医师治疗外感热病临床经验［J］．中国中医急症，2011，20（5）：732.

按语：清凉透邪法是以银翘散加芦根、石膏、绿豆衣而成，针对温疟、冬温而设。本案发热无汗多为温邪内陷所致。可用雷少逸清凉透邪法，雷氏认为："凡有一切温热，总宜刻刻顾其津液。"因此雷氏随证型、病机之异，而立不同方法以护养津液。如立"清凉透邪法"，透邪以保津，"祛邪"以"安正"。轻清透药，伏邪得透，微微汗出，温热之邪自然得解。

【原文】**清热保津法**　治温热有汗，风热化火，热病伤津，温疟舌苔变黑。

连翘（三钱，去心） 天花粉（二钱） 鲜石斛（三钱） 鲜生地（四钱） 麦冬（四钱，去心） 参叶（八分）

水煎服。

此治温热有汗之主方。汗多者，因于里热熏蒸，恐其伤津损液，故用连翘、花粉，清其上中之热；鲜斛、鲜地，保其中下之阴；麦冬退热除烦；参叶生津降火。

【医案举隅】

冬温案

青年男子张某。

［病史］患冬温病，延某医诊治，初起用解表，继用养阴，因病势不退，再用荆防发表，一身大汗之后，发生视歧，即据《黄帝内经》“精散则视歧”之说，投大剂滋阴补肾如熟地黄、首乌、枸杞等药，病仍无起色，改延夏应堂诊治。

［治法］固拟轻清泄热，肃肺制肝，俾邪得透达，则蕴热自清，肝火自息，热清火息，阴津自保，一举两得，有利无弊。

［方药］遂订方用鲜沙参一两、连翘三钱、天花粉六钱、桑叶二钱、白薇钱半、金银花三钱、鲜竹茹二钱，投剂后，患者见咳痰鼻衄，曰：“邪得出路矣。”翌日热势渐退，不数剂即愈。

黄文东，裘沛然，张镜人，等. 近代中医流派经验选集·夏应堂医案［M］. 上海：上海科学技术出版社，2011.

按语：清热保津法是以银翘散合白虎汤化裁而成，原为针对温热病伤津而设。本案临床特征性表现在于视歧。就视歧而论，前医用补法，虽根据《黄帝内经》理论作为指导，但《黄帝内经》原文，在“精散则视歧”原文之上，尚有“邪中于项”及“邪中其睛”之句，说明本证有邪、正两个方面，正虚的固当扶正，邪盛的还应祛邪。今服补药不应，当从驱邪着手。本证病邪属冬温，病属温邪，温热文献虽未见有视歧之说，但《伤寒论》有“伤寒六七日，目中不了了，睛不和，无表里证，大便难，身微热者，此为实也，急下之，宜大承气汤”之文，症情虽有不同，而病机却有相似之处，可资借鉴。今病已三候，身热不退，口渴能饮，大便不畅，苔黄质红，脉细弦数，是温邪郁而化热，流走于气分，熏蒸于阳明，引动肝火，火性上炎，清窍被蒙。今表已离卫，发汗徒伤其津，里未及营，滋阴必滞真邪。邪热既无出路，积火自焚，势必劫津伤阴。患者脉不沉实，急下存阴虽不可用，而清热保津之法，正堪一施。盖阳明腑证之实热，须下达而得出路。而阳明气分之妙，协须外达而得出路。讲到治法，案中从正、反两方面进行分析，然后确定清热保津之法。从理法到方药，紧密衔接，成竹在胸，故虽服药后咳呛鼻衄，不认为变证而认为邪有出路，果然得到治愈。

【原文】**宣窍导痰法**　治风邪中脏中腑，及痉发昏倒等证。

远志（一钱，去心）　石菖蒲（五分）　天竺黄（二钱）　杏仁（三钱，去皮尖研）　瓜蒌实（三钱，研）　僵蚕（三钱，炒）　皂角炭（五分）

水煎，温服。

风邪中于脏腑者，宜施此法。其中乎经，可以顺气搜风；其中乎络，可以活血祛风；今中脏腑，无风药可以施之，可见中脏之神昏不语，唇缓涎流，中腑之昏不识人，便溺阻隔等证，确宜宣窍导痰。方中天竺、远、菖，宣其窍而解其语；杏仁、蒌实，导其痰且润其肠；僵蚕化中风之痰，皂角通上下之窍，此一法而两用也。尤恐其力之不及，中腑更佐以百顺，中脏更佐以牛黄，按法用之，庶无差忒。

【医案举隅】

中风案

徐（左）。体丰于外，气弱于内。气弱则饮食酿痰，阻于心脾之络，风阳夹痰，乘势内煽，遂致舌强难言，右手足营运不利，神呆悲感，不能自主，嬉笑无常。苔胖质腻，脉左弦右滑，而不分明。痰得风而愈炽，风夹痰而益旺，类中之渐势恐复中变生不测。姑拟补气之不足泻痰之有余，佐以息风宣络冀神清为幸。

台参须　制半夏　远志肉　郁金　九节菖蒲　明天麻（煨）　天竺黄　制南星　橘红　白僵蚕（炒打）　净双钩　苏合香丸

张聿青. 张聿青医案［M］. 北京：人民卫生出版社，2006.

按语：宣窍导痰法是由远志、石菖蒲、天竺黄、杏仁、栝楼实、僵蚕、皂角炭组成。针对痰蒙清窍而设。王旭高谓："劳碌耗脾之气，"脾虚则湿溃，故中风由于痰湿为标，气虚为本，用天竺黄、远志、石菖蒲宣窍解语，半夏、陈皮化痰健脾，僵蚕、天南星祛风化痰，更加天竺黄涤浊通阳，丝丝入扣，不愧名家高手。

【原文】**芳香化浊法**　治五月霉湿，并治秽浊之气。

藿香叶（一钱）　佩兰叶（一钱）　陈广皮（一钱五分）　制半夏（一钱五分）　大腹皮（一钱，酒洗）　厚朴（八分，姜汁炒）

加鲜荷叶三钱为引。

此法因秽浊霉湿而立也。君藿、兰之芳香，以化其浊；臣陈、夏之温燥，以化其湿；佐腹皮宽其胸腹，厚朴畅其脾胃，上中气机，一得宽畅，则湿浊不克凝留；使荷叶之升清，清升则浊自降。

【医案举隅】

身热不扬案

丁（左）。热不外扬，神情烦闷，中脘痞阻，哕恶呕吐，不能容纳，头目晕眩，渴喜沸饮。左脉弦滑，右部糊滞。此肝阳上逆，夹停饮窒塞气机。恐发痉发呃。

制半夏　炒竹茹　广藿香　郁金　川朴　枳实　白蔻仁　煨天麻　生熟香附　玉枢丹（三分研末先调服）

张聿青. 张聿青医案［M］. 北京：人民卫生出版社，2006.

按语：芳香化浊法是以藿香叶、佩兰叶、广陈皮、制半夏、大腹皮、厚朴、鲜荷叶而成，针对秽浊霉湿而设。霉湿致病，湿中有热，热中有湿，与诸湿之病颇异。症见胸痞腹闷、时欲恶心、身热有汗，此为霉湿之浊气，塞遏上中气分之证，非香燥之剂，不能破也。拟以芳香化浊法，稗其气机开畅，则上中之邪，不散而自解也。

【原文】**和解兼攻法**　治寒热疟疾，兼之里积。

柴胡（一钱五分）　黄芩（一钱，酒炒）　半夏（一钱五分，姜制）　甘草（六分）　玄明粉（二钱）　熟军（二钱）　枳壳（一钱五分）

流水煎服。

柴、芩、夏、草以和解，玄明、军、枳以攻里，此仿长沙大柴胡之法也。

【医案举隅】

一、痄腮案

肖某，男，10岁。1995年3月就诊。

［病史］患儿初起发热、头痛3天，热未退便左侧耳垂周围漫肿，边缘不清，触之灼热，自觉有酸胀感，咽痛，咀嚼不便，食欲不振，大便干结难解，苔薄黄，脉小滑数。测体温38.6℃。

［诊断］乃因感受风温，壅阻少阳经脉，热毒蕴结，郁而不散。

［治法］予大柴胡汤和表泄热。

［方药］柴胡12g，黄芩10g，枳实6g，蒲公英10g，金银花10g，连翘12g，板蓝根10g，生大黄3g（后下），3帖，嘱以鲜仙人掌剖开加白糖捣烂外敷患处。

二诊：服药后热渐退，腮肿较前为轻。

［方药］原方去生大黄，续服3剂，腮肿基本消退，续服抗病毒冲剂5日，告愈。

梅颖．大柴胡汤的临床应用举隅［J］．南京中医药大学学报，1998，14（2）：112-113.

按语：和解兼攻法是以大柴胡汤去芍药，加玄明粉而成，原为针对少阳阳明而设。本案腮腺炎多为儿科疾病，中医属“痄腮”的范畴。风温病毒从口鼻而入，壅阻少阳经脉郁而不散，结于腮部。绕耳而行，邪入少阳，经脉壅滞，气血流行受阻，故耳下腮颊漫肿坚硬疼痛。而风温之邪又最易从阳明经传入阳明腑而致里结，故运用大柴胡汤治疗。柴胡、黄芩和解少阳；蒲公英、金银花、连翘、板蓝根清热解毒祛风；枳实、大黄泄下里结；诸药共用使风温邪毒通过清胃通腑而得以下泄，配合外敷清热抗炎之仙人掌，内外合治，异曲同工。

二、荨麻疹案

吴某，女，37岁。1992年6月就诊。

［病史］患者初因饮食不慎，突发风疹块已达1个月余，周身搔痒异常，疹块色红成片，扪之灼热，曾在皮肤科就诊，用葡萄糖酸钙、地塞米松等静脉推注，加服氯雷他定片，药后疹略退，停药后复起，来我科时周身疹块疏密不等，色红，以两胁肋、腰际多见，自诉时有脘腹疼痛，甚则有短时间绞痛，纳呆，恶热，烦躁，口渴，大便解而不畅，舌尖红，苔中根薄黄腻，脉小弦。

［诊断］此因进食荤腥燥热之物，蕴湿生热于肠胃，热郁于肌肤而发。

［方药］柴胡10g，黄芩10g，白芍10g，姜半夏10g，枳实10g，生大黄5g（后下），防风10g，荆芥10g，牡丹皮10g，僵蚕10g。

二诊：服药7剂后大便通，疹渐退，搔痒较前减轻，腹痛偶发。续进5剂，疹消，腹无所苦。嘱忌食海鲜辛辣之物，以防再发。

梅颖．大柴胡汤的临床应用举隅［J］．南京中医药大学学报，1998，14（2）：112-113.

按语：荨麻疹，在中医谓之“风疹”，顾名思义，为外感风邪所致，当祛风止痒无可非议。然该患者除皮肤疹块外兼脘腹疼痛不已，口渴，纳呆，恶热，便秘等一派胃脘实证之象。肺主皮毛，肺与大肠相表里，当辨为过食辛辣，肠内积湿生热不得发，内不得泄，郁蒸肌肤所致。因此用大柴胡汤清热攻里，内泄结热，借大肠传送之职泄下肌表之邪，通里以宣表，以达和解表里之目的。

三、牙痛案

丁某，男，42岁。1996年9月就诊。

［病史］患者平素喜食烟酒，常感口干。此次因恼怒而致牙龈充血、肿胀、疼痛，口渴喜饮，口臭，甚则时有齿衄，烦躁，便秘尿黄，舌苔黄厚，脉滑数。服糠甾醇片和抗生素效微。

［诊断］此乃肝郁化火，火毒壅滞少阳，内陷阳明。

［方药］柴胡 10g，黄芩 10g，赤芍 10g，黄连 5g，枳实 10g，半夏 10g，焦山栀 6g，生大黄 6g（后下），生石膏 15g（先煎），牡丹皮 10g，生地黄 12g，升麻 5g。7 剂，嘱少食辛辣刺激之物，戒烟酒。

二诊： 服药后肿消，疼痛已减，大便通畅，口臭较前为轻。

［方药］上方去生大黄续服药 1 周，嘱用金银花、淡竹叶、薄荷、食盐煎汤含漱，经调理痊愈。

梅颖. 大柴胡汤的临床应用举隅［J］. 南京中医药大学学报，1998，14（2）：112–113.

按语： 牙周炎虽为头面部疾病，但其经络部位涉及足阳明胃经，手阳明大肠经。近代张锡纯认为，“牙疼乃阳明胃气不降也。上牙龈属足阳明胃，下牙龈属手阳明大肠。究之，胃气不降，肠中之气亦必不降；火随气升，血亦因之随气上升并于牙龈而作疼，是以牙疼者牙龈之肉多肿热也”。该患者因嗜食烟酒而致胃热炽盛，加之恼怒而致七情失和影响少阳经，使经气不利；另内伤七情，五志化火，郁热上冲扰于齿龈，下则壅滞阳明，而见牙龈充血，肿胀疼痛，便秘尿黄；损伤络脉则齿衄。故用疏肝和络，清热通里之大柴胡汤和少阳，通里实；配焦山栀泻肝火；生石膏清胃火。除内服药外，清齿消炎，重视口腔卫生，用清热药煎汤含漱当有益也。

【原文】**甘寒生津法**　治瘅疟独热无寒，手足热而欲呕。

大生地（五钱）　大麦冬（三钱，去心）　连翘（三钱，去心）　竹叶（一钱五分）　北沙参（三钱）　石膏（四钱，煨）

加蔗浆、梨汁每一盏冲服。

《金匮》瘅疟条下，但云：以饮食消息止之。嘉言主以甘寒生津可愈。丰立是法，即遵斯训也。首用生地、麦冬，甘寒滋腻以生津液。此证不离心肺胃三经，故以翘、竹清心，沙参清肺，膏、蔗清胃，梨汁生津。

【医案举隅】

温热案

叶（二八）。仲景云。阴气先伤。阳气独发。不寒瘅热。令人消烂肌肉。条例下不注方。但曰以饮食消息之。后贤谓甘寒生津。解烦热是矣。今脉数。

舌紫渴饮。气分热邪未去。渐次转入血分。斯甘寒清气热中。必佐存阴。为法中之法。

生地　石膏　生甘草　知母　粳米　白芍　竹叶心

叶天士. 临证指南医案[M]. 北京：人民卫生出版社，2006.

按语： 甘寒生津法是以竹叶石膏汤去人参、半夏、粳米，加连翘、北沙参而成，原为针对瘅疟而设。本案系感受温邪，耗伤胃阴所致。如肺胃阴伤而邪热渐解者，属邪少津亏，叶氏主张养阴扶正，甘寒益胃生津。生地黄滋心、肝、肾之阴，麦冬滋肺、胃之阴，两药合用，共同滋补五脏阴津；白虎汤清肺胃之热而养阴；芍药、甘草酸甘化阴。纵览诸多医籍有关甘寒生津药物的选择，生地黄、玄参、麦冬出现的频率最高。所谓"病减后，余热只甘寒清养胃阴足矣"。《温热论》对于甘寒生津法的运用颇多，如舌苔"若虽薄而干者，邪虽去而津受伤也，苦重之药当禁，宜甘寒轻剂可也"。

【原文】**宣阳透伏法**　治牝疟寒甚热微，或独寒无热。

淡干姜（一钱）　淡附片（一钱）　厚朴（一钱，姜制）　苍术（一钱，土炒）　草果仁（一钱，煨）　蜀漆（一钱五分）

加白豆蔻三颗，去壳细研分冲。

干姜宣其阳气，附子制其阴胜，厚朴开其滞气，苍术化其阴湿，草果治独胜之寒，蜀漆逐盘结之疟，佐以豆蔻，不惟透伏有功，抑且散寒化湿，施于牝疟，岂不宜乎！

【医案举隅】

疟病案

沈（五二）。三疟。腹胀。不渴呕水。邪在脾胃之络。温疏里邪。勿用表散。

草果　粗桂枝　生姜　厚朴　炒蜀漆　茯苓

又　温脾通胃得效。

生於术　淡附子　川桂枝　炒黑蜀漆　厚朴　生姜

叶天士. 临证指南医案[M]. 北京：人民卫生出版社，2006.

按语： 宣阳透伏法是以淡干姜、淡附子、厚朴、苍术、草果仁、蜀漆组方而成，针对牝疟而设。牝疟、久疟阳虚，形寒嗜卧，不渴，舌淡脉微者。酌情选用雷氏宣阳透伏法，后期偶亦转化为寒化伤阳，出现阳气偏衰的一派证象，此时附子又为治病要药，历代温病学家每每果敢用之，且常与干姜、肉桂、人参等相伍为用，而力挽沉疴。诚如《本草汇言》所谓："附子，回阳气，散阴寒，逐冷痰，通关节之猛药也……凡属阳虚阴极之候，肺肾无热证者，服之有起死之殊功。”

【原文】**化痰顺气法**　治痰气闭塞，痰疟、痰泻。

白茯苓（四钱）　制半夏（二钱）　陈皮（一钱五分）　粉甘草（八分）　广木香（五分，煨）　浓朴（一钱，姜制）

加生姜三片，水煎服。

法中苓、夏、陈、甘，即局方二陈汤化痰之妥方也。加木香、浓朴，以行其气，气得流行，则顺而不滞，故古人谓化痰须顺气，气行痰自消，且木香、浓朴，均能治泻，以此法治其痰泻，不亦宜乎！

【医案举隅】

一、咳嗽案

黄某，女，36 岁。2008 年 8 月 22 日初诊。

［病史］咳嗽 5 天。症见：咳痰黄稠，烦热口渴，大便干结。舌质红苔黄腻，脉滑数。血常规：白细胞数 21.9×10^9/L；中性粒细胞 0.89；淋巴细胞 0.05。

［诊断］证属痰热壅肺，肺失肃降。

［治法］拟清肺化痰止咳。

［方药］二陈汤加黄芩、栀子、鱼腥草、前胡、浙贝母各 15g，桔梗、枳壳、杏仁各 10g。

二诊：服药 3 剂后咳嗽减轻，痰色转白，不烦渴，大便调顺。舌红苔薄白，脉滑。复查血常规：白细胞数 8.5×10^9/L；中性粒细胞 0.58；淋巴细胞 0.35。

［方药］上方去栀子，加紫菀 10g 以化痰止咳。再服 3 剂，复查血常规，结果正常。

陈红. 二陈汤活用举隅［J］. 河南中医，2010，30（2）：190-191.

按语：化痰顺气法是以二陈汤加木香、厚朴、生姜而成，原为针对痰泻而设。本案患者 5 天前感受外邪，自恃体健未治，外邪入里化热导致痰热壅肺，治宜清除壅滞之痰。方中二陈汤燥湿化痰，理气和中；黄芩、栀子、鱼腥草清泄肺热；前胡、浙贝母、杏仁清热化痰；桔梗、枳壳一升一降通调肺气。服药 3 剂，复查血常规已恢复正常。方中去栀子以免其苦寒太过；加紫菀，取其味甘质润，苦降下气，独入肺经之性以润肺下气，化痰止咳。诸药合用，使肺热清，痰热除，气机通畅，咳逆自平。

二、喘证案

赵某，女，28岁。2008年11月21日初诊。

[病史]咳喘再发2周。既往有“哮喘”病史20余年。症见：咳嗽痰白质稀，动则气喘，喉间哮鸣，纳呆脘痞。舌质红，苔白腻，脉沉滑。

[诊断]证属痰湿内阻，气滞而喘。

[治法]治拟宣降肺气，祛痰平喘。

[方药]二陈汤合三子养亲汤加炙麻黄、射干、地龙各10g，炒白术15g。服药5剂。

二诊：喘减纳增，未闻喉鸣。舌质红，苔薄白，脉沉缓。再进5剂，喘平痰消，生活如常。终以10剂七味都气丸以补肾纳气，固本平喘，巩固疗效。

陈红. 二陈汤活用举隅[J]. 河南中医，2010，30(2)：190-191.

按语：患者素有“夙根”，痰伏于肺，感受外邪引发哮喘。初诊以痰阻气滞为主要病机。方中二陈汤燥湿健脾，化痰止咳；三子养亲汤化痰消食，降气平喘；炙麻黄、射干宣肺平喘；地龙通络顺气；炒白术扶脾化痰。诸药共奏宣降肺气，化痰平喘之效。肾为先天之本，五脏之根。依据脏腑病机“久病及肾”的传变规律，后期以七味都气丸以补肾纳气，使精气充足，根本得固，咳喘自消。

【原文】**楂曲平胃法**　治因食作泻，兼治食疟。

楂肉（三钱，炒）　神曲（三钱，炒）　苍术（一钱，土炒）　浓朴（一钱，姜制）　陈广皮（一钱）　甘草（八分）

加脞胵二枚为引。

法内苍、陈、朴、草，系局方之平胃散，为消导之要剂。佐山楂健脾磨积，神曲消食住泻，脞胵乃鸡之脾也，不但能消水谷，而且能治泻利。食泻投之，必然中鹄。

【医案举隅】

脂溢性皮炎案

王某，女，23岁。2011年6月8日初诊。

[病史]患者于1个月前面部鼻唇沟、口周、发际、耳后出现红斑，色偏红，有油腻性痂壳，大小不一，伴见粉刺及脱发，平均脱发80根/天，油腻明显，瘙痒，大便干，小便黄赤，舌红苔黄腻，脉弦。患者平日喜食油炸类快餐食品，且因工作关系睡眠时间少。

[诊断]辨证为脾失健运，湿热内蕴，上泛面部。（脾主运化，喜燥恶湿，

肥甘厚腻之品最易生湿生痰。脾胃为中焦，兼以宣畅中焦。）

［方药］以楂曲平胃散化裁：生山楂20g，槐米30g，建曲20g，苍术10g，厚朴15g，陈皮10g，侧柏叶20g，杏仁10g，石菖蒲5g，地肤子30g，路路通15g，甘草6g，每日1剂，水煎服，一日3次。饮食上忌肥甘厚腻和蜂产品。忌化妆品，洗漱水温保持在37℃左右。

二诊（6月15日）：鼻唇沟、口周、发际、耳后红斑范围减小，颜色稍淡。瘙痒症状减轻。粉刺明显减少。掉发减少，大约50根/天。但患者自述胃口不佳，口干。且背部新发数个痤疮，色红。苔薄黄质常，脉弦。

［方药］继续以楂曲平胃散加减化裁：生山楂20g，建曲20g，苍术15g，厚朴15g，陈皮10g，槐米30g，石菖蒲5g，侧柏叶20g，枇杷叶15g，黄芩15g，炒栀子15g，玄参15g，桑白皮15g，薏苡仁30g，杏仁10g，茯苓10g，南沙参30g，地骨皮20g，甘草6g。

三诊（6月29日）：经过3个疗程的治疗，患者面部皮损基本消退。口干口苦好转，背部痤疮消退，食欲增加，少量脱发。梦多。舌苔薄质常，脉弦。

［方药］生山楂20g，建曲20g，苍术15g，厚朴15g，陈皮10g，槐米30g，石菖蒲5g，侧柏叶20g，黄芩15g，炒栀子15g，玄参15g，桑白皮15g，薏苡仁30g，杏仁10g，夜交藤30g，龙齿30g，地骨皮20g，甘草6g。

四诊（7月6日）：患者头面皮损消退，脱发停止。无口干口苦，食欲正常。继续以楂曲平胃散加减化裁以调理脾胃，巩固前效。今后饮食宜清淡，少食肥甘厚腻之物。保证睡眠时间和质量。

郭静，王娟，向国栓，等．浅谈楂曲平胃散治疗脂溢性皮炎的临证经验［J］．辽宁中医杂志，2012，39（9）：1714-1716.

按语：楂曲平胃法是以平胃散加山楂、神曲而成，原为针对食泻、食疟而设。本案用楂曲平胃法治疗伤食泻，药用山楂、神曲、苍术、厚朴、陈皮、鸡内金、甘草七味药。食泻即胃泻，多由脾为湿困，失其健运；阳明胃腑，失其消化，致食积太仓而成。症如：脉气口紧盛或右关沉滑，咽酸嗳臭，胸脘痞闷，恶闻食气，腹痛甚而不泻，得泻则腹痛遂松。治以楂曲平胃法（楂肉、神曲、苍术、厚朴、广陈皮、甘草）。本方讨论由脾胃运化失常、湿热蕴阻肌肤而成的脂溢性皮炎的论治。本证型病机多因饮食不节，过食肥甘厚腻及酒类等，伤及脾胃，致使脾胃运化失常，湿热内生或地处潮湿，外受湿邪，湿邪郁而化热，湿热上蒸外溢皮肤。同时还应该注意的是，脾胃为中焦，对一身的气机调畅起着重要作用。中焦为湿所阻，气机不畅，津液难以输布，故面部皮肤及头发缺乏滋养。生山楂消食化积，行气散瘀，尤为消化油腻肉食之要药；神曲消食健胃，与山楂相配，增强其健脾和胃、除湿祛脂之功；槐米清热凉血；苍术燥湿健脾；厚朴行气散满；陈皮理气化滞；甘草调和诸药，共奏清热除湿祛脂之效。在临症之时又当辨证论治。阴虚者可适当加用二至丸、玄参，湿盛者加地肤子、侧柏叶，热重者可加黄芩、炒栀子，失眠梦多可加用龙齿、夜交藤。治疗效果显示，楂曲平胃散对于湿热积滞型脂溢性皮炎具有良好的功效。此外，患者还宜控制饮食，进食清淡，多吃蔬菜。忌肥甘厚腻，限制多脂、多糖饮食，忌食辛辣、酒等刺激性食物，避免精神过度紧张及局部搔抓，生活有规律，保持足够睡眠。沐浴用品应该温和无刺激。

【原文】**驱邪辟祟法**　治鬼疟寒热日作，多生恐怖，脉来乍大乍小。

龙骨（三钱，煅）　茯苓（三钱，雄黄染红）　茅苍术（一钱，土炒）　广木香（五分）　柏子仁（三钱，正粒）　石菖蒲（五分）

加桃叶七片为引。

龙骨，阳物也，可以镇惊，可以祛祟，用之以治鬼疟最宜；茯苓宁心，用雄黄染之，能祛鬼魅；苍术、木香，皆能杀一切之鬼也；柏子辟邪；菖蒲宣窍；桃叶发汗，开其鬼门；俾潜匿之邪，尽从八万四千毛窍而出也。

【医案举隅】

郁证案

张某，男，18岁，学生。1992年10月就诊。

［病史］患者自述其母去世后，终日郁闷不乐，情绪不宁，夜寐不安，两胁胀痛，纳呆，常觉咽中有异物梗阻，咽之不下，吐之不出。曾到某医院诊断为"神经官能症"。口服地西泮、维生素B_1、谷维素等月余，不见好转，求余诊治。神情忧郁，时太息，寡言，性格内向，舌质淡，苔白滑，脉弦滑。

［方药］龙骨50g（先煎），茯苓10g，半夏15g，厚朴15g，生姜10g，苏叶10g，青皮15g，陈皮10g，牡蛎50g（先煎），丹参25g，瓜蒌10g，旋覆花15g，海浮石15g，水煎服，日1剂，先后加减调服12剂，病告痊愈。

华树锋，姚精辉．梅核气治验二则［J］．长春中医学院学报，1994（4）：43.

按语：驱邪辟祟法是以龙骨、茯苓、茅苍术、广木香、柏子仁、石菖蒲组方而成，针对鬼疟而设。邪疟俗名鬼疟，用驱邪避祟法；邪疟及新发者，可散可截；郁证不独为妇人之病，也见于男子，故治疗时应加宽胸理气之品。治痰先治气，气顺痰自利。故治以行气解郁，降气化痰，朱丹溪言："痰结核在咽喉中，燥不能出入，用化痰药加咸药软坚之味，瓜蒌仁、杏仁、海石、桔梗、连翘，少佐芒硝，以姜汁蜜和丸，噙服之。”遵先贤之验，常服良效。

【原文】**补气升阳法**　治气虚患疟，寒热汗多，倦怠食减。

西潞参（三钱，米炒）　上黄芪（二钱，蜜炙）　於潜术（二钱，米炒）　粉甘草（五分，炙）　广陈皮（一钱五分）　当归身（二钱，酒炒）　绿升麻（五分）　柴胡梢（五分）

加生姜二片、红枣三枚为引。

此东垣补中益气汤也。首用参、芪、术、草以补其气，陈皮以行其气，弗使补而呆滞，俾其补而灵动也。当归以活其血，血气流行，则邪不能容矣。升、柴提其疟邪，姜、枣和其营卫。此方治虚疟，最为确当。

【医案举隅】

久泻案

患者，男，62岁。

［病史］泄泻，肠鸣则泻，多则七八次，少则二三次，已半年有余，屡治无效。稍感乏力，腹微凉，余无不适。查舌质黯红，苔腻微黄，脉沉弱。

［诊断］此乃脾虚及阳，清气在下。

［方药］黄芪20g，党参15g，炒白术15g，茯苓15g，当归12g，制附子9g（先煎），肉桂3g，干姜6g，黄连3g，黄柏3g，川椒3g，羌活9g，白芷9g，乌梅12g，葛根20g，炙甘草9g。水煎服，5剂后，诸症缓解，续服5剂泄泻已止，再服5剂以巩固疗效。

赵建民. 补气升阳法运用四则［J］. 中医研究，2007，20（11）：43-44.

按语：补气升阳法是以补中益气汤加陈皮、当归、升麻、柴胡而成，原为针对虚疟而设。本案属久泄，屡服西药无效或停药即发。辨证明确，属于气虚，清阳不升，所谓“清气在下，则生飧泄”。阳气虚不能化谷，清浊混杂而下，当补气升阳。《东垣试效方》中有“若不化者，升阳风药内加炒曲同煎”之说。只是该案气虚及阳，阳亦显不足，加温阳则是必须，再稍加收敛之乌梅，而成乌梅丸剂，反佐小剂之黄连、黄柏，既防生热，亦苦寒健胃。药到病除，收效满意。

【原文】**营卫双调法**　治洒寒烘热，脉濡且弱，虚疟、劳疟并宜。

嫩桂枝（一钱）　黄芪皮（二钱，蜜炙）　当归身（一钱五分，土炒）　白芍（一钱，土炒）　西潞参（三钱）　甘草（五分，炙）

加生姜二片，红枣三个，煎服。

古人云：胃者卫之源，脾者营之本，今脾胃累虚而作寒热者，宜以营卫双调。故用桂、芪护卫，归、芍养营，参、草补益胃脾，姜、枣调和营卫，此从源本立方，勿见寒热，便投和解。

【医案举隅】

自汗案

患者，女，59 岁。2014 年 4 月 24 日初诊。

[病史] 糖尿病病史 6 年余，常自汗出，餐后尤甚，汗出恶寒，抵抗力低下，平素易患感冒。近 2 周上述症状持续加重，甚则大汗淋漓，自觉手指末梢，脚背发凉，乏力倦怠，大便不成形，质黏，小便调，纳眠可，舌质淡红，苔薄白，脉弱。空腹血糖 6.7mmol/L。

[诊断] 中医辨证当属营卫失和，卫表不固。

[治法] 治当调和营卫，益气固表敛汗。

[方药] 原降糖药继服，中药予桂枝加黄芪汤加减：黄芪、煅龙牡、浮小麦各 30g，党参、桂枝、白芍、白术各 15g，麦冬、丹参各 12g，五味子、炙甘草各 9g。每日 1 剂，分早晚 2 次温服。服 7 剂后，症状好转，连服半月，自汗症状基本消失。

黄维昆，许萍，刘统治. 张仲景药后调护法探讨［J］. 中国民族民间医药，2015，24（15）：27.

按语： 营卫双调法是以桂枝汤去姜、枣，加黄芪皮、当归身、西潞参而成，针对虚疟、劳疟而设。桂枝汤是《伤寒论》之方，主治太阳中风之表虚证，后世医家在此基础上，将本方引申到多种疾病的治疗上，本处用之加减即意在调和营卫，益气固表敛汗。黄芪性味甘温，主归脾肺经。《本草汇言》中指出黄芪能“补肺健脾，实卫敛汗”，肺主气属卫，肺气不固则卫气司外功能失常，腠理不固而见多汗。脾气不充，则肌表不实、腠理不固，失于收摄，导致多汗。黄芪能补脾肺之气，益卫固表，此处与牡蛎、浮小麦、白术、五味子等品同用，为治疗气虚自汗的常用配伍。党参性味甘平，亦归脾、肺二经，此处配伍黄芪、白术，增强其补气固表之效。甘草调和诸药。诸药合用，共奏调和营卫、益气固表敛汗之功。

【原文】**调中畅气法** 治中虚气滞，休息痢疾，并治脾亏泄泻。

路党参（三钱，米炒） 於术（二钱，土炒） 黄芪（二钱，酒炒） 炙甘草（四分） 陈广皮（一钱） 腹皮（一钱五分，酒洗） 广木香（三分，煨）

加鲜荷叶三钱为引。

参、芪、术、草，调补中州；陈、腹、木香，宣畅气分；加荷叶助脾胃而升阳也。

【医案举隅】

口糜案

患者，男，29岁。2008年12月20日初诊。

［病史］患者口腔溃烂反复发作2年，再发10余天。自服复合维生素B及凉茶后均未见明显好转。患者平素工作繁忙，饮食无规律，常熬夜，且嗜食肥甘厚腻，有抽烟饮酒史。诊见：口腔出现多个白色溃烂点，表面无脓性分泌物，基底色稍红、溃烂、有白色覆盖物附着，疼痛轻微，口臭。面色萎黄，四肢乏力，困倦，纳差食少，腹胀，大便溏烂，舌淡胖边有齿印、苔白，脉沉细。

［诊断］西医诊断：多发性口腔溃疡。中医诊断：口糜，证属脾虚夹湿。

［治法］治以健脾益气，渗湿和胃。

［方药］方用参苓白术散加减：党参、山药各10g，薏苡仁30g，扁豆、神曲各15g，白术、茯苓、桔梗各10g，知母10g，陈皮、砂仁（后下）各6g，麦芽30g。3剂，每天1剂，水煎2次，取汁400ml，分2次温服。

嘱患者服药期间忌辛辣之品，并戒除不良嗜好及戒烟限酒，平素注意锻炼身体，增强体质。服5剂后溃疡糜烂面减退，复诊再服5剂，治疗后症状消失。

杨秀荣. 参苓白术散临床运用体会［J］. 广西中医学院学报，2010，13（1）：21-23.

按语：调中畅气法是以四君子汤去茯苓，加黄芪、陈皮、大腹皮、木香、荷叶而成，原为针对中虚气滞、休息痢疾及脾亏泄泻而设。本案口糜病位在口腔，脾开窍于口，脾脉夹舌本、散舌下，故口糜之患与脾的关系密切。患者平素嗜食肥甘厚味，饮食不节，易伤脾胃。脾虚则易内生痰湿，表现为面色萎黄，四肢乏力，纳差食少，腹胀，大便溏烂等症。故以调中畅气法为主，用参苓白术散加神曲、麦芽健脾益气、渗湿和胃、消食导滞，酌加知母降虚阳上浮之火。诸药合用，脾气得健，痰湿得去，口腔溃疡则愈。

【原文】**双甲搜邪法**　治三日疟，久缠不愈。

穿山甲（一钱，醋炙）　鳖甲（一钱五分，炙）　木贼草（一钱，去节）　嫩桂枝（一钱）　制首乌（三钱）　鹿角霜（二钱）　东洋人参（二钱）　当归身（二钱，土炒）

头服轻煎，次服浓煎。

疟邪深窜而成三疟者，须此法也。穿山甲善窜之物，主搜深踞之疟。鳖甲蠕动之物，最搜阴络之邪。木贼中空而轻，桂枝气薄而升，合而用之，不惟能发其深入于阴分之邪，而且能还于阳分之表。以何首乌养其阴也，鹿霜助其阳也，人参益其气也，当归补其血也，阴阳气血并复，则疟邪自无容身之地矣。

【医案举隅】

寒瘀痹证案

郑某，男，45岁，农民。1989年1月17日初诊。

[病史]患者因涉水受寒而致足趾冷痛，西医诊为血栓闭塞性脉管炎，调治3月不效。后找中医，症见左足大趾色紫黯，触之不温，压之色苍白，足背动脉搏动微弱，舌质紫黯，脉细涩。

[诊断]证属寒凝血瘀，脉络痹阻。

[方药]拟二甲搜邪法加减：炙鳖甲、炙龟甲各10g，炮穿山甲、土元各6g，当归、白芍、僵蚕、蝉蜕、白芥子、麻黄、鹿角霜各10g，水煎服。

二诊：5剂后疼痛大减，趾端转温，皮色转红。再进5剂，疼痛消失，嘱其上方隔日1剂，以巩固疗效，共服药18剂，遂愈。随访至今未复发。

康健，冯子轩．三甲散治疗疑难顽症举隅[J]．陕西中医，1996，17（4）：170–171.

按语：双甲搜邪法是以穿山甲、鳖甲、木贼草、嫩桂枝、制首乌、鹿角霜、东洋人参、当归身组方而成，原为针对疟邪深窜而成三疟而设。三甲散攻坚破瘀，活血通络且能养血益阴；白芥子、麻黄、鹿角霜温阳通络化痰。本案西医诊为脉管炎，因寒因热因湿，痰瘀阻络，闭塞不通，而致筋腐肉烂骨损，皆由于瘀，温病后期患者正气未复，余邪未尽，胶固血分，症见肌肤甲错，午后潮热，食少体倦等，方用龟甲、鳖甲养阴血祛瘀散结，穿山甲通经消肿，土元破死血，牡蛎化顽痰，僵蚕、蝉蜕消风解痉，诸药咸寒软坚破瘀力专，虫介之类性善搜剔，随处可到。当归、白芍相伍养血护阴，方药相使，诸药合力，瘀可消，结可散，凡邪结血分痼结根深之症，诚可择用。

【原文】**清宣温化法**　治秋时晚发之伏暑，并治湿温初起。

连翘（三钱，去心）　杏仁（二钱，去皮尖，研）　瓜蒌壳（三钱）　陈皮（一钱五分）　茯苓（三钱）　制半夏（一钱）　甘草（五分）　佩兰叶（一钱）

加荷叶二钱为引。

连翘寒而不滞，取其清宣；杏仁温而不燥，取其温化：蒌壳宣气于上，陈皮化气于中，上中气分，得其宣化，则新凉伏气，皆不能留；茯苓、夏、草，消伏暑于内；佩兰、荷叶，解新邪于外也。

【医案举隅】

一、湿温案（湿重于热）

祝某某，女，36岁。

［病史］患者因感冒失治后，寒热似疟。经西医治疗后，现午后发热，最高达38.6℃，约半月不退，口干不欲饮，烦躁、汗多、胸闷，舌苔黄腻，脉数。

［诊断］辨证为湿温。

［治法］治宜清热解毒，温宣化湿。

［方药］拟用清宣温化法治疗，连翘、滑石各20g，杏仁、瓜蒌壳、茯苓、佩兰、法半夏、厚朴、淡竹叶、荷叶各15g，陈皮10g。仅服两剂后烧退即愈。

朱晓青. 用雷少逸清宣温化法治湿温久烧不退20例［J］. 四川中医，2004，22（11）：52.

按语：清宣温化法是以二陈汤加连翘、杏仁、瓜蒌壳、佩兰叶、荷叶而成，原为针对伏暑及湿温初起而设。湿温病久热，病变已入里，传至中焦，以脾胃为病变中心。故要改善中焦湿困脾土，温运乏力之困境，雷氏妙师仲景“病痰饮者，当以温药和之”法。用苦温燥湿之药即体现了此理念。基本方为：陈皮、法半夏、杏仁、荷叶各10g，茯苓、瓜蒌壳、佩兰各15g，连翘20g，甘草6g。温即温补、温运、温化之意，以此来振奋已被湿困之脾阳是治其本，用药如法夏、陈皮、厚朴等；在用苦温药恢复中阳治本的同时，以清热法治其标。本案的特点为湿重于热，故在基本方的基础上酌加厚朴15g、滑石20g，在此须谨慎选药，以免冒进寒凉，更致湿遏热伏，禁锢难出，又耗伤阳气，以致阳弱湿无以化。

二、湿温案（热重于湿）

彭某某，男，20岁。

［病史］患者因外感食滞以致发热、胃胀，自服阿司匹林，病势更甚。高热41℃，予输液及口服抗生素，经4天治疗后高热已退，但现仍低热已逾7天。头昏身软，口干思饮，尿黄便秘，苔白中心黄腻，脉浮大而数。

［诊断］辨证为湿温。

［治法］治宜清宣温化。

［方药］连翘、青蒿各20g，菊花、滑石、蝉蜕、通草、淡竹叶、神曲各10g，法半夏、茯苓、瓜蒌、荷叶各15g。服药2剂后，发热即退，体温降至36.5℃，惟精神欠佳，四肢软弱。再以和中健胃法以复其原。

朱晓青. 用雷少逸清宣温化法治湿温久烧不退20例［J］. 四川中医，2004，22（11）：52.

按语：长夏初秋之时，时值溽暑，暑热下逼，地湿气上蒸，人在气交之中，湿热氤氲，热寓湿中，如油入面，郁而不宣。尤其是疾病入里，稽留中焦，如果治疗未得要领，往往拖延病程，变生他患。痰饮与水湿异名同类，只有清浊之分，当以"温药和之"，基本方为：陈皮、法半夏、荷叶各10g，茯苓、瓜蒌、佩兰各15g，连翘20g，甘草6g。本案的特点为湿重于热，基本方基础上酌加滑石20g、通草10g。本方用药取连翘、菊花，其药性平和清热解毒。另外在用药时必配宣通气机之药，如蝉蜕、瓜蒌、荷叶辛开宣泄，以畅达三焦气机，气化则湿化；芳香化湿，淡渗除湿亦为治湿之常法，亦可配伍用之，如青蒿、茯苓、通草、竹叶之药；酌加神曲消食导滞。雷少逸之温清宣化这一综合疗法，正切合了湿温病的病因病机。

【原文】**润下救津法** 治热在胃腑，脉沉实有力，壮热口渴，舌苔黄燥。

熟大黄（四钱） 元明粉（二钱） 粉甘草（八分） 元参（三钱） 麦冬（四钱，去心） 细生地（五钱）

流水煎服。

阳明实热之证，当用大小承气，急下以存津液，但受温热之病，弱体居多，虽有是证，不能遽用是药，故以仲圣调胃承气为稳，且芒硝改为元明粉，取其性稍缓耳，合用鞠通增液汤方，更在存阴养液之意。

【医案举隅】

高热案

高某，男，62岁。

［病史］因寒战高热1周，于1992年9月10日入院，入院时患者体温39.6℃，面色潮红，口唇微干，口渴欲饮，大便秘结，小便黄赤，舌质红，苔薄黄，脉浮滑而数。

［诊断］辨证为伏暑气分，兼阳明腑实。秋温时疫。

［治法］治以清气通腑，保津养阴。

［方药］予白虎增液汤加味：生石膏100g，知母15g，粳米15g，生甘草20g，玄参20g，生地黄30g，麦冬15g，金银花20g，连翘15g，大黄15g，芦根50g，3剂后热退、身凉、大便通，诸症悉减，继以竹叶石膏汤调其后。

华树锋，姚精辉．梅核气治验二则［J］．长春中医学院学报，1994（4）：43.

按语：润下救津法是以调胃承气汤合增液汤而成，实际即是增液承气汤，原为针对阳明实热而设。大多数温热病在其发展过程中可出现程度不同的伤津耗阴现象。温热病大师叶天士指出："留得一分津液，便有一分生机。"因此，在治疗温热病时要注意保津养阴。保津养阴之法是治疗温热病的基本大法，须贯彻于温热病治疗的始终。增液汤之增液润燥，合大黄通便而无峻泻之虑。余热未尽，善后调理用竹叶石膏汤，生石膏清热，人参、麦冬养阴生津，粳米、甘草安中和胃，半夏降逆止呕，合奏清热生津养阴之效。

【原文】**辛温解表法**　治春温初起，风寒寒疫，及阴暑秋凉等证。

防风（一钱五分）　桔梗（一钱五分）　杏仁（一钱五分，去皮尖，研）　广陈皮（一钱）　淡豆豉（三钱）

加葱白五寸煎。

是法也，以防风、桔梗，祛其在表之寒邪；杏子、陈皮，开其上中之气分；淡豉、葱白，即葱豉汤，乃《肘后》之良方，用代麻黄，通治寒伤于表。表邪得解，即有伏气，亦冀其随解耳。

【医案举隅】

凉燥案

杜某，男，48岁。1981年12月13日初诊。

［病史］患者外感风寒，恶寒发热，无汗头痛，周身酸疼，鼻塞清涕，咳嗽、咳痰清稀，舌苔薄白，脉象浮紧。

［诊断］咳嗽。

［治法］辛温解表。

［方药］荆芥9g，苏叶9g，防风9g，细辛6g（后下），羌活9g，川芎6g，杏仁9g（冲），前胡6g，陈皮9g，淡豆豉10g，生姜10g，葱白2枚，甘草6g。嘱取上方1剂，每次煎15分钟即可，续服二次，温服取被而卧，得汗其病可愈。二服后稍顷果然出汗而寒热退；次日再服后，咳止诸症消除而病瘥。

吴敏，张建生．张泽仁老中医治疗外感病经验简介［J］．云南中医杂志，1985（5）：30.

按语：辛温解表法是以葱豉汤加防风、桔梗、杏仁、陈皮而成，针对风寒、寒疫及阴暑秋凉而设。外感风寒，症见恶寒发热，头身疼痛，无汗、咳嗽、吐白痰，舌苔薄白，脉浮者，常用雷氏辛温解表法（防风、桔梗、杏仁、陈皮、淡豆豉、葱白）。本案为凉燥伤卫犯肺，首用雷氏苦温平燥之法。即《黄帝内经》所云："燥淫所胜，平以苦温，佐以酸辛。"后张老又以养阴清燥、宣肺开音之法治疗，药证合拍，故能奏效。

【原文】**清凉涤暑法** 治暑温暑热，暑泻秋暑。

滑石（三钱，水飞） 生甘草（八分） 青蒿（一钱五分） 白扁豆（一钱） 连翘（三钱，去心） 白茯苓（三钱） 通草（一钱）

加西瓜翠衣一片入煎。

滑石、甘草，即河间之天水散，以涤其暑热也。恐其力之不及，故加蒿、扁、瓜衣以清暑；又恐其干犯乎心，更佐连翘以清心。夫小暑之节，在乎相火之后，大暑之令，在乎湿土之先，故先贤所谓暑不离湿也，兼用通、苓，意在渗湿耳。

【医案举隅】

暑湿泄泻案

张某，男，45岁。1974年7月8日初诊。

［病史］时值长夏，气候酷热，患者上山砍柴，途中渴甚，饮冷水数次，当晚即腹痛肠鸣，继而泄泻每昼夜5~6次，质稍稠黏，经当地卫生院诊为“急性肠炎”，曾用土霉素等药治疗5天未效，特来就诊。症见发热（体温38.8℃），面垢纳呆，自汗，渴喜凉饮，尿灼热而赤，舌红，苔薄黄微腻，脉濡数。

［诊断］证属暑邪湿热内扰中州，清浊不分并走大肠而为泄泻。

［方药］用本法合葛根芩连汤加减：青蒿、葛根各15g，藿香、滑石、连翘、茯苓、扁豆、泽泻各10g，通草、黄连、甘草各6g，嘱服3剂。

二诊：泻止热退，诸症亦相应改善。

［方药］原方去青蒿、滑石、连翘、通草，加党参、白术、怀山药各10g，广木香5g，继服3剂，诸恙悉退而瘥。

杜勉之. 雷氏清凉涤暑法的临床应用［J］. 江苏中医杂志，1984（3）：18-19.

按语：清凉涤暑法是以六一散加青蒿、白扁豆、连翘、茯苓、通草、西瓜翠衣而成，针对暑泻而设。本证与湿泻相类似，同属湿邪为患。然暑为阳邪，其性属热，虽不离湿，但多阳热见证，故泻出稠黏，伴发热烦渴、脉濡数等证，而无脘腹痞闷之候，湿为阴邪，其性属寒，证多寒湿兼见，故泄泻如水，伴腹痛肠鸣、脉多迟缓等证，而无发热烦渴之候。夹湿虽同，治法各异，一宜清解，一宜渗利。

【原文】**苦温平燥法** 治燥气侵表，头微痛，畏寒无汗，鼻塞咳嗽。

杏仁（三钱，去皮尖，研） 陈橘皮（一钱五分） 紫苏叶（一钱） 荆芥穗（一钱五

分） 桂枝（一钱，蜜水炒） 白芍（一钱，酒炒微焦） 前胡（一钱五分） 桔梗（一钱五分）

水煎，温服。

凡感燥之胜气者，宜苦温为主。故以橘、杏、苏、荆以解之，加白芍之酸，桂枝之辛，是遵圣训"燥淫所胜，平以苦温，佐以酸辛"是也。秋燥之证，每多咳嗽，故佐前、桔以宜其肺，肺得宣畅，则燥气自然解耳。

【医案举隅】

凉燥犯肺，声音嘶哑案

汪某，男，32岁。1983年10月12日初诊。

［病史］患者凉燥伤卫犯肺，始病恶寒发热，头痛、周身酸困，鼻塞无汗，咳嗽少痰。曾服解热消炎西药而证不减，复现咽喉焮痛，声音嘶哑，口唇干燥，脉浮而涩，舌苔薄白欠润，催病一候。

［诊断］咳嗽。

［治法］辛温解表。

［方药］荆芥9g，苏叶9g，杏仁9g（冲），前胡6g，陈皮6g，桔梗6g，桂枝10g，杭芍12g，射干10g，蝉衣9g。

二诊：服药一剂，得微汗后恶寒发热，头痛、周身酸困缓解。惟咽喉焮痛，声音嘶哑，口唇干燥未消。

［方药］杏仁9g（冲）、前胡6g、陈皮6g、桔梗6g、玄参12g、麦冬12g、牛蒡子10g、板蓝根10g、川贝母10g（冲）、射干10g、蝉衣9g、马勃9g、甘草6g，服药1剂，则咳嗽、咽痛缓解。再剂则气平咳止，明痛得消，发音如常而病痊。

吴敏，张建生．张泽仁老中医治疗外感病经验简介［J］．云南中医杂志，1985（5）：30.

按语：苦温平燥法是以杏苏散去半夏、茯苓、枳壳、甘草、生姜、大枣，加荆芥、桂枝、白芍而成，针对秋燥而设。本案为凉燥伤卫犯肺，首用雷氏苦温平燥之法。即《黄帝内经》所云："燥淫所胜，平以苦温，佐以酸辛。"继以养阴清燥，宣肺开音之法，药证合拍，故能奏效。

备用成方

【原文】

小柴胡汤

治伤寒少阳证，往来寒热，口苦耳聋，胁痛脉弦，疟发寒热，及妇人伤寒热入血室等证。

柴胡　半夏　黄芩　人参　甘草

加姜、枣，煎服。

丰按：此方专治寒热往来，邪在少阳之疟也。倘恶寒甚者，兼太阳也，宜加羌活。发热甚者，兼阳明也，宜加葛根。

景岳木贼煎

凡疟疾形实气强，多湿多痰者，宜此截之大效。

木贼草　小青皮　制厚朴　制半夏　槟榔　苍术

水煎露一宿，于未发之先二时温服。能饮者，酒煎最妙。

丰按：此方用木贼，取其入肝经气分，盖肝与胆相表里，故可通治疟疾，喜其轻能升散，空能发汗，即太阳之余邪未尽者，亦可用之，较柴胡更为稳耳。

严氏清脾饮

治疟疾热多寒少，口苦嗌干，小便赤涩，脉来弦数。

青皮　厚朴　柴胡　黄芩　制半夏　草果仁　茯苓　白术　甘草

加姜煎。一方加槟榔。疟不止加酒炒常山、乌梅。

丰按：是方，即小柴胡汤加减，减人参之补、大枣之滞，以解少阳往来寒热之邪。其方不名清胆，而名清脾者何也？盖因近世称疟为脾寒，其脾受寒而作疟者，亦属不少，故加厚朴温其脾胃，苓、术辅其中州，更加草果、青皮，祛其疟邪，而脾自得清肃，故曰清脾。其存小柴胡法者，良由疟不离乎少阳之意耳。

麻杏甘石汤

治温疟，先热后寒。

麻黄　杏仁　甘草　石膏

水煎服。

丰按：《集解》谓此方，以治温疟。不知温疟系冬令伏邪，发于夏令，阳气大泄之时，麻黄辛散，岂可用乎？如体实壮热无汗而喘者，只宜暂用，否则不可轻试，慎之慎之！

柴平汤

治湿疟，身重身痛。

柴胡　制半夏　黄芩　人参　厚朴　苍术　陈皮　甘草

加姜、枣，煎服。

藿香平胃散

治胃寒腹痛呕吐，及瘴疫湿疟。

藿香　制半夏　苍术　厚朴　陈皮　甘草

加姜、枣，煎服。

太无神术散

治感山岚瘴气，憎寒壮热，一身尽痛，头面肿大，瘴疟时毒。

藿香　石菖蒲　苍术　厚朴　陈皮　甘草

水煎，温服。

丰按：以上之方，治湿疟、瘴疟之证，极为平妥。但柴平汤之人参，必体弱气虚者，乃可用之，倘不细审而概施之，恐补其气而阻其邪，病必增剧。

人参败毒散

治伤寒头痛，憎寒壮热，及时气疫疠，岚障鬼疟，腮肿毒痢，诸疮斑疹。

人参　茯苓　枳壳　桔梗　羌活　独活　前胡　柴胡　川芎　薄荷　甘草

加生姜三片，煎服。

丰按：此方非但主治伤寒、疫疠、鬼疟等证，而嘉言每以治痢，亦屡奏功。丰遇疟痢两兼之证，用之更有神效，诚良方也。

截疟七宝散

治实疟久发不已，鬼疟、食疟皆治之。

常山（酒炒）　草果（煨）　青皮　陈皮　槟榔　厚朴（姜制）　甘草

等分。用酒水各一杯煎好，以纱盖之，露一宿，于当发之早，面东温服。

局方常山饮

疟久不止者，用此截之。

常山（火酒炒，二钱）　草果（煨，二钱）　槟榔（一钱）　乌梅（二个）　知母（一钱）　贝母（去心，一钱）

加生姜三片，枣一枚，半酒半水煎。露一宿，日未出时，面东空心温服。

子和常山散

治痰疟神效。

常山（一两）　甘草（二两五钱）

上为细末。水煎，空心服之，取吐。

丰按：常山之功，在乎祛痰截疟，其性猛烈，体稍虚者，不可遽用。

鳖甲饮

治疟久不愈，腹中结块，名曰疟母。

白术　黄芪　川芎　白芍　槟榔　草果　厚朴　陈皮　鳖甲　甘草

等分。姜三片，枣一枚，乌梅少许，煎。

四兽饮

治疟病胃虚，中夹痰食。

人参　茯苓　白术　炙草　陈皮　制半夏　草果　乌梅

加姜、枣，煎服。

丰按：前方用芪、术、乌梅，此用参、术、乌梅，皆是补中兼收，非体虚久疟，切弗轻试。

追疟饮

截疟甚佳。凡血气未衰，屡散之后，而疟有不止者，用此截之，已经屡验。

何首乌　当归　青皮　陈皮　柴胡　半夏　甘草

井水河水合煎。

何人饮

截疟如神。凡气血俱虚，久疟不止可服。

何首乌　人参　当归　陈皮　煨生姜

水煎八分，于发前二、三时温服之。

休疟饮

此止疟最妙之剂。若汗散既多，元气不复，或以衰老，或以弱质，而疟有不能止者，俱宜用此。此化暴善后之第一方也。

人参　白术　何首乌　当归　炙甘草

煎七分，食远服。

丰按：以上三方，皆景岳治疟之剂。揆其用意，在乎少阳。观其治实疟者，每以木贼；治虚疟者，不离首乌、当归。盖木贼疏肝透邪，归、乌滋肝养血，肝与胆相为表里，其意在少阳者，可想而知矣。

【**提要**】本节列举古代医家治疗多种疟疾的16首成方，以备临证使用。

【**精解**】疟疾临床辨证首辨虚实缓急。疟疾发作期以截疟治实为主，缓解期以扶正为主，兼以截疟。小柴胡汤用于寒热往来，邪在少阳之疟证；景岳木贼煎用于疟疾痰湿形实之证；严氏清脾饮用于疟疾热多寒少、脉象弦数之证；

麻杏甘石汤用于温疟，先热后寒之证；柴平汤、藿香平胃散、太无神术散，用于湿疟、瘴疟之证；人参败毒散用于鬼疟等证；截疟七宝散、局方常山饮、予和常山散三方以常山为君，以祛痰截疟为主，体虚不可用；鳖甲饮、四兽饮补中兼收之功，体虚久疟方可使用；追疟饮用于实疟；何人饮用于虚疟、久疟不止；休疟饮用于正虚、疟难止者。

临证治案

【原文】**虚寒之体忽患暑疟**

建陵靳某之妾，于仲秋忽患暑疟，连日一作，寒洒热蒸，汗出如雨，口渴欲饮，脉来弦滑，舌苔微黄，此暑疟也。靳问曰：因何致病？丰曰：良由暑月贪凉，过食生冷，其当时为患者，是为阴暑；伏匿日久，至今而发者，即《内经》所谓“夏伤于暑，秋为痎疟”是也。即用清营捍卫法，服下益热，急邀复诊。脉之转为弦迟，询之口反不渴。丰曰：此疟邪外达之征，请勿虑耳。观其形体肥白，知其本质虚寒，改用温补为主，以理中汤加豆蔻、制夏、蜀漆、柴胡，姜枣为引，以河井水合煎，连尝三剂，疟邪遂遁矣。

【**提要**】本节为雷氏纠正虚寒之体忽患暑疟而治，以清营捍疟法（即原文中的清营捍卫法）取效之临证治案。

【**精解**】疟不离乎少阳，本法选药亦多入少阳之经，但与和解少阳之小柴胡汤有别：本法适用于虚多实少，热重寒轻之暑气入营牵及少阳者；彼则适用于虚实并见，寒重热轻之寒邪化热内陷少阳者。又与清胆利湿，和胃化痰之蒿芩清胆汤不同：本法用于暑气内舍于营，热多湿少者以清营泄热；彼则用于暑湿郁阻少阳，热轻湿重者以清胆利湿。雷氏云：“暑疟者……其证恶寒壮热，口渴引饮，脉来弦象，或洪或软，或着衣则烦，去衣则凛，肌肤无汗，必待汗出淋漓而热始退，治宜清营捍疟法治之。”可见恶寒壮热，烦渴引饮，脉弦或洪为本法辨证之重点，故夏秋急性热病中具有上述见症者，均可选用本法。

【原文】**暑疟热盛逼血上吐**

城南叶某之子，偶染疟疾，邀丰诊之。脉象迢迢有力，寒热间日而来，口渴喜凉，热退多汗，此为暑疟。遂用清营捍卫法去木贼，加藿香、草果、柴胡、甘草治之。服下疟势仍来，尤吐鲜红数口。复按其脉，转为弦大而数，必因暑热内炎，逼伤血络所致。思古圣有“治病必求其本”之训，此证暑热是本，吐血是标，可不必见病治病也。即用清凉涤暑法去扁豆，加黄芩、知母治之。连进两帖，疟发渐早，热势渐轻，不知不觉而解，血恙亦未复萌。

【提要】本节为雷氏诊治暑疟，暑热内炎，逼伤血络吐血之证，以清凉涤暑法加减治疗，病势而解之临证治案。

【精解】暑疟因暑邪内郁，再感秋凉之气而诱发的一种疟疾。临床表现有寒热往来，烦渴引饮，热退汗多，脉弦数或洪数。治宜清营捍疟法去木贼，加藿香、草果、柴胡、甘草。本案暑疟气内舍于营，故连翘、竹叶清心为君药，散其上焦之热。以青蒿祛疟、扁豆衣解暑为臣药，黄芩、藿香、草果清热化湿于内。古云：疟不离乎少阳，故使以柴胡、青皮引诸药达少阳之经，西瓜翠衣引伏暑透肌肤之表，甘草调和诸药。

暑疟热盛逼血上吐，脉弦大而数，为热盛动血所致。治宜清凉涤暑法（滑石、甘草、青蒿、扁豆、连翘、茯苓、通草、西瓜翠衣）去扁豆，加黄芩、知母，本案因暑疟导致吐血，故用青蒿、连翘、西瓜翠衣以清心涤暑；恐其力之不及，加黄芩、知母助其清热之力；因暑必夹湿，故用滑石、甘草清暑利湿，兼用通草、茯苓，意在渗湿。临证可加凉血止血之药。

【原文】**截疟太早变成肿胀**

西乡郑某，偶患疟疾，热重寒微，口渴便泻。先用符禁未效，又服断截之药，疟与泻并止矣。数日后腹中忽胀，小便短少，来舍就诊，两手脉钝，沉取尚强。此乃暑疟夹湿之证，其邪本欲向表分里而出，误用截法，阻其邪路，暑欲达表而不能，湿欲下行而不得，交阻于中，气机不行而成肿胀，法当治标为先。即以木瓜、蒿、藿以解其暑，苓、苍、通草以行其湿，又以青皮、厚朴、杏粒、槟榔，行其气而宽其膨。服下稍为中病，每得一矢气，腹内略松。更加菔子以破其气，鸡金以消其水，服之矢气更多，溺亦通快，其腹逐渐消去。后用调脾化气，得全安耳。

江诚曰：观以上三案，虽暑疟之轻证，但其夹证各有不同，设不细辨而妄治之，则轻证转重，重证转危耳。如靳案本体虚寒，得温补而愈。叶案暑热劫络，得清剂而安。郑案夹湿变胀，得破削而宽。可见医法有一定之理，无一定之方，倘胶于某证某药，则钝根莫化矣。

【提要】本节为暑疟夹湿，误用截法变成肿胀，雷氏以破气消水、调脾化气而肿胀消退之临证治案。

【精解】暑疟夹湿之证，伏邪本有外达的趋势，因误用截法，阻伏邪出路，结果体内伏藏之暑邪不得表散，湿邪不能下行，湿热交阻于中，气机郁滞而成肿胀。不同时令的不同疾病，其邪伏部位也不同，雷丰亦有针对性地选用方药，总的治疗原则是因势利导，就近驱邪，给邪以出路。

【原文】**风疟时邪乘入血室**

城南龚某之女，先微寒而后发热，口渴有汗，连日三发，脉弦而数，舌苔黄腻，此因夏伤于暑，加感秋风，名风疟也。遂用辛散太阳法去羌活，加秦艽、藿梗治之。服二帖，疟势未衰，渐发渐晏，且夜来频欲谵语。复诊其脉，与昨仿佛，但左部之形力，颇胜于右。思仲景有云：昼则明了，夜则谵语，是为热入血室。今脉左胜，疑其血室受邪，即询经转未曾。其母曰：昨来甚寡，以后未行。此显然邪入血室之证也。姑守前方去防风、淡豉，加当归、赤芍、川芎、柴胡，服之经水复来，点滴而少，谵语亦减，惟疟疾仍然。再复其脉，左部转柔，余皆弦滑，已中病薮，可服原方。幸得疟势日衰一日，改用宣透膜原法加柴胡、红枣治之，迭进三煎，疟邪遂解。

程曦曰：时证易治，兼证难疗。若此案不细询其经事，则医家病家，两相误也。倘见谵语之证，而为邪入心包，或为胃家实热，清之攻之，变证必加。苟不熟仲景之书，而今日之证，必成坏病矣。吾师尝谓不通仲景之书，不足以言医也。信夫！

【**提要**】本节为雷氏纠正女子经期伤于暑热，加感秋风，风疟时邪乘入血室而治，以宣透膜原法加减疟邪遂解之临证治案。

【**精解**】本案患者适值经期，感受夏季暑邪，加感秋风，而发风疟。前医遂用辛散太阳法（桂枝、羌活、防风、甘草、前胡、淡豆豉）去羌活，加秦艽、藿梗治之不效。临床见有夜间谵语频作，详询病情，经水时断，遂诊断为邪入血室证。雷氏守方辛散太阳之法去防风、淡豆豉，加当归、赤芍、川芎、柴胡，服之经水再来，点滴而出，故药已中病。因疟势日见衰弱，遂改用宣透膜原法（厚朴、槟榔、草果、黄芩、藿香、半夏、甘草）加柴胡、红枣而病愈。该方厚朴、槟榔、草果气味辛烈，直逐邪气；柴胡、黄芩、半夏、甘草、红枣意为小柴胡汤之底方，加藿香以芳香避秽，合用共奏和解少阳，截疟祛邪之功。此案若不详细询问月经情况，可能会误诊失治；当出现谵语时，若辨证不准，误为邪入心包而清心开窍，或误为阳明实热而攻下热结，则变证丛生。由此，雷氏论治经行时病之经验可见一斑。

【原文】**寒疟之证温补治验**

城东潘某，体素丰满，大便常溏，中土本属虚寒，固无论矣，忽于孟秋寒热交作，肌肤汗少，即延医诊，遂作阴暑论治，辄投四味香薷饮加寒凉之剂，未获奏效，即来商治于丰。诊其脉弦而兼紧，舌苔白薄，寒先热后，隔日而来，此寒疟也。良由体质本寒，加感秋凉致病，若果阴暑之证，在长夏而不在秋，况阴暑之寒热，从未见隔日而发，当用附子理中汤加柴胡、草果、藿香、陈皮治之。服二剂，周身微汗，寒热略清。继服二帖，疟邪遂未发矣。

【**提要**】本节为雷氏纠正前医将寒疟误为阴暑之治，以温补之法治疗寒疟之临证治案。

【**精解**】本案患者孟秋寒热交作，体素丰满，大便常溏，肌肤汗少，此为寒疟，但医者由于未审病之本，而作阴暑论治，辄投四味香薷饮加寒凉之剂，药不对证。雷氏结合患者的体质和患病特点，脉弦紧，苔薄白，先寒后热，遂辨为寒疟，治以附子理中汤加减，四帖而愈。可见，雷氏在临证治疗时，既注重患者体质，亦重视发病的季节特点与寒热发作的特点，方证相符。

【原文】**湿疟之证辛散获效**

新定王某之室，浣衣度活，平日难免无湿所受，患疟半月以来，前医之法无效，恳丰治之。切脉缓大有力，遍身浮肿而疼，寒热汗无，连日一发，此明是湿邪为疟也。思先哲有风能胜湿之论，宜以辛温散邪，遂以羌活渗湿汤加草果、厚朴为治，先服二剂小效，继服二剂全瘥。

【**提要**】本节为雷氏以辛温散邪之法治疗湿疟之证而获效之临证治案。

【**精解**】本案患者素为浣衣度活，故而被湿邪所累，患疟半月以来，前医之法不效，雷氏切脉缓大有力，遍身浮肿而疼，寒热交作而无汗，每日一发，此为湿疟，雷氏遵先贤之义，“风能胜湿”，辛温散邪，用羌活胜湿汤加减，四帖而愈。可见，雷氏在临证治疗时，三因制宜一定要牢记在心，使邪气外达而有出路。

【原文】**温疟误为暑热**

豫章张某，于仲夏中旬，发热连日，口渴喜饮，医者皆作暑热论治，所用不离藿、薷、滑、扁等药，未臻效验。转商丰治，诊之脉濡且弱，舌苔微燥而黄，合其见证参之，似属暑热。但其未审既热之后，每有洒淅恶寒之证，此即《内经》所谓“先热后寒，病以时作，名曰温疟”是也。温疟之证，最易伤阴，切忌温散，治宜清凉透邪法。服之热势已挫，口渴依然，仍守原方，益以麦冬、鲜地，连服三剂，始得全愈。

【提要】本节为雷氏纠正前医将温疟误为暑热之治，以清凉透邪法而取效之临证治案。

【精解】本案患者仲夏中旬，发热连日，口渴喜饮，洒淅恶寒，脉濡且弱，此为温疟，但医者由于未审既热之后，每有洒淅恶寒之证，皆作暑热夹湿论治，所用不离藿、薷、滑、扁，药不对证。雷氏先用清凉透邪法清透邪气，再予养阴生津而愈。可见，雷氏在临证治疗时，既注重轻清宣透，使邪气外达而有出路，亦重视热病伤阴，刻刻养阴护津。

【原文】**产后瘅疟热补至变**

四明沈某之室，诞后将匝月以来，忽然壮热汗多，口渴欲饮。有谓产后阴虚，阳无所附；有谓气血大虚，虚热熏蒸，皆用温补之方，严禁寒凉之药。见病者忽尔尪羸，日晡发热，益信其为蓐痨，愈增热补，更加唇焦齿燥，舌绛无津。复请前二医合议，议用导龙入海，引火归源之法，不但诸证未减，尤加气急神昏，始来商之于丰。丰即往诊，两手之脉，皆大无伦，推其致病之因，阅其所服之药，实因误补益剧，非病至于此险也。沈曰：此何证也？丰曰：乃瘅疟也。此即古人所谓阴气先伤，阳气独发，不寒瘅热，令人消烁肌肉，当用甘凉之剂治之。曰：产后用凉，可无害乎？曰：有病则病当之，若再踌躇，阴液立涸，必不可救矣。即用甘寒生津法，加西洋参、紫雪丹治之。头煎服下，未见进退，次煎似有欲寐之形，大众见之，无不疑昏愦之变。复来请诊，脉象稍平，唇舌略润，诸恙如旧，但增手战循衣。丰曰：此阴阳似有相济之意，无何肝风又动之虞。仍守原章，佐以阿胶、龟板，及鸡子黄，令其浓煎温服。是夜安神熟寐，热势大衰。次早诊之，诸逆证皆已屏去，继以清滋补养，调理两月方瘳。

【提要】本节为雷氏纠正前医诊治产后瘅疟热补至变，用甘寒生津法以清滋补养而愈之临证治案。

【精解】本案产后将满月以来，忽患瘅疟。但前医识证不明，或认为产后阴虚，或认为气血大虚，虚热熏蒸，皆用温补之方，严禁寒凉之药。愈增热补，愈补愈热，病势加重。又增潮热，唇焦齿燥，舌绛无津，气急神昏，雷氏审证求因，即用甘寒生津法，加西洋参、紫雪丹治之。药后有欲寐之形，众人疑为昏愦之变。雷氏处惊不变，仍守原章，佐以咸寒养阴，是夜热势大衰，继以清滋补养，调理方瘳。可见，雷氏擅长疑似之证的辨识，力挽误治逆证之例。

【原文】**阴邪入肾发为牝疟**

江南陶某之室，寡居五载，腰如两截，带下淋漓，时值中秋，炎蒸如夏，或当风而纳凉，或因渴而饮冷，其阴邪乘虚而陷少阴，发为牝疟。脉来沉小之象，畏寒而不甚热，肌肤浮肿，面色萎黄，饮食减少而乏味，小水淡黄而欠舒，此阴虚邪陷之证，显而易见。丰用金匮肾气丸去萸肉、丹皮，加干姜、苍术，连服十余剂，诸恙全安。

【**提要**】本节为雷氏治疗阴邪入肾发为牝疟，以温补肾阳之法而效之临证治案。

【**精解**】本案患者长期寡居，发病在中秋，炎蒸如夏，腰如两截，带下淋漓，阴邪（凉风或饮冷）乘虚而陷少阴，发为牝疟。临床症见：畏寒，发热不显，肌肤浮肿，面色萎黄，纳差，小便色淡黄，便时欠舒，此为阴虚邪陷之证。雷氏遂用金匮肾气丸加减，连服十余剂而愈。可见，雷氏在临证治疗时，既注重四诊合参，亦重视细节（寡居五载），辨证准确，效如桴鼓。

【原文】**寒湿入脾证成牝疟**

金陵张某，作客来衢，形素丰肥，向有卢同之癖，其体属寒湿者，先露一斑。忽患间日恶寒，按时而至，胸前痞闷，口不作干，脉缓近迟，苔腻而白，此牝疟也。古人虽有邪气伏藏于心、于肾之论，但今之见证，皆属乎脾，宜用平胃合二陈，加干姜、草果、白蔻、砂仁治之。令尝五剂，三日服尽，诸证咸瘥。

程曦曰：凡学医者，必须天机活泼，毫无胶固之人而后可。如赵、喻注《金匮》，皆言邪舍于心，石顽正其失，专言邪藏乎肾。吾师前以石顽之训为准绳，今观是案，又谓在脾，其实非矛盾也，良由见证而断也。总因间日恶寒，按时而至，称为牝疟。可见医者，审证为第一耳。

【**提要**】本节为雷氏以燥湿运脾化痰之法治疗寒湿入脾证成牝疟之临证治案。

【**精解**】本案患者素有卢同之癖，脾胃虚寒之人，长期饮茶，难免聚湿，间日按时而至，胸前痞闷，口不干，脉缓迟，苔白腻，此为牝疟。病位在脾，治以平胃散合二陈汤加减，五剂三日服尽，诸证明显改善、好转。雷氏接下来探讨牝疟病位的问题，有先贤认为在心、肾，但根据临床实际，病位还是在脾，关键是为医要抓住“审证为第一耳”的古训。

【原文】疟发昏迷治痰得效

南乡酆某之母，年逾六旬，偶沾疟疾，淹缠数月，药石无功，乘舆来舍就诊。诊其脉，两手皆弦，其疟连日而发，每于薄暮时，先微寒而后微热，神识渐渐昏闷，约一时许始苏，日日如是。阅前医之方，皆不出小柴胡汤、清脾饮等法，思其发时昏闷，定属痰迷。即以二陈汤加老蔻、藿香、杏仁、草果、潞参、姜汁治之。连进三剂，神识遂清。继服二剂，寒热亦却。

【提要】本节为雷氏从痰论治，以燥湿化痰、芳香醒窍治疗疟发昏迷而神识遂清之临证治案。

【精解】本案患者老年女性，病发疟病多日，药石无功，诊其脉弦，其疟连日而发，每于傍晚之时发作，先寒而后热，渐渐神识昏迷，约一时许慢慢苏醒，每日如此，实属痰迷（心窍），前医皆以小柴胡汤、清脾饮加减而不效。遂用二陈汤合化湿开窍之药，五剂药病解。雷氏思其发时昏闷，当属痰迷（心窍），单纯的健脾化湿效果不佳，必须用芳香开窍、苦温燥湿之药方可，果不其然，连服三剂药神志以恢复，再服两剂而痊愈。

【原文】时行疫疟

己卯夏五，患寒热者甚众，医者皆以为疟。所用咸是小柴胡汤、清脾饮，及何人饮、休疟饮等方，未有一方奏效。殊不思经谓“夏伤于暑，秋必痎疟”，疟每发于秋令，今于芒种夏至而发者何也？考岁气阳明加于少阳，天政布凉，民病寒热，斯时病疟者，尽是时行疫疟也。有建德钱某来舍就医，曰：患疟久矣，请先生截之。丰曰：此乃时行疫疟。遂用宣透膜原法加豆卷、干姜治之，其效捷于影响。后来求治者，皆与钱病无异，悉以此法治之，莫不中窾。可见疫疟之病，不必拘疟门一定之方，又不必拘一定之证，更又不必拘一定之时，但其见证相同，而用药亦相同者，断断然矣。

【提要】本节为雷氏用宣透膜原法加减治疗时行疫疟之临证治案。

【精解】疫疟病患发病症状与秋季疟疾相似，不宜先入为主断为疟疾。根据发病时令不同，加之流行广泛的特点，有悖于五运六气及其相关经文记录的常位变化，考虑病发时疫的可能，雷丰化裁达原饮，采用宣透膜原法治之。方中半夏辛苦温，燥湿化痰；生姜辛温散寒，破阴化湿；黄芩苦寒，清燥热之余；藿香辛温醒脾，芳香化浊；草果仁辛温；厚朴、槟榔苦辛温，开达膜原，导盘踞之邪外出；豆卷甘温入脾；干姜辛热温胃；粉甘草甘平和缓，调和诸药。

【原文】**鬼疟属阴，得众人阳气而解**

东乡叶某，自初秋患疟，至孟冬未愈，每每发于午后，寒不甚寒，热不甚热，言语错乱，如见鬼神，至后半夜，神识遂清，倦怠而寐，日日如是，曾延医治，尽属罔灵。请丰诊之，两手之脉，不调之至。曰："此鬼疟也。"即用驱邪辟祟法去龙骨，加草果、常山，服之神气稍清，疟仍未解。时值邻村会戏，热闹异常，病者往观，在众人堆内，拥挤不出，得周身大汗，越过疟期，寒热遂未发作。此分明鬼疟无疑。盖热闹场中，众人堆内，阳气旺极，其阴邪不能胜阳，故疟鬼不得缠身而遁。

【**提要**】本节为雷氏用驱邪辟祟法加减，治疗鬼疟病情而减之临证治案。

【**精解**】本案患者自初秋始患疟病，但至孟冬仍未愈，每于午后发病，寒热不甚明显。发时神志异常，夜半神识恢复倦怠而眠，前医医治尽属罔灵符咒，俱不效。雷氏诊其脉为祟脉，辨为鬼疟，遂用驱邪辟祟法加减而神志渐清。可见雷氏认为鬼疟是尸疰客忤所致，治以所谓驱邪辟祟甚至念咒等法，当属迷信之谈。

【原文】**久疟阴虚及阳**

鉴湖黄某之内，患疟三年，尪羸之至，无医不迓，靡药不尝。邀丰治之，脉象纤微无力，洒寒烘热，每发于申酉之时，舌淡无荣，眠食俱废，大便溏薄，月水不行。丰曰：此虚疟也。出方阅之，计有数百余纸，聊审近日之方，非参、芪、术、草，即地、芍、归、胶，未尝有一剂桴鼓。细思是证，乃疟邪深踞于阴，阴虚及阳之候。即用制首乌五钱，补其阴也；淡附片三钱，补其阳也；鳖甲二钱，青蒿五分，搜其阴分久踞之邪；鹿霜三钱，羌活五分，随即领邪而还于表；东洋参三钱，炙甘草八分，补其正而御其邪；生姜二片，红枣五枚，安其内而攘其外。诸药虽经服过，然制方实属不同。古云用药如用兵，孰为主将，孰为先锋，指挥得法，自可望其破垒耳。黄某深信，即使人拣来煎服，二剂寒热觉轻；又二剂，精神稍振；再又二剂，诸疴尽却。调补三月，月信始行，起居犹昔矣。

【**提要**】本节为雷氏以双补阴阳治久疟阴虚及阳之虚疟之临证治案。

【**精解**】本案患者，女性，患疟3年，体质虚弱之至，脉微无力，恶寒与烘热并见，每于下午3时始发，持续约2个时辰，舌淡无光泽，纳眠俱废，大便溏，例假不行。雷丰诊为虚疟。前医视其虚羸之至，皆用补养气血之方，但无一中的。殊不知阴病久则会及阳，及阴病及阳，阴阳两伤，在补阴血的同时，补阳且领邪而还于表，补其正而御其邪，安其内而攘其外，果如古训"用药如用兵”，前后共用6剂，诸证大减，又3个月，例假始来，起居如常矣，可见久病要明确阴损及阳或阳损及阴。

【原文】**体虚劳疟**

安徽汪某，体本虚怯，饮食并减，神气极疲，精遗于梦，汗漏于寐，闲居静养，诸恙如无，偶有烦劳，遂作寒热等证。延丰诊之，脉来小涩，此属劳疟之证，分明若绘矣。拟用何人散加鳖甲、牡蛎、茯神、龙骨，令服十余剂，调养数月而康。

【提要】本节为雷氏以补益气血、滋阴潜阳治疗体虚劳疟之临证治案。

【精解】本案患者素体虚怯，神疲纳差，盗汗、梦遗，若无烦劳之事，尚可平复，若稍有烦劳，则诸证皆起，且寒热并作。诊其脉小涩，当属劳疟无疑。遂用何人饮补益气血，并用介类滋阴潜阳去寒热，茯神安神助眠，调养数月而愈。可见虚疟应以调养为主，平时注意避免烦劳。

【原文】**疟母破剂无效，温补咸软得安**

南乡傅某，自同治纪元，患疟之后，左胁下结成一块，即疟母也，迄今十五载矣，身体安然，不知不觉，每一违和，渐次居中，初服常山饮子，后用鳖甲煎丸，皆无效验，因停药勿治。迩苦眩晕遗精，耳鸣盗汗，曾用六黄兼六味，服之虽妥，但其痞块，渐大渐中，将有变蛊之势。脉形缓滞，两尺皆弱，先天亏损，断断无疑，消破之剂，决难浪施。余用桂附八味加龙骨、牡蛎、龟板、鳖甲，蜜丸。服一料诸恙少减，二料得全瘥矣。

【提要】本节为雷氏治疗疟母破剂无效，以温补咸软得安之临证治案。

【精解】本案患者病史较长，达15年之久，且左胁下已形成结块，即疟母无疑。不规律地先后服用常山饮子与鳖甲煎丸，之后出现肾阴不足，水火不济之时再次改用六黄兼六味，但病情仍继续发展，且有恶化之时，恐成蛊症，诊其脉一派虚象，且先天不足，此时辨证处方较为艰难，补泄之间可以发挥的余地并不大，且不可滥用药物，否则预后不佳。阴损日久必然及阳，且景岳云：“善补阳者，必于阴中求阳。”桂附八味丸正好合拍，同时加入介类滋阴潜阳，同时可以软坚散结，蜜丸以图缓之，且可减低长期服用附子相关类方的毒性，用后效如桴鼓，两料药病得痊愈。

【原文】**疟母攻破致死**

歙北一医，在吾衢名冠一时。时有里人范某，久患疟母，寝食若旧，动作如常，闻此医欲归梓里，恐郡内诸医，不能杜其病根，即商其治。所用硝、黄、枳、朴、巴豆、蓬、棱，一派攻伐之剂，未数日腹如复釜，神气顿疲，饮食减少，病势日加一日，至于危急，始来商治于丰。诊其脉沉小而涩，此因攻破太猛，正气受伤之候，证弗易治，嘱商明手。其兄再四哀求，不得已，勉以香砂六君损益，服之未效，复请固辞，再商他医，终不能起。

程曦曰：古人谓不服药为中医，诚哉是言！历见因病致死者少，因药致死者多，若此病是药速其亡也。不思李念莪云：养正则邪自除，譬如满座皆君子，一二小人，自无容身之地。曦之鄙见，当补正为君，稍兼攻积，庶乎稳妥，偏于攻破，非法也。

【**提要**】本节为前医以攻伐之剂治疗疟母损伤正气而病进，雷氏以香砂六君治之亦未效之临证治案。

【**精解**】本案患者开始虽久患疟母，但日常起居基本不受影响，之后反复使用攻伐之剂，以致患者正气反复被戕害，终致腹部胀大，且出现无神的表现，病情危重。此时雷丰接手后发现其脉沉涩而小，正气已难短时间之内恢复，不得已处以香砂六君以健运中州，但此时为时已晚，未效。雷氏之后较为感慨，药可救人，亦可杀人，并告诫后人临床使用攻伐之剂切不可孟浪，尤其是素体已成虚象之人，功补之力定要详查，方可稍稍予之，慎不可直率而往也，应做到“治病不伤人，驱邪不伤正”。

【原文】**三疟扰伤气血补益得效**

南乡李某，患三日疟，缠绵两三载，方药靡效。近用多是甜茶，服之呕吐，吐伤胃气，谷食减少，神气愈疲，而疟疾仍来，来舍求治于丰。诊其脉缓涩沉弦，形色清癯之至，此气血阴阳受亏之象也，非补益不能望痊。即用制首乌五钱，潞党四钱，鳖甲、鹿霜各二钱，干姜、附片各八分，嘱服十剂，临发之日勿服，至第八剂，寒热遂未发矣。复来就诊曰：先生之方效于拔刺，然诸药前医亦曾用，而未验者何也？丰曰：一则药味杂乱，二则服法未精，不知间二日之疟，其邪深，其正虚，所以用补法于未发之先，助其气血阴阳，则邪不能胜正而自止矣。今脉转为缓小，沉分亦然，疟邪果远遁也，当守旧法，加之熟地、归身，姜、枣为引，连服十剂而安。

【**提要**】本节为雷氏诊治三日疟扰乱气血之临证治案。

【**精解**】本案患者患疟两三年，乃邪气深陷，气血阴阳受亏之象，当先用补益之法，补其正气，阴阳双补，再用搜络之法，搜剔邪气，功补兼施，说明雷氏治病注重正邪盛衰，而行攻补之法。此久疟伤正，故宜补益。用补于疟未发之先，为雷氏之独见。

【原文】**产后三疟久缠**

北乡杜某之内，自诞后气血未复，偶沾三疟，纠缠半载未瘳。发时背如负重，腰如两截，寒洒洒欲覆被，热烘烘欲思饮。诊其脉，举之若浮绵，按之不满部，面色白而无荣，舌色淡而无苔，此属奇经本虚，疟邪窜入于阴，阴虚及阳之证。斯宜未发之日，大补奇脉阴阳，俾正气复充，邪气自却，倘以常山、草果专治其疟，便是舍本求末矣。丰用东参、熟地、鹿霜、狗脊、龟板、牡蛎、炙芪、桂枝，姜、枣为引，约服二十余剂，疟始脱体。

或问曰：曾见景岳治疟，每迎其锐而击之，最捷最效。今先生治疟，用药于未发之先。究遵景岳耶？抑遵先生耶？答曰：治初患之疟，邪气方盛，正气未虚，可以迎其锐而击之。久患之疟，邪气深陷，正气已虚，则不可耳。故于未发用补，补其正气，正气旺，则邪自衰，不用击而疟自罢矣。

【提要】本节为雷氏治疗奇经本虚，疟邪窜阴，阴虚及阳之产后三疟之临证治案。

【精解】本案女性患者自分娩后即呈现气血两虚之症，患者三疟后虽经治疗但病势缠绵半年未愈，发时呈现上热（虚火）下寒（真寒）之象。诊其脉，举按均不足，此乃奇经本虚，当于疟病未发之时补其正气，此时切不可单纯使用截疟之剂，否则可能出现舍本逐末的后果。遂用大补气血之剂，前后二十余剂，病情逐渐缓解。雷氏在此病例后告诫后人治疗疟病不可一味使用攻伐之剂，当辨清患者患病的新久，以及正气的强弱，灵活把握攻伐的力量，初患疟病，正气不虚之时可以适当使用截疟之剂，但当患病日久正气已虚之时，切不可一味使用攻伐截疟之药，唯有补其正气，正气盛方可祛邪外出。

【原文】**伏暑过服辛温改用清凉而愈**

武林陈某，素信于丰，一日忽作寒热，来邀诊治，因被雨阻未往。伊有同事知医，遂用辛散风寒之药，得大汗而热退尽。讵知次日午刻，热势仍燃，汗多口渴，痰喘宿恙又萌，脉象举取滑而有力，沉取数甚，舌苔黄黑无津。丰曰：此伏暑病也。理当先用微辛，以透其表，荆、防、羌、芷，过于辛温，宜乎劫津夺液矣。今之见证，伏邪已化为火，金脏被其所刑。当用清凉涤暑法去扁豆、通草，加细地、洋参。服二剂，舌苔转润，渴饮亦减，惟午后尚有微烧，姑照旧方，更佐蝉衣、荷叶。又服二剂，热从汗解，但痰喘依然，夜卧不能安枕，改用二陈加苏、葶、旋、杏，服之又中病机。后议补养常方，稛载归里矣。

【提要】本节为雷氏用清凉涤暑法加减，纠正他人过用辛温而致伏暑热势不退之临证治案。

【精解】伏暑病虽属热郁于里，但其初起每多伴有外邪在表之象，故治疗亦可稍予微辛透表之品。陈某初病寒热，其同事投以辛散风寒之药，乃是误以风寒外感论治。药后虽腠理开泄得大汗，而热退尽，但终因内有郁热，加之误汗伤津，以至次日热又复起，且汗多口渴，痰喘诸恙又萌，舌苔黄黑无津，脉滑数有力，呈现出一派里热化火，阴津受损之象。雷氏接诊，根据伏邪化火，金脏被刑的病机特点，抓住伏暑过服辛温，化火伤阴，投以清热生津之剂。两剂诸症即减，因汗后尚有微热，乃以原方加蝉衣、薄荷以透热外泄。热从汗解之后，因痰喘未除，故又转手化痰平喘，切中病机。终以补养常方善后。前后治疗，可谓谨守病机，丝丝入扣。

【原文】**产后伏暑**

城东孔某之室，素来多病，其体本孱，分娩三朝，忽然头痛难忍，寒热无汗，大渴引饮，脉来浮大之象，此肌表重感秋凉，而曩伏之暑热，触动而继起矣。询知恶露匀行，腹无胀痛，生化成方，可勿用耳。即以白芷、青蒿、秦艽、荆芥、当归、川芎，加败酱草合为一剂。盖白芷为产后疏风妙药，青蒿乃产后却热最宜，秦艽、荆芥活血散风，当归、川芎生新去瘀，本草谓败酱草味苦而平，主治产后诸病。此方最稳，请服二煎，其热从汗而退。次日邀诊，脉象顿平，询之口亦不渴，惟觉神倦少眠。此伏暑已随秋凉而解，心脾被邪扰攘而亏，当守原方去白芷之香燥、荆芥之辛散，加茯神、柏子以安神，神安自熟寐矣；又加西潞、炙草以扶元，元复自强健矣。后用八珍损益，未及半月而康。

【提要】本节为雷氏治疗产后伏暑之临证治案。

【精解】本案患者素来体弱多病，产后3日，忽感伏暑，雷氏诊其为“产后伏暑”。妇人产后，医家多用生化汤下其恶露。但雷氏询知恶露匀行，腹无胀痛，断定不须用生化汤类。即以白芷、青蒿、秦艽、荆芥、当归、川芎、败酱草疏风却热，活血祛瘀，药已对证，服后伏暑已解，心脾两虚，继守原方加减，后用八珍汤加减，未及半月而愈。此产后伏暑之例，雷氏先祛邪，后扶元而求复，值得后人借鉴。

卷之六

秋伤于湿大意

本卷“秋伤于湿大意”共分伤湿、中湿、冒湿、湿热、寒湿、湿温、秋燥7个小节。

【原文】土寄于四季之末，四时皆有湿气，何独经谓“秋伤于湿”乎？盖一岁之六气者，风、君、相、湿、燥、寒也，推四之气，大暑至白露，正值湿土司权，是故谓之“秋伤于湿”。鞠通先生列湿温于夏末秋初，诚有高见。丰谓因湿为病者有六：一曰伤湿，一曰中湿，一曰冒湿，一曰湿热，一曰寒湿，一曰湿温。盖伤湿者，有表里之分焉：在表由于居湿涉水，雨露沾衣，从外而受者也；在里由于喜饮茶酒，多食瓜果，从内而生者也。中湿者，卒然昏倒，颇与中风相似。冒湿者，因冒早晨雾露，或冒云瘴山岚。湿热者，夏末秋初感受为多，他时为少。寒湿者，先伤于湿，后伤生冷。湿温者，湿酿成温，温未化热，最难速愈，非寒湿之证，辛散可化，湿热之证，清利可平之比也。此六者，皆湿邪之为病耳。喻嘉言先生又谓秋伤于燥，发出秋燥之论。其说未尝有谬。据按六气而论，其实湿气在于秋分之前，燥气在于秋分之后，理固然矣。姑附秋燥一条，以备参考。

【提要】本节概述秋季各种新感时病的分类。

【精解】秋季新感时病有7种，分别为秋伤于湿而发病的伤湿、中湿、冒湿、湿热、寒湿、湿温和感受秋季燥邪而病的秋燥。其中既有属于热性外感病，也有属于寒性外感病。对秋伤于燥或秋伤于湿之争，历代医家多有议论，可参本书其他有关论述。

【原文】**伤湿**

伤湿[1]之病，原有表里之因。盖伤乎表者，因于居湿涉水，雨露沾衣，其湿从外而受，束于躯壳，证见头胀而疼，胸前作闷，舌苔白滑，口不作渴，身重而痛，发热体疲，小便清长，脉浮而缓，或濡而小者，此言湿邪伤于表也。又有伤于里者，因于喜饮茶酒，多食瓜果，其湿从内而生，踞于脾脏，证见肌肉隐黄，脘中不畅，舌苔黄腻，口渴不欲饮水，身体倦怠，微热汗少，小便短赤，脉沉而缓者，此言湿气伤于里也。李时珍曰：凡风药可以胜湿，利小便可以引湿，为治表里湿邪之则也。丰师其法，治表湿宜辛散太阳法减去桂、豉，加之苍、朴，俾其在表之湿，从微汗而解也。治里湿宜通利州都法，俾其在里之湿，从小便而去也。伤湿之证，务宜分表里而治之，斯为确当。

倪松亭云：治湿之道非一，当细察而药之。如湿气在于皮肤者，宜用麻、桂、二术之属，以表其汗，譬如阴晦非雨不晴也。亦有用羌、防、白芷之风药以胜湿者，譬如清风荐爽，湿气自消也。水湿积于肠胃，肚腹肿胀者，宜用遂、戟、芫、牵之属以攻其下，譬如水满沟渠，非导之不去也。寒湿在于肌肉筋骨之间，拘挛作痛，或麻痹不仁者，宜用姜、附、丁、桂之属以温其经，譬如太阳中天，则湿自干也。湿气在于脏腑之内，肌肤之外，微而不甚者，宜用术、苍、朴、夏之属之健脾燥湿，譬如些微之湿，以灰土糁之，则湿自燥也。湿气在于小肠膀胱，或肿或渴，或小水不通，宜用二苓、车、泻之属以渗利之，譬如水溢沟浍，非疏通其窦不达也。学者能于斯理玩熟，则治湿之法，必中鹄矣。

丰按：此论可为治湿之提纲，医者勿忽！

【注释】

[1] 伤湿：湿邪致病有伤湿、冒湿之分，伤湿是湿邪侵犯肌表之证。

【提要】本节论述伤湿的证治。

【精解】伤湿有湿伤于表和湿伤于里之别，但其所述的里湿症状为“肌肉隐黄，脘中不畅，舌苔黄腻，口渴不欲饮水，身体倦怠，微热汗少，小便短赤，脉沉而缓”却未必符合临床实际，特别是里湿未化热或稍渐化热，何以要见黄腻之苔，白腻之苔亦不少？证治而言，伤于表者，辛散表湿，亦可用风药以胜湿，得汗而解。伤于里者，通利治小便为本，又有在筋骨、胃肠、脏腑之不同。

【原文】**中湿**

中湿者，即类中门中之湿中也。盖湿为阴邪，病发徐而不骤。今忽中者，必因脾胃素亏之体，宿有痰饮内留，偶被湿气所侵，与痰相搏而上冲，令人涎潮壅塞，忽然昏倒，神识昏迷。与中风之证，亦颇相似，但其脉沉缓、沉细、沉涩之不同，且无口眼㖞斜、不仁不用之各异，此即丹溪所谓湿热生痰，昏冒之证也。宜以增损胃苓法去猪苓、泽泻、滑石，加苏子、制夏、远志、菖蒲治之。倘有痰筑喉间，声如鼎沸，诚有须臾变证之虞，可加苏合香丸，分为两次冲服。倘得痰平人省，始有转机，否则不可救也。

【提要】本节论述中湿的证治。

【精解】文中提出中湿即是类中门中的一种湿中病，然既属类中，何以仅表现为神昏而无口眼歪斜，不仁不用表现？所以实际上，雷氏所指中湿未必是中风一类的病证。现代临床上可能是指某种原因引起的急性昏迷疾病，不一定指中风，或可指厥证而属痰湿者，与中风病症相类，菖蒲、半夏、远志、苏合香丸皆治痰厥之良方良药。

【原文】**冒湿**

冒湿[1]之病，得之于早晨雾露，云瘴山岚，或天阴淫雨，晴后湿蒸。初受其气者，似乎有物蒙之，以致首如裹，遍体不舒，四肢懈怠，脉来濡缓之象。宜用宣疏表湿法取其微汗，仿嘉言贵徐不贵骤之意，俾其湿邪还表而解，毋使其由表而入于里。倘或脘中痞闷，微热汗少，小便短赤，是湿邪已入于里也。宣疏之剂，又不相宜，宜改通利之方，自然中的。伤湿条内，须参阅之。

【注释】

[1] 冒湿：湿邪致病有伤湿、冒湿之分，冒湿多指行居于云瘴山岚，感受湿邪，阳气被遏所致。

【提要】本节论述冒湿的证治。

【精解】冒湿之病属直接感触湿邪而发病者，雷氏对其症状的描述较为简单。在临床上可见于湿邪在表之表证，寒热偏颇之性不显著者。其虽为表证，但脾胃虚弱之人多患，且易发于气候潮湿之地。湿邪重者，病状多杂，治疗上需防湿邪入里，法当从表而解。但如湿邪已入里，即非冒湿之病，不宜列于本节之内。

【原文】**湿热**

贾氏曰：夏热则万物湿润，秋凉则万物干燥。若此论之，湿热之证，在长夏而不在秋，岂非与《内经》之“秋伤于湿”不合耶？细思之，斯二句书，不重夏秋二字，当重在热凉二字也。盖热蒸则湿，凉胜则燥，理固然矣。即如立秋、处暑之令，炎蒸如夏，患者非秋湿，即秋暑。其实秋令之湿热，亦必夹之秋暑也。考湿热之见证，身热有汗，苔黄而泽，烦渴溺赤，脉来洪数是也，当用通利州都法治之。如大便秘结，加瓜蒌、薤白，开其上以润其下。如大便未下，脉形实大有力者，是湿热夹有积滞也，宜本法内加玄明粉、制大黄治之。

或问曰：先贤尝谓暑必夹湿，今先生谓湿热夹暑，有是说乎？答曰：小暑之节，在于相火之后，大暑之气，在于湿土之先，故先贤有暑必夹湿之训也。丰谓湿热夹暑，专在大暑至白露而言。盖斯时湿土主气，暑气渐退，湿令方来，而湿甚于暑者，故谓之湿热夹暑也。又问曰：章虚谷录薛生白湿温之条，加之注解，统以湿温称为湿热。今先生分门而论者何也？曰：湿体本寒，寒湿可以温散；酝酿成热，热湿可以清通。惟湿温不热不寒，最为难治，断不可混湿温为湿热，理当分列湿热、湿温为二门。又问曰：湿热致病者多，何略而弗详乎？曰：因湿致病者，固属不少，如肿满、黄疸、淋浊等证，诸先贤皆早详于杂证之书，是编专论时病，毋庸迭赘可耳。

【**提要**】本节论述湿热的证治。

【**精解**】关于湿热病，薛生白《湿热病篇》进行了系统论述，其包含病证甚多。但雷氏此处所论的湿热病显然只是湿热致病后的部分表现，从其所论的主要症状来看，属湿热盛于里者，但对该证的治疗仅用通利州都法，祛湿有余而清热之力甚微，似不太妥帖。湿热并甚于里，其治主以苦辛开降，不能过分渗利。但文中对湿热病用润下、攻下的药物配伍有一定见地，可供参考。

【原文】**寒湿**

伤湿又兼寒，名曰寒湿。盖因先伤于湿，又伤生冷也。夫寒湿之证，头有汗而身无汗，遍身拘急而痛，不能转侧，近之则痛剧，脉缓近迟，小便清白，宜以辛热燥湿法治之。毋使其酝酿成温，而成湿温之病，温甚成热，而成湿热之病；又毋使其变为痰饮，伏而不发，交冬发为咳嗽之病。由是观之，可不速罄其湿乎！须知寒湿之病，患于阳虚寒体者为多，辛热燥湿之法，未尝不为吻合。湿热之证，患于阴虚火体者为多，此法又宜酌用耳。贸贸者，不别病之寒湿、热湿，体之阴虚、阳虚，一遇湿病，概投通利之方，若此鲁莽，未有不误人者也。

【提要】本节论述寒湿的证治。

【精解】寒湿之病为寒性外感病，本不属于温病范畴。雷氏指出，寒湿病是先伤于湿，又伤于生冷所致，多见于素体阳虚患者，治疗宜辛热燥湿法。但素体湿热或湿郁者亦可化热，易寒为温，故临床辨治须辨寒湿与湿热的不同，辨别二者的相兼转化，不可概投通利。

【原文】**湿温**

湿温[1]之病，议论纷纷，后学几无成法可遵。有言温病复感乎湿，名曰湿温，据此而论，是病乃在乎春。有言素伤于湿，因而中暑，暑湿相搏，名曰湿温，据此而论，是病又在乎夏。有言长夏初秋，湿中生热，即暑病之偏于湿者，名曰湿温，据此而论，是病又在乎夏末秋初。细揆三论，论湿温在夏末秋初者，与《内经》秋伤于湿之训，颇不龃龉；又与四之气大暑至白露，湿土主气，亦属符节；当宗夏末秋初为界限也。所有前言温病复感于湿，盖温病在春，当云温病夹湿；言素伤于湿，因而中暑，暑病在夏，当云中暑夹湿；皆不可以湿温名之。考其致病之因，良由湿邪踞于气分，酝酿成温，尚未化热，不比寒湿之病，辛散可瘳，湿热之病，清利乃解耳。是病之脉，脉无定体，或洪或缓，或伏或细，故难以一定之脉，印定眼目也。其证始恶寒，后但热不寒，汗出胸痞，舌苔白，或黄，口渴不引饮。宜用清宣温化法去连翘，加浓朴、豆卷治之。倘头痛无汗，恶寒身重，有邪在表，宜用宣疏表湿法，加葛、羌、神曲治之。倘口渴自利，是湿流下焦，宜本法内去半夏，加生米仁、泽泻治之。倘有胫冷腹满，是湿邪抑遏阳气，宜用宣阳透伏法去草果、蜀漆，加陈皮、腹皮治之。如果寒热似疟，舌苔白滑，是为邪遏膜原，宜用宣透膜原法治之。如或失治，变为神昏谵语，或笑或痉，是为邪逼心包，营分被扰，宜用祛热宣窍法，加羚羊、钩藤、玄参、生地治之。如撮空理线，苔黄起刺，或转黑色，大便不通，此湿热化燥，闭结胃腑，宜用润下救津法，以生军易熟军，更加枳壳，庶几攻下有力耳。倘苔不起刺，不焦黄，此法不可乱投。湿温之病，变证最多，殊难罄述，宜临证时活法可也。

【注释】

[1] 湿温：指由湿热病邪所引起，好发于长夏季节的一种急性外感热病。

【提要】本节论述湿温的证治。

【精解】湿温病名早见于《难经》，后世亦多论述，雷氏此处所说的湿温病范围比通常所说的湿温要小得多，仅是指湿热之邪在气分而未化热者。这一概念有一定的片面性，因疾病是动态发展的，湿温病也会化热，传入营血，正如本节所述，可变为神昏谵语、或笑或痉，所以不能以雷氏所说而印定眼目。

从雷氏对湿热诸病的论述可见，其原意是要把湿热性温病区分为几种不同的疾病，但由于雷氏对湿热性疾病的掌握尚不全面，以至把一个病分解为若干个病，反有弄巧成拙之嫌。

【原文】秋燥

推六气之中：燥金主气，自秋分而至立冬。喻嘉言以燥令行于秋分之后，所以谓秋不遽燥，确与气运相合也。沈目南云：《性理大全》谓燥属次寒，奈后贤悉谓属热，大相径庭。如盛夏暑热炎蒸，汗出濈濈，肌肉潮润而不燥也。深秋燥令气行，人体肺金应之，肌肤干槁而燥，乃火令无权，故燥属凉，谓属热者非矣。丰细玩之，诚非谬也。凡治初患之燥气，当宗属凉拟法。夫秋燥[1]之气，始客于表，头微痛，畏寒咳嗽，无汗鼻塞，舌苔白薄者，宜用苦温平燥法治之。若热渴有汗，咽喉作痛，是燥之凉气，已化为火，宜本法内除去苏、荆、桂、芍，加玄参、麦冬、牛蒡、象贝治之。如咳逆胸疼，痰中兼血，是肺络被燥火所劫，宜用金水相生法去东参、五味，加西洋参、旱莲草治之。如诸证一无，惟腹作胀，大便不行，此燥结盘踞于里，宜用松柏通幽法治之。总而言之，燥气侵表，病在乎肺，入里病在肠胃，其余肝燥肾燥，血枯虚燥，皆属内伤之病，兹不立论。

或问曰：先生遵喻氏《秋燥论》中秋不遽燥，燥气行于秋分以后之说，殊未见《医醇賸义》中，论之最详，又明出喻氏之谬。既谓燥气行于秋分以后，而秋分以前四十五日，全不关于秋燥矣，故云初秋尚热，则燥而热，深秋既凉，则燥而凉，此诚是振聋发聩之语，先生曷不遵之为龟鉴耶？答曰：子不知六气循环，亦疑喻氏之谬，不察大寒至惊蛰，主气风木；春分至立夏，主气君火；小满至小暑，主气相火；大暑至白露，主气湿土；秋分至立冬，主气燥金；小雪至小寒，主气寒水。此年年之主气，千古不易。由是而推，则燥金之令，确在乎秋分而至立冬，而秋分以前之白露、处暑、立秋四十五日，犹是湿土主气，岂可误为燥气乎？子以为然否？或唯唯而退。

程曦曰：论燥气者，首推嘉言，其次目南与鞠通也。嘉言论燥，引大易水流湿，火就燥，各从其类，乃论燥之复气也。目南所论燥病属凉，谓之次寒，乃论燥之胜气也。至鞠通论燥，有胜气复气，与正化对化，从本从标之说，可为定论，乃曰：如仲景用麻、桂、姜、附，治寒之胜气也，治寒之正化也，治寒之本病也。白虎、承气，治寒之复气也，治寒之对化也，治塞之标病也。能于此理悟通，则燥气之胜复正对本标，亦皆了然于胸中矣。

江诚曰：人皆知温为热，而不知燥为凉。以燥为热者，盖因燥字从火之弊耳。试问既以燥为热，曷不以温字从水而为寒乎？不知四时之令，由春温而后夏热，由秋凉而后冬寒，目南先生引《性理大全》之说，谓燥属凉，真所谓千载迷津，一朝点破耳。

【注释】

[1] 秋燥：是指感受燥热病邪引起的，发生于初秋季节，初起病在肺卫，并同时具有津液不足表现为特征的一种急性外感热病。

【提要】本节论述秋燥的证治。

【精解】秋燥之病，究其性质本与秋伤于湿无关，所以列于秋伤于湿中较为勉强。但雷氏认为湿邪固然秋季为患，燥邪亦为秋之主令，所以把燥病列于此处，并不以为湿、燥二邪是一类病邪。

对于秋燥属性的认识，历来有寒温之争。雷氏认为燥性属凉，但也可化火，所以秋燥为病就有凉燥和温燥之分。此说有理，但温燥并非都是从凉燥发展而来的，否则就不能解释为什么秋燥为病初起时即有温燥和凉燥的不同。许多医家，如俞根初指出，燥邪本身就有温、凉之别，初秋燥多具温热之性，深秋则燥多具寒凉之性，感邪性质之不同，病证自然就有区别。

拟用诸法

【提要】本卷对秋伤于湿的治疗拟用 10 法，对秋伤于燥的治疗拟有 3 法。由于雷氏把湿邪犯人分为冒、伤、中三类，故治疗用方则有不同。对伤湿的治疗，分辨表湿和里湿而分别采用辛散太阳法和通利州都法，前方即成方桂枝羌活汤加减、后方为加减五苓散；对冒湿的治疗，用宣疏表湿法；对于中湿者，投用增损胃苓法加减，配合苏合香丸。治疗寒湿，用辛热燥湿法，源于海藏神术散。而对于湿温的治疗，雷氏根据病机的不同，分别采用清宣温化法（二陈汤加减）、宣阳透伏法（四逆汤加减）、宣透膜原法（源于达原饮）、祛热宣窍法（牛黄至宝丹加连翘、犀角、川贝母、鲜石菖蒲）及润下救津法（即增液承气汤），分别施治于湿踞气分、湿遏阳气、邪遏膜原、湿热内逼心包及湿邪化燥，闭结胃腑等证。

此外，雷氏在对秋伤于燥为病的秋燥治疗3法中，苦温平燥法、金水相生法和松柏通幽法，也多是继承前人的经验，或直接引用千金生脉饮原方或仿古人五仁丸进行变通，用于临床的治疗。

【原文】**辛散太阳法** 治风疟寒少热多，头痛自汗，兼治伤寒伤湿。

嫩桂枝（一钱） 羌活（一钱五分） 防风（一钱五分） 甘草（五分） 前胡（一钱五分） 淡豆豉（三钱）

加生姜二片，红枣三枚，煎服。

凡外邪袭人，必先伤于太阳之表。疟虽因于伏暑，又必因外感秋风而触发也。盖风疟有风在表，故宜辛散之方。其中桂、羌、防、草，即成方桂枝羌活汤，本治风疟之剂也。内加前胡散太阳，复泄厥阴。淡豉解肌表，且祛疟疾。更加攘外之姜，安内之枣，表里俱安，何疟之有哉！

【医案举隅】

外感不寐案

李某，64岁，男。2015年12月16日初诊。

［病史］患者严重失眠，间断寒战后发热，头身疼痛8天，加重3天。查体：患者体健，营养良好。精神差，烦闷，恶寒，无汗，取暖加衣被不解，面色青微白，口不渴，舌苔薄白，舌质淡，脉浮紧，二便尚可，食欲差，微咳痰清稀，体温38.5℃。化验：血常规、C反应蛋白、血沉、肝功能、肾功能、心肌酶谱、大小便常规正常，胸部X片，心、肝、脾、肾B超均未发现异常。无失眠病史。患者发病及诊治过程：患者于十多天前正值雨雪天在田间劳动后起病，以间断寒战、发热、周身肌肉疼痛，头痛以两侧、枕、颈部为甚，失眠。曾用地西泮，其余使用的中、西药不详。

［治法］急则治其标为主，祛风散寒，发汗解表为主，兼以安神定志化痰理脾。

［方药］用九味羌活汤加减：羌活15g，独活15g，防风15g，川芎10g，苍术10g，桂枝10g，细辛3g，白芷12g，柴胡15g，苏叶梗12g，远志15g，龙骨30g，淡豆豉30g，生姜10g，大枣20g，甘草6g，水煎服，如桂枝汤法将息。医嘱其如得微汗后则减量服用，不汗加量用。

二诊：服上方后得微汗，寒战后发热消失，头身疼痛缓解。睡眠稍安，能少量进食，上方去羌活、独活，加夜交藤 20g、石菖蒲 15g。

王荣福．汗法治失眠临证一得［J］．内蒙古中医药，2016，35（8）：55–56.

按语：辛散太阳法是以桂枝羌活汤加淡豆豉而成，原为针对风疟、伤寒伤湿而设。本案为外感风寒，邪扰神明所致不寐。本证外感风寒七八日不解，表证还在，是因正邪交争，相持不下，风寒伤于营卫，营气通于心，邪犯营卫，内舍于心，扰乱心神而失眠，治当以祛邪为先，方中羌活、防风、独活、桂枝祛风散寒解表发汗为主药；柴胡解郁通阳以助祛邪；细辛、白芷、川芎祛风散寒，行气活血止痛；远志、龙骨安神为辅药，远志兼能化痰止咳；苍术、苏叶梗既祛风寒又解表，苍术还燥湿化痰健脾，苏叶梗兼能行气宽中；淡豆豉除烦；生姜祛风散寒而温肺化饮；大枣健脾益气扶正而不碍祛邪为佐药；甘草调和诸药。诸药合用有祛风散寒、发汗解表、安神定志之效，服法以桂枝汤法将息是助药力。

【原文】**通利州都法**　治火泻、湿泻，湿热痢疾。

白茯苓（三钱）　泽泻（一钱五分）　苍术（八分，土炒）　车前子（二钱）　通草（一钱）　滑石（三钱，飞）　苦桔梗（一钱）

河水煎服。

斯仿舒驰远先生加减五苓之意。州都者，膀胱之官名也。首用茯苓甘淡平和，而通州都为君；泽泻咸寒下达，而走膀胱为臣；佐苍术之苦温，以化其湿；车前、通、滑之甘淡，以渗其湿；使桔梗之开提，能通天气于地道也。

【医案举隅】

泄泻案

金某某，男，2 岁。1984 年 6 月 8 日初诊。

［病史］腹泻水样便 1 天。患儿昨天发病，水泻如注，日行 10 余次，腹部痛，口渴喜饮，烦躁不安，尿少色黄，舌苔白，脉濡略数。

［方药］白茯苓、车前子、滑石、葛根、山楂炭各 10g，土炒苍术、白术各 8g，泽泻 6g，通草、桔梗各 3g，鲜荷叶 1 角，2 剂。

二诊：数日后，母来院告云：是日购药回，患儿泻痢不止，烦躁口渴愈甚，急将药煎好，即以药汁作茶尽其饮，患儿渴急，亦不识其药，遂畅饮之，至夜半，得小便数次，泻痢渐止，神疲而卧，翌日泻止思食，米粥调养数日而愈。

张素君．五更泻［J］．四川中医，1986（8）：21.

按语：通利州都法是以五苓散去猪苓、桂枝，易炒白术为土炒苍术，加车前子、通草、滑石、桔梗而成，原为针对火泻、湿泻及湿热痢疾而设。本案乃小儿感受暑湿而致水泻不止，《黄帝内经》云："湿胜则濡泄。"湿邪困脾，健运失司，不能布散精微，分清泌浊有碍，水谷并入大肠而生泄泻。《黄帝内经》又云："膀胱者，州都之官，津液藏焉，气化则能出矣。"州都之府，对于藏于其中的尿液有暂时贮存和排泄的功能，气化则是通畅与否的关键环节，而气化功能的正常发挥，亦有赖于中焦枢纽的正常生理功能的发挥，因此，通利州都法取得了满意的疗效。

【原文】**增损胃苓法** 治暑湿内袭，腹痛水泻，小便热赤。

苍术（一钱，米泔炒） 厚朴（一钱，姜汁炒） 广陈皮（一钱五分） 猪苓（一钱五分） 白茯苓（三钱） 泽泻（一钱五分） 滑石（三钱，水飞） 藿香（一钱五分）

水煎，温服。

苍朴、陈皮以化湿，即平胃散损甘草也。二苓、泽泻以利湿，即五苓散损桂、术也。增滑石清暑渗湿，增藿香止泻和中。凡因暑湿而致泻者，是法最为拍合耳。

【医案举隅】

湿热泄案

十二日，湿温成五泄，先与行湿止泄，其粪后便红，少停再拟。

茯苓（六钱，连皮） 生苡仁（五钱） 桂枝（五钱） 猪苓（五钱） 苍术（四钱） 广皮（四钱） 泽泻（五钱） 广木香（二钱）

煮三杯，分三次服。以泄止为度。

吴瑭. 吴鞠通医案［M］. 北京：中国中医药出版社，2020.

按语：增损胃苓法是以平胃散去甘草合五苓散去桂、术，再加滑石、藿香而成，针对暑湿泄泻而设。本案为湿热作泄案，以平胃散、五苓散加减。苍术、陈皮为平胃散主药，以木香易厚朴，行气、燥湿、健脾；治暑湿以利小便为正治，猪苓、薏苡仁、泽泻、桂枝为五苓散法，清利湿热，化湿行气，导湿下行。

【原文】**宣疏表湿法** 治冒湿证，首如裹，遍体不舒，四肢懈怠。

苍术（一钱，土炒） 防风（一钱五分） 秦艽（一钱五分） 藿香（一钱） 陈皮（一钱五分） 砂壳（八分） 生甘草（五分）

加生姜三片，煎服。

此治冒湿之法也。君以苍术、防、秦，宣疏肌表之湿。被湿所冒，则气机遂滞，故臣以藿、陈、砂壳，通畅不舒之气。湿药颇燥，佐以甘草润之。湿体本寒，使以生姜温之。

【医案举隅】

一、湿温发热案

患者，女，42 岁。2015 年 3 月 11 日初诊。

［病史］患者反复发热 1 年多，体温波动在 37.5~38.2℃，于每日下午 2~4 时为甚。恶寒，无汗，面部潮红，背部酸痛，自觉脚肿，周身困重，体倦乏力，口干欲饮，无口苦，纳少，不知饥饿，眠一般。大便每天 1 次，成形，通畅，小便可。舌红苔腻，黄白相兼，脉细滑数。

［诊断］湿温病，热重于湿。

［治法］治宜宣表化湿，分解湿热。

［方药］藿香 15g、厚朴 15g、法半夏 10g、茯苓 30g、薏苡仁 30g、杏仁 10g、川萆薢 30g、黄芩 15g、芦根 30g、连翘 15g、知母 20g、救必应 20g、麦芽 30g、滑石 30g、甘草 6g。先予 7 剂，患者服药后口干、背痛等症状明显好转，14 剂后低热发作频率明显降低。

王文萍，高安然. 藿朴夏苓汤加减治疗湿温发热验案二则［J］. 亚太传统医药，2016，12（14）：119-120.

按语：宣疏表湿法是以苍术、防风、秦艽、藿香、陈皮、砂壳、生甘草、生姜组方而成，原为针对冒湿而设。本案患者为中年女性，体质、精神尚可，但病程较久、病势较高，午后为甚，虽大便无异常，然见口干欲饮、面部潮红、舌红苔黄白腻、脉细滑数等热象，可知其湿郁化热程度更重，为热重于湿证。由于阴液耗伤更重，故除用藿朴夏苓汤为底方以宣化表里之湿外，加黄芩、川萆薢、滑石以分利湿热，从小便而去，芦根、知母可增强清热养阴之力，连翘、救必应以清热解毒、利湿，使得湿祛热孤，诸症得解。

二、湿热型胃脘痛案

王某，女，36 岁。2004 年 6 月 10 日初诊。

［病史］患病有半年多，开始时上腹隐痛、胀闷，饮食如常，未引起重视，以后开始出现腹胀，胃纳少，时嗳气，身困，倦怠嗜卧，上腹部疼痛加重，经多方治疗效果欠佳。两个月前，曾到某大医院做胃镜检查示：慢性浅表性胃炎，给予维生素 B_6、维生素 B_2 等西药口服。自觉病情无好转而来诊：望其面色微黄、舌边尖红、舌苔黄厚腻、胃脘胀痛、不思饮食、食后则嗳气频作、腹胀甚、头重闷痛、口干而黏、倦怠嗜卧、大便溏、小便色黄时有浑浊、其脉象滑数。

[诊断] 湿热型胃脘痛。

[治法] 清热化湿，行气宽中。

[方药] 藿香 15g、苏梗 10g、白芷 15g、苍术 10g、防风 10g、炒白术 20g、滑石 20g、厚朴 10g、茯苓 20g、甘草 5g、葛根 20g、陈皮 10g，5 剂，水煎服，每日 1 剂。忌食生冷肥甘。

二诊（6 月 17 日）：服药后自觉头身清爽，腹胀明显减轻，饮食量有所增加，舌苔薄、小便如常，但大便仍溏薄。

[方药] 原方中加山药 10g、白扁豆 10g，再进 5 剂。

三诊（6 月 22 日）：诉诸症大减、饮食量恢复如常、食后无不适、大小便如常，守方再进 5 剂。共服药 15 剂，诸症悉除，舌脉如常。随访半年无复发。

万世平．湿热型胃脘痛诊治体会［J］．内蒙古中医药，2012，31（5）：88.

按语：本病常由湿热阻中，胃气被遏，抑而不伸，受纳失调，故而胃痛，不欲饮食，胃失和降则脘腹痞满，食后腹胀，湿热上犯，清阳被扰，清窍被蒙，则头重而胀痛，阳气不振则身困，倦怠嗜卧。湿热下注则大便溏而不爽，小便色黄，时浑浊，为湿热内蕴之征，浊气上泛则舌苔黄腻，脉滑数。因此治宜清热化湿，行气宽中。方中藿香、白芷、苍术芳香化湿；苏梗、厚朴、陈皮宽中理气止痛；茯苓、炒白术、滑石清利湿热；葛根能清热又能升发脾胃清阳之气；防风具升散之性，燥湿止泻。甘草缓急止痛和中，诸药合用，使湿热得以清除，胃气和降，受纳如常。

【原文】**辛热燥湿法**　治寒湿之病，头有汗而身无汗，遍身拘急而痛。

苍术（一钱二分，土炒）　防风（一钱五分）　甘草（八分）　羌活（一钱五分）　独活（一钱五分）　白芷（一钱二分）　草豆蔻（七分）　干姜（六分）

水煎服。

法中苍、防、甘草，即海藏神术散也，用于外感寒湿之证，最为中的。更加二活、白芷，透湿于表；草蔻、干姜，燥湿于里。诸药皆温热辛散，倘阴虚火旺之体，勿可浪投。

【医案举隅】

一、寒湿痹阻历节病案

韩某，女，34 岁。1995 年 4 月 21 日初诊。

[病史] 患风湿性关节炎，关节剧痛，发热，痛甚则肿，游走不定。中药用过越婢汤、白虎加桂枝汤、麻黄加术汤、上中下痛通用方；西药用过祛风湿

药、激素。发热已经控制，但周身关节游走性疼痛肿胀，手足不能屈伸，剧痛时烦躁不安、哭泣，有时非注射盐酸哌替啶不解。舌淡苔白，脉象弦紧。

［方药］麻黄 6g，赤芍 12g，甘草 6g，黄芪 10g，制川乌 3g，羌活 8g，独活 8g，防风 8g，白蜜 30g。

二诊：上方服 2 剂，疼痛似有缓解。

［方药］原方制川乌改为生川乌、生草乌各 5g，加细辛 4g。

三诊：服 3 剂其痛大减，手足屈伸自如，药投病机，当制重其剂继进。

［方药］生川乌、生草乌改各 6g，细辛改 5g。

四诊：再服 3 剂，疼痛基本控制。但服药后舌麻木不仁，1~2 小时后消失，为乌头轻度中毒症状；原方制轻其剂再服。

［方药］生川乌、生草乌各 5g，麻黄 5g，白芍 12g，甘草 6g，羌活 6g，独活 6g，防风 6g，黄芪 12g，细辛 4g，白蜜（冲）30g。随症稍作加减服用 30 剂，疼痛消除，行动自如。

刘再平．张谷才治疗历节病医案二则［J］．江苏中医，1998（12）：31.

按语：辛热燥湿法是以海藏神术散加羌活、独活、白芷、草蔻、干姜而成，原为针对外感寒湿而设。本案寒湿留于关节，经脉痹阻不通，气血运行不畅，故关节剧烈疼痛，不能屈伸，脉沉细。故选用辛热燥湿法加减，方中麻黄发汗宣痹；乌头去寒解痛；羌活、独活、防风祛风湿止痛；芍药、甘草缓急舒筋；同时用黄芪走表，助麻黄、乌头以温经止痛，又可以防麻黄过于发散；白蜜甘缓，解乌头辛热之毒，使寒湿之邪微汗而解，病邪去而正气不伤。

二、风寒湿痹案

李某，女，65 岁。2019 年 2 月初诊。

［病史］患者因四肢关节对称性肿痛 2 个月余，加重 3 天就诊。患者诉 2 个月前无明显诱因出现四肢关节肿胀疼痛，遂至我院门诊就诊。症见：双腕肿痛明显，双手近端指间关节、掌指关节、双肘、双膝、右踝、右足趾关节疼痛，晨僵 30 分钟左右，关节屈伸不利，遇寒则疼痛加重，畏寒怕冷，时感胃脘部灼痛不适，无明显恶心、呕吐，纳眠可，二便调。

［诊断］尪痹（风寒湿痹证）。

［治法］治以祛风散寒，除湿止痛。

［方药］方选黄芪防己汤加减：黄芪 30g，防己 15g，炒白术 15g，桂枝 20g，细辛 6g，川芎 15g，羌活 15g，独活 15g，防风 15g，淫羊藿 15g，炒杜仲 15g，炒薏苡仁 15g，茯苓 15g，怀牛膝 15g，伸筋草 15g，乌梢蛇 10g，石菖蒲 15g，生姜 15g，大枣 10g，甘草 10g，5 剂，水煎服，3 次/日，1 剂/2 日。

外用中药封包（寒痹散）包双腕，10次，1次/日，6小时/次。西药予服用甲氨蝶呤片、叶酸片、来氟米特片、依托考昔片。

二诊：患者诉双腕肿痛明显减轻，双手近端指间关节、掌指关节、双肘、双膝、右踝、右足趾关节疼痛较前减轻，晨僵30分钟左右，关节屈伸不利改善，仍感遇寒则疼痛加重，时感胃脘部灼痛不适缓解，纳眠可，二便调。患者胃脘部灼痛不适缓解。

［方药］原方去石菖蒲，继服15剂，外用中药封包（寒痛散）包双腕，10次，1次/日，6小时/次，上述症状基本缓解。

牟芳，吴洋．内外合治风寒湿痹型类风湿关节炎的经验举隅［J］．名医，2019（8）：81.

按语：患者年过六旬，素体虚弱，正气受损，卫外不固，风寒湿邪乘虚侵袭机体，痹阻经络关节，气血运行不畅，不通则痛，发为痹症，故见肢体关节疼痛不移，活动受限，得温则减，遇寒加重，畏寒肢冷，舌苔薄白，脉浮紧亦为风寒湿邪痹阻经络之象，故病位在经络关节，病性为本虚标实，证为风寒湿痹。故选用辛热燥湿法加减以祛风散寒，除湿止痛。

【原文】**清宣温化法**　治秋时晚发之伏暑，并治湿温初起。

连翘（三钱，去心）　杏仁（二钱，去皮尖研）　瓜蒌壳（三钱）　陈皮（一钱五分）　茯苓（三钱）　制半夏（一钱）　甘草（五分）　佩兰叶（一钱）

加荷叶二钱为引。

连翘寒而不滞，取其清宣；杏仁温而不燥，取其温化：蒌壳宣气于上，陈皮化气于中，上中气分，得其宣化，则新凉伏气，皆不能留；茯苓、夏、草，消伏暑于内；佩兰、荷叶，解新邪于外也。

【医案举隅】

湿温案

朱童。湿浊蕴中，郁久化热，发热，微寒，胸闷，懊侬，病久形瘦食减。勉拟一方，应治乃吉。

川朴（八分）　炒枳壳（一钱）　法半夏（一钱）　广皮（八分）　酒炒芩（八分）　连翘（一钱）　川郁金（一钱）　赤苓（二钱）　车前子（一钱五分）　炒谷芽（三钱）　砂仁（五分）　省头草（八分）

唐茂修．舟山医案［M］．合肥：安徽科学技术出版社，1995.

按语：清宣温化法是以二陈汤加连翘、杏仁、瓜蒌壳、佩兰叶、荷叶而成，针对伏暑及湿温初起而设。本案因湿浊中阻，郁而化热，湿热交迫而致气机不利，运化不及，为典型的湿温之案，清郁热化湿浊当为正治。厚朴、半夏、陈皮、茯苓、炒枳壳理气健脾、燥湿化痰，砂仁、谷芽、省头草健脾开胃化浊，黄芩、连翘、郁金、车前子清利湿热，导湿从下而出。本案寒热并用，清化并举，兼顾醒脾和胃化浊。

【原文】**宣透膜原法**　治湿疟寒甚热微，身痛有汗，肢重脘懑。

厚朴（一钱，姜制）　槟榔（一钱五分）　草果仁（八分，煨）　黄芩（一钱，酒炒）　粉甘草（五分）　藿香叶（一钱）　半夏（一钱五分，姜制）

加生姜三片为引。

此师又可达原饮之法也。方中去知母之苦寒及白芍之酸敛，仍用朴、槟、草果，达其膜原，祛其盘踞之邪，黄芩清燥热之余，甘草为和中之用，拟加藿、夏畅气调脾，生姜破阴化湿，湿秽乘入膜原而作疟者，此法必奏效耳。

【医案举隅】

患者，男，59岁。2015年3月13日初诊。

［病史］主因反复发热5个月余。患者5个月前无明显诱因出现畏寒发热，热状起伏，体温最高39℃，时全天发热，时有午后低热。曾服中药治疗，具体不详，症状反复，发病至今体重减轻20余斤。刻下见：发热37.7℃，无汗，咽不利，热时便偏干，尿色黄。舌淡暗，苔黄厚、水滑，上颚黄，脉弦滑。双颌下可及淋巴结。

［诊断］伏暑，辨证为邪阻膜原、湿热郁蒸。

［治法］疏利膜原，清化湿热。

［方药］焦槟榔10g，草果8g，厚朴10g，知母10g，杏仁10g，白蔻仁8g，生薏苡仁20g，连翘20g，金银花20g，青蒿10g，淡豆豉10g，陈皮10g，芦根20g。7剂，水煎服，每天1.5剂，分3次温服。

二诊（3月17日）：患者诉服药的前2天体温正常，其后时有体温反复，最高37.6℃，热程减。大便调，日行1次，无汗，纳可，发热前有畏寒。右脉弦滑，舌苔减，无水滑，根部黄略厚。考虑患者湿热渐化，但仍有热邪尚未清透。

［方药］前方去知母、金银花，加紫苏叶10g、半夏10g、秦艽15g、滑石15g、羌活8g。6剂，水煎服，一日1剂，分早晚温服。

王洋，刘铁钢，马雪颜，等. 基于六维辨证观探讨达原饮治疗发热性疾病［J］. 现代中医临床，2023，30（1）：76-79.

按语：宣透膜原法是以达原饮由去知母、芍药，加半夏、藿香叶而成，针对湿疟而设。患者夏感暑湿之邪，伏藏于内，入秋而发，伏暑诊断无疑。患者反复发热，病情较复杂。从病因来看，患者感受暑湿之邪，其邪潜伏于体内膜原之位，既有咽部不适的呼吸系统症状，又有便干不畅的消化系统症状，查其病期、病势，患者时发高热难耐，以气分为主，进一步辨病理，湿邪黏滞阻碍气机，气能行津，故痰浊内生，可见颌下结节。治以疏利膜原、清化湿热之法，药用槟榔、草果、厚朴疏利透达膜原之邪；青蒿、知母兼清热邪；杏仁、白蔻仁、生薏苡仁宣上、畅中、渗下，分消走泻湿浊邪气；陈皮健脾化痰兼能燥湿、加强前药祛湿之效；连翘、金银花与前方合用以透热转气；淡豆豉宣发郁热，芦根养阴清热。一诊后，患者大便好转，热程缩短，可见升降得调，气分阶段阻碍邪热外达之湿已去大半，气道已开。二诊加秦艽、滑石、羌活、半夏、紫苏叶清热祛湿之品，加强前方之效。

【原文】**宣阳透伏法**　治牝疟寒甚热微，或独寒无热。

淡干姜（一钱）　淡附片（一钱）　厚朴（一钱，姜制）　苍术（一钱，土炒）　草果仁（一钱，煨）　蜀漆（一钱五分）

加白豆蔻三颗，去壳细研分冲。

干姜宣其阳气，附子制其阴胜，厚朴开其滞气，苍术化其阴湿，草果治独胜之寒，蜀漆逐盘结之疟，佐以豆蔻，不惟透伏有功，抑且散寒化湿，施于牝疟，岂不宜乎！

【医案举隅】

牝疟案

朱　三十八岁　但寒不热，舌苔白滑而厚三四日，灰黑而滑五六日，黑滑可畏，脉沉弦而紧。太阴湿疟，与牝疟相参，但牝疟表寒重，此则偏于在里之寒湿重也。初起三日，用桂枝、草果、苍术、黄芩、茯苓、苡仁、广皮、猪苓、泽泻；三四日加附子；五六日又加草果、苍术分量，再加生姜，舌苔始微化黄，恶寒渐减；服至十二三日，舌苔、恶寒皆始退。愈后峻补脾肾两阳，然后收功。

吴瑭．吴鞠通医案［M］．北京：中国中医药出版社，2020.

按语：宣阳透伏法是以淡干姜、附子、厚朴、苍术、草果仁、蜀漆组方而成，针对牝疟而设。本案即为牝疟案，牝疟者但寒而不热，病发于三阴经，其本乃寒湿为患。初起化寒湿以治本，桂枝、苍术、茯苓、广陈皮等皆化寒湿，草果一味开达膜原，透寒湿之疟而出；次加附子、生姜二味，苍术、草果加量，皆以增散寒化湿之功。舌苔渐微黄则知寒湿已祛，温补脾肾，补三阴之阳气以善后。

【原文】**祛热宣窍法** 治温热湿温冬温之邪，窜入心包，神昏谵语，或不语，舌苔焦黑，或笑或痉。

连翘（三钱，去心） 犀角（一钱） 川贝母（三钱，去心） 鲜石菖蒲（一钱）

加牛黄至宝丹一颗，去蜡壳化冲。

是法治邪入心包之证也。连翘苦寒，苦入心，寒胜热，故泻心经之火邪；经曰："火淫于内，治以咸寒。"故兼犀角咸寒之品，亦能泻心经之火邪；凡邪入心包者，非特一火，且有痰随火升，蒙其清窍，故用贝母清心化痰，菖蒲入心开窍；更用牛黄至宝之大力，以期救急扶危于俄顷耳。

【医案举隅】

热入心包案

陆（六九） 高年热病，八九日，舌燥烦渴，谵语，邪入心包络中，深怕液涸神昏。当滋清去邪，兼进牛黄丸，驱邪利窍。

竹叶心 鲜生地 连翘心 元参 犀角 石菖蒲

叶天士. 临证指南医案［M］. 北京：人民卫生出版社，2006.

按语：祛热宣窍法是以牛黄至宝丹加连翘、犀角、川贝母、鲜石菖蒲而成，针对热入心包而设。本案为风温热入心包，清热通窍、滋阴祛邪为热入心包之治。以牛黄丸凉开清窍，以救患之神昏谵语；以竹叶心、连翘心等药心类药物，取类比象，专入心包，清心包络之邪热；生地黄、玄参滋阴存液；犀角大寒大凉，最善"解乎心热"，凉血定惊；再加石菖蒲以增化浊通窍之功。

【原文】**润下救津法** 治热在胃腑，脉沉实有力，壮热口渴，舌苔黄燥。

熟大黄（四钱） 玄明粉（二钱） 粉甘草（八分） 元参（三钱） 麦冬（四钱，去心） 细生地（五钱）

流水煎服。

阳明实热之证，当用大小承气，急下以存津液，但受温热之病，弱体居多，虽有是证，不能遽用是药，故以仲圣调胃承气为稳，且芒硝改为玄明粉，取其性稍缓耳，合用鞠通增液汤方，更在存阴养液之意。

【医案举隅】

阳明腑实案

宋某某，女，65岁。

［病史］患者初春发病，身热20余日，体温38.5℃上下，形体消瘦，面色暗黑，舌干绛而有裂痕，苔垢厚焦黄，唇焦起皮，胃纳少思，脘腹胀满拒按，口干欲凉饮，咽红干痛，两脉沉细小滑，按之仍有力。素患肺结核十余年，经常夜间有汗，有时低烧。近来感受温邪，屡投辛温解表、重亡津液，阴分过亏，津液大伤，蕴热腑实，便秘不通。

［方药］玄参45g，生地黄30g，麦门冬25g，白芍30g，川石斛25g，芒硝1.5g（冲），大黄粉1.2g（冲），一付。

李刘坤．赵绍琴医案实录［M］．北京：人民军医出版社，2015.

按语：润下救津法是以调胃承气汤合增液汤而成，实际即是增液承气汤，针对阳明实热而设。本案为肺系风温，热邪下迫大肠，肠燥阴亏而致本虚标实之便秘。阴愈亏而热愈炽，肠愈燥而阴愈耗。必须顾津液以润其燥，通腑实求其热除，本虚标实之证，急以增液承气汤加减治之。本方去甘草加白芍、石斛，较原方更增补阴润燥之效。

【原文】**苦温平燥法**　治燥气侵表，头微痛，畏寒无汗，鼻塞咳嗽。

杏仁（三钱，去皮尖，研）　陈橘皮（一钱五分）　紫苏叶（一钱）　荆芥穗（一钱五分）　桂枝（一钱，蜜水炒）　白芍（一钱，酒炒微焦）　前胡（一钱五分）　桔梗（一钱五分）

水煎，温服。

凡感燥之胜气者，宜苦温为主。故以橘、杏、苏、荆以解之，加白芍之酸，桂枝之辛，是遵圣训"燥淫所胜，平以苦温，佐以酸辛"是也。秋燥之证，每多咳嗽，故佐前、桔以宣其肺，肺得宣畅，则燥气自然解耳。

【医案举隅】

一、外感凉燥案

某男，38岁，镇政府工作干部。

［病史］患者因咳嗽5天而求诊，外感凉邪，咳嗽时作，未引起重视，自服感冒药，咳嗽未减轻。继而咳嗽频繁，咽痒则咳，咳声连连，咳得面红耳赤，直至痰咳出乃舒。痰少，呈粘连丝状。遂到当地卫生室进行输液等治疗，未见好转，于是转求中医诊治，上症如前，伴咽干，咽痛，口唇、鼻腔干燥，恶寒身痛，发热无汗，头痛，全身肌肉酸痛，舌淡苔薄白而干，脉弦紧。

［诊断］诊为咳嗽，辨为凉燥，燥痰犯肺，兼风寒袭表。

［治法］以润燥化痰，疏风散寒，宣肺平喘为治则。

［方药］予以杏苏散加减：杏仁10g、紫苏叶15g、陈皮15g、法半夏10g、枳壳15g、桔梗10g、前胡10g、紫菀15g、款冬花15g、百部15g、麻黄10g、

荆芥10g、防风10g、生姜3片、甘草6g，3剂，水煎，温服，日3次，每日1剂。

二诊：服药3剂后，患者咳嗽减轻，恶寒身痛缓解。自诉痰仍难咯吐，唇鼻干燥，口干喜热饮，舌红苔薄白，脉弦。

［方药］在前方基础之上，去麻黄、荆芥、防风，加用天冬20g、麦冬20g、沙参15g。3剂煎服而病愈。

罗继. 小议燥痰犯肺［J］. 光明中医，2014，29（5）：1092–1094.

按语：苦温平燥法是以杏苏散去半夏、茯苓、枳壳、甘草、生姜、大枣，加荆芥、桂枝、白芍而成，针对秋燥而设。燥痰侵犯肺卫，耗气伤津，阻碍气机，终致肺脏气阴两虚。表现为咳喘无痰，或咳吐白色泡沫痰，质稠而黏，甚则难以咯吐，常咳逆连声，状似顿咳，咽喉干痛，唇鼻干燥，口干喜饮，甚则干呕或咳血。其中以咳嗽剧烈，咯吐白色泡沫痰且难以咯吐为燥痰犯肺的特征。肺开窍于鼻，嗌为肺系，凉燥犯肺，肺气郁遏，则鼻塞嗌干。治宜轻宣凉燥，宣肺化痰。方用杏苏散加减治之，方中苏叶、前胡解表散邪，微发其汗；杏仁、桔梗宣肺达邪，利气止咳；法半夏、茯苓化痰；枳壳、陈皮理气；生姜、大枣、甘草调和营卫，调和诸药。诸药共奏发表宣肺而解凉燥，利气化痰而止咳嗽。

二、过敏性咳嗽案

高某某，女，8岁。2018年3月25日初诊。

［病史］患儿主因“咳嗽1月，加重3天”就诊。患儿近1月时有咳嗽，多呈阵发性，夜间明显，痰稀白，3天前感寒后症状加重，伴喷嚏时作，鼻塞鼻痒，流清涕，微恶风寒，自觉乏力，大便偏稀，日一行，舌红、苔薄白，脉浮紧。既往有过敏性鼻炎、湿疹病史。考虑为慢性咳嗽之过敏性咳嗽。

［诊断］辨证为痰湿内蕴，复感风寒证。

［治法］宜健脾化痰，宣肺散寒。

［方药］紫苏叶、杏仁、清半夏、陈皮、前胡、枳壳、桔梗、茯苓、防风、蜜桑白皮各10g，甘草6g，生姜3片，大枣2枚。3剂。水煎温服。药后诸症缓解，按原方继服5剂，渐愈。

刘卿，胡淑萍. 杏苏散加减治疗小儿慢性咳嗽验案二则［J］. 浙江中医杂志，2019，54（1）：56.

按语：该患儿体形偏胖，属痰湿体质，痰湿蕴于肺脾两脏，清阳不升，气机不畅，则神情倦怠，乏力，纳差，大便稀，感寒后咳嗽加重，乃风寒之邪，引动肺中伏痰，痰随气升，壅塞气道，肺脏宣降失调，故而症状加重。故运用杏苏散加防风、蜜桑白皮治疗，皆因方中苏叶、防风、生姜可解在表之风寒，陈皮、半夏可化在里之痰湿，大枣、茯苓可补肺脾之气虚，杏仁、前胡功善化痰止咳，佐以蜜桑白皮、桔梗泻肺利气，枳壳畅中，甘草调和。诸药合用，扶正祛邪，使风寒得解，痰湿得消。

【原文】**金水相生法**　治疰夏眩晕神倦，呵欠烦汗，及久咳肺肾并亏。

东洋参（三钱）　麦冬（三钱，去心）　五味子（三分）　知母（一钱五分）　元参（一钱五分）　炙甘草（五分）

水煎，温服。

法内人参补肺，麦冬清肺，五味敛肺，此千金生脉饮也。主治热伤元气，气短倦怠，口渴汗多等证。今以此方治疰夏，真为合拍。加色白之知母，以清其肺，复清其肾；色黑之元参，以滋其肾，兼滋其肺；更以甘草协和诸药，俾金能生水，水能润金之妙耳。

【医案举隅】

咳嗽案

王某，女，49岁。2015年7月就诊。

［病史］咳嗽咽痛5天，患者于咳前5天感冒，服用感冒清热颗粒无效，现咳嗽，咳黄痰，咽痛，烘热，盗汗，手足心热，时失眠，乏力，口干，纳可，二便正常。舌红少苔，脉弦。

［诊断］气阴两虚冲任失调，外感风热。

［治法］治以益气滋阴，疏散外风。

［方药］太子参15g，麦冬15g，炒白术20g，石斛15g，知母12g，黄柏10g，炒薏苡仁30g，山药30g，浙贝母10g，陈皮10g，金银花15g，生麦芽30g。5剂，水煎400ml，早晚分服。

武萌萌，贾跃进，刘扬. 贾跃进治疗咳嗽经验［J］. 中医药临床杂志，2016，28（2）：176–177.

按语：金水相生法是以千金生脉饮加知母、玄参、甘草而成，原为针对肺肾两虚，阴虚疰夏而设。本案患者症见烘热盗汗，手足心热，乏力之素体气阴亏虚，冲任失调征象，在此基础上出现感冒，予以生脉散加减，以太子参、白术、麦冬、石斛补气阴；知母、黄柏调理冲任；遣山药平补气阴；浙贝母祛痰；入金银花疏风，驱逐外感邪气；陈皮、生麦芽顾护脾胃。全方主证兼证并顾，方剂灵活运用。

【原文】**松柏通幽法**　治燥结盘踞于里，腹胀便闭。

松子仁（四钱）　柏子仁（三钱）　冬葵子（三钱）　火麻仁（三钱）　苦桔梗（一

钱） 瓜蒌壳（三钱） 薤白头（八分） 大腹皮（一钱，酒洗）

加白蜂蜜一调羹冲服。

此仿古人五仁丸之法也。松、柏、葵、麻，皆滑利之品，润肠之功非小，较硝、黄之推荡尤稳耳。丹溪治肠痹，每每开提上窍，或以桔梗、蒌、薤开其上复润其下。更加大腹宽其肠，白蜜润其燥，幽门得宽得润，何虑其不通哉。

【医案举隅】

便秘案

刘某，女，68岁。

［病史］素有2型糖尿病、脑梗死、慢性胃炎，现自觉便秘，6~7日一行，大便坚硬难解，口干多饮，心烦失眠，夜尿频数，精神食欲尚可，舌质淡苔薄白，脉细。

［诊断］辨证为阴虚燥热，无水行舟。

［治法］滋阴增液，润肠通便。

［方药］予以五仁丸合增液汤合消渴方：杏仁10g、桃仁10g、柏子仁15g、松子仁15g、郁李仁15g、陈皮10g、枳壳10g、生地黄10g、玄参10g、麦冬10g、天花粉10g、知母10g、山药10g、鸡内金10g，水煎服，每日一剂，患者服一剂后大便解，但较干结，续5剂大便如常，每日一解。

胡仲秋. 五仁丸加味治疗老年便秘［J］. 内蒙古中医药，2012，31（22）：8-9.

按语：松柏通幽法是以五仁丸加减化裁而成，针对燥结便秘而设。老人或真阳亏损，温煦无权；或阴亏血燥，大肠液枯，无水行舟；或忧愁思虑过度，或久坐不动，糟粕停滞；或过食辛辣厚味，肠胃积热，均易导致津枯肠燥便秘。五仁丸含油脂丰富，能润肠通便，其中，杏仁质润多脂，滋肠燥，降肺气，而利大肠传导之职；桃仁富含油脂，润燥滑肠，以助杏仁之力；柏子仁含大量脂肪油，润肠通便；郁李仁质润性降，润滑肠道；松子仁润五脏，专治“大便虚秘”；陈皮理气行滞，使气行则大肠得以运化。

备用成方

【原文】

羌活胜湿汤

治湿气在表，头痛头重，或腰脊重痛，或一身尽痛，微热昏倦。

羌活　独活　川芎　藁本　蔓荆子　防风　甘草

水煎服。

平胃散

治湿淫于内，脾胃不能克制者。

苍术　陈皮　厚朴　甘草

为末，姜汤下。

除湿汤

治伤湿腹痛，身重足软，大便溏泻。

苍术　陈皮　茯苓　制夏　藿香　厚朴　甘草

水煎服。

丰按：羌活胜湿汤，是治表湿。平胃散、除湿汤，是治里湿。伤湿之证，总当分表里而治之。

金匮肾着汤

治伤湿身重，腹痛腰冷。

干姜　茯苓　白术　甘草

水煎服。

丰按：《经心录》加肉桂、牛膝、杜仲、泽泻，更为切当。讱庵虽谓属外感之湿，非肾虚也，窃谓受邪之处，无有不虚，标本兼治，未尝不妥。

松峰达原饮（又可达原饮有知母、黄芩，无黄柏、栀子、茯苓）

治湿热盘踞膜原。

槟榔　草果　浓朴　白芍　甘草　黄柏　栀子　茯苓

水煎服。

刘松峰曰：温而兼湿，故去知母，而换黄柏以燥湿，且救水而利膀胱；去黄芩换栀子，泻三焦之火，而下行利水；加茯苓利小便而益脾胃。三者备，而湿热除矣。

三仁汤

治湿温胸闷不饥，舌白不渴，午后身热，状若阴虚。

杏仁　蔻仁　生米仁　滑石　通草　竹叶　厚朴　制夏

水煎，日三服。

苍苓白虎汤

治湿温身重，胸满头疼，妄言多汗，两胫逆冷。

苍术　茯苓　石膏　知母　生甘草

加粳米，煎服。

丰按：三仁汤，治湿温之轻者。苍苓白虎汤，治湿温之重者。当别见证而分治之。

桂苓甘露饮

统治湿温、湿热。

茯苓　猪苓　白术　泽泻　肉桂　滑石　石膏　寒水石

水煎，温服。

丰按：此方即五苓散加三石。盖五苓利湿，三石清热，治湿温最合，倘治湿热，当去肉桂可也。

杏苏散

治燥伤本脏，头微痛恶寒，咳嗽稀痰，鼻塞嗌塞，脉弦无汗。

杏仁　苏梗　茯苓　制半夏　陈皮　甘草　枳壳　桔梗　前胡

加姜、枣，煎服。

清燥救肺汤

治诸气膹郁，诸痿喘呕之因于燥者。

麦冬　阿胶　杏仁　麻仁　桑叶　枇杷叶　人参　甘草　石膏

水煎，温服。

滋燥养营汤

治火烁肺金，血虚外燥，皮肤皱揭，筋急爪枯，或大便秘结。

当归　黄芩　生地　熟地　白芍　甘草　秦艽　防风

水煎，温服。

蜜煎导法

治阳明证，自汗，小便利，大便秘者。

蜂蜜

用铜器微火熬，频扰勿令焦，候凝如饴，捻作挺子，头锐如指，糁皂角末少许，乘热纳谷道中，用手抱住，欲大便时去之（加盐少许亦可，盐能润燥软坚）。

丰按：六气之中，惟燥气难明。今人治燥，动手非沙参、玉竹，即生地、二冬，不知燥有胜气、复气；在表、在里之分。如杏苏散，是治燥之胜气；清燥救肺汤，是治燥之复气；滋燥养营汤，血虚外燥者宜之；蜜煎导法，液亏里燥者宜之。一偏滋补清凉，非法也。

【提要】本节主要列举古代医家治疗“秋伤于湿”12首成方，以备临证使用。

【精解】《黄帝内经》谓“秋伤于湿”，大暑至立秋后白露节气，湿土司权。雷氏将此类疾病分为伤湿、中湿、冒湿、湿热、寒湿、湿温 6 种，且秋分之前后又有伤湿、伤燥之不同。本节备用 12 首治疗“秋伤于湿”成方中，羌活胜湿汤主治湿气在表之证；平胃散、除湿汤主治湿滞脾胃之里湿；金匮肾着汤主治肾虚伤湿之证；松峰达原饮主治湿热盘踞膜原之证；三仁汤主治湿温初起之轻者；苍苓白虎汤主治湿温之重证；桂苓甘露饮统治湿温、湿热之证；杏苏散主治燥伤本脏之凉燥；清燥救肺汤主治温燥伤肺之重证；滋燥养营汤主治血虚外燥之证；蜜煎导法主治液亏里燥之证。

临证治案

【原文】**里湿酿热将成疸证**

徽商张某，神气疲倦，胸次不舒，饮食减少，作事不耐烦劳。前医谓脾亏，用六君子汤为主，未效。又疑阴虚，改用六味汤为主，服下更不相宜。来舍就诊，脉息沉小缓涩，舌苔微白，面目隐黄。丰曰：此属里湿之证，误用滋补，使气机闭塞，则湿酿热，热蒸为黄，黄疸将成之候。倘不敢用标药，蔓延日久，必难图也。即用增损胃苓法去猪苓，加秦艽、茵陈、楂肉、鸡金治之。服五剂，胸脘得畅，黄色更明，惟小便不得通利，仍照原方去秦艽，加木通、桔梗。又服五剂之后，黄色渐退，小水亦长，改用调中补土之方，乃得全愈。

【提要】本节为里湿误用滋补酿热将成黄疸之证，用增损胃苓法加减而愈之临证治案。

【精解】本案系里湿之证，误用滋补，致气机闭塞，则湿邪酿热，热蒸为黄，将成黄疸。雷氏在前医误治的情况下，用增损胃苓法加减，先清化中焦之湿。二诊遵前人“治湿之法，不利小便，非其治也”之训，再加利尿之木通、桔梗，使湿从前阴而出，黄退之后，又用调中补土之方断后。辨证施治有条不紊，自然见有疗效。

【原文】**里湿误补成臌，得破则愈**

西乡郑某，水湿内侵于脾，神疲肢软，自疑为体亏而饵大枣，则腹皮日胀，纳食尤剧，来求丰诊。两手之脉，沉缓而钝，以手按其腹，紧胀如鼓，此属气阻湿留，将成臌胀之候。乘此体质尚实，正气未衰，当用消破之剂，以治其标。即以蓬术、槟榔、青皮、菔子、干姜、官桂、厚朴、苍术，鸡金为引，连服七剂而宽。

【提要】本节为里湿误补而气阻湿留将成臌胀之证，用破气行气、温阳利水而臌胀消退之临证治案。

【精解】此案验证了“甘而中满”之说。外湿内犯于脾，症见神情疲倦，肢体酸软，若误为脾虚内湿，饵服大枣，甘缓滋腻，碍湿阻气，气阻湿留，水湿难运，则致腹皮日胀，紧胀如鼓之臌胀。治以破气行气，温阳化气，药用蓬术、槟榔、青皮、莱菔子、厚朴、干姜、官桂、苍术、鸡内金，使气行湿行，饮去湿化，7剂而胀满得消。

【原文】中湿误作虚风

城东叶某，因公劳役，由远方归，觉眩晕神疲，自以为亏，先服东参、龙眼。即延医治，乃作水不涵木，木动生风论治，服药后忽倒，神识模糊，急求治于丰，诊得脉象沉小而滑。思脉沉肢冷为中气，今肢不冷者非；忽倒神昏似中风，然无口眼㖞斜者又非。推其起病之初，有眩晕神疲等证。其神疲者必因湿困于脾也；眩晕者，无痰不作也。此宿伏之痰，与新侵之湿，相搏上冲所致，斯为中湿证也。即用宣窍导痰法加竹沥、姜汁治之，三剂而神醒矣。后用六君为主，以收全效。

【提要】本节为秋季劳役感受湿邪之中湿证，误作虚风，雷氏用宣窍导痰法加减取效之临证治案。

【精解】本案劳役之后，初觉眩晕神疲，乃劳役伤正，外湿困脾，触动伏痰，清气不升，痰湿上搏所致，此为中湿之证。但由于前医误诊为水不涵木，阴虚动风，误用咸寒养阴，重镇息风之药必助痰碍湿，蒙其清窍，则令忽倒神昏。故雷氏用宣窍导痰法加竹沥、姜汁化痰开窍以治标，三剂神清，继以六君健脾燥湿以治本。

【原文】秋湿时令忽患暴中

丁丑孟秋，炎蒸如夏，乍雨如霉，患急病者甚众。有城北王某，刈稻归来，正欲晚餐，倏然昏倒，不知人事，痰响喉间。吾衢土俗，以为龌龊，即倩人揪刮，神识略见清明。邀丰诊之，脉来沉细，舌苔白滑。丰曰：此中湿也。旁有一医曰：沉细之脉，白滑之苔，当是中寒，分明四逆、大顺之证。丰曰：欲用桂、附，则予谢不敏矣。彼医不言而退。其妻泣涕求治。丰闻呼吸之声，将有痰起，风云之变，恐在顷刻。即用藿香、神曲、川朴、杏仁、制夏、陈皮、菖蒲、远志、竹沥、姜汁，合为一剂，服之未有进退；令加苏合香丸，痰响渐平，人事稍醒。守旧略为增损，连尝数剂而瘥。

江诚曰：舌苔白滑，寒象也。沉细之脉，少阴中寒也。考今岁又系太阳在泉，寒淫于内，彼医谓中寒，欲用四逆、大顺，似乎相象。不知中寒、中湿，大有攸分。以脉舌而论，似属中寒；以时令而论，实为中湿。虽脉沉细，舌苔白滑，但无吐泻、腹痛、肢冷等证，岂可遽认为寒；四逆、大顺，岂可随手而用！况在孟秋，正值湿土主气，相火客气，又非寒水加临之候，故是证直断为湿，而用宣窍导痰之药，以收效耳。

【**提要**】本节为孟秋时令，忽患暴中，以宣窍导痰收效之临证治案。

【**精解**】本案患者劳作之后，忽然昏倒，不知人事，痰响喉间，当时正处孟秋季节，雷氏由此联想到炎蒸如夏，乍雨如霉，正值湿土主气，相火客气，直断为湿，而用宣窍导痰之药而收获，说明他善从时令角度考虑病情，诊断外感病。

【原文】**湿温误作伏暑**

钱江陆某，偶患湿温时气，延医调治，从伏暑立方，未效来迓于丰。推其起病根由，确系湿温之病，前用一派凉剂，焉望中窾。殊不知湿为阴邪，因气机闭阻，湿邪渐化为温，而未酿热，所以凉药无功，即热剂亦无效验，非比寒湿辛散可解，热湿清利可瘥。今诊脉形，右部胜左，舌苔黄泽，胸闷汗多，发热缠绵靡已。此邪尚在气分，犹望其宣透而解，当用清宣温化法加厚朴治之。服二剂胸次稍宽，汗亦减少，惟躯热尚未退尽，继以旧法除去半夏，再加通草、蝉衣，连服三煎遂愈。

【**提要**】本节为湿温误作伏暑，以清宣温化法取效之临证治案。

【**精解**】本案原暑湿温，前医从伏暑误治而无效。雷氏诊其胸闷汗多，发热缠绵，认为邪尚在气分，治以清宣温化法加厚朴、连翘清宣，杏仁温化，瓜蒌壳、陈皮宣化上中气分邪气，茯苓、半夏化湿于内，佩兰、荷叶解邪于外，厚朴燥湿消痰、下气除满。二剂后胸闷稍宽，汗亦减少，惟身热未退尽，去温燥之半夏，加通草、蝉蜕清热利湿散邪，三煎而愈。

【原文】**高年湿温伤气**

微歙程其，年届赐鸠，忽患湿温之证，曾延医治，一称伏暑，一称湿温，一称虚损，清利与补，皆未中鹄，始来商治于丰。诊其脉，虚数少神，心烦口渴，微热有汗，神气极疲，此皆湿温伤气之证也。治宜益气却邪，即以东参、麦、味、甘草、陈皮、生苡、苓、泻治之。令服数帖，热渴并减。但精神尚倦，饮食少餐，姑率旧章，佐以神、苓、夏、曲，又服数帖，日复一日矣。

【提要】本节为年高湿温伤气之证，以益气祛邪取效之临证治案。

【精解】本案患者年届七十而患湿温之证，诸医诊断不一，雷氏致病之因由湿邪盘踞气分，酝酿成温所致，尚未化热而伤正气，出现虚数少神，心烦口渴，微热有汗，神疲等症，正虚邪实，治以益气却邪，东参、麦冬、五味子益气生津扶正，陈皮、生薏苡仁、茯苓、泽泻健脾利湿祛邪。数帖后热渴并减，但精神纳食欠佳，佐以茯神、茯苓、半夏、神曲健脾和胃养神。

【原文】湿温化燥攻下得愈

须江周某之郎，由湿温误治，变为唇焦齿燥，舌苔干黑，身热不眠，张目妄言，脉实有力。此分明湿温化热，热化燥，燥结阳明，非攻下不能愈也。即用润下救津法，服之未效，屡欲更衣而不得，后以熟军改为生军，更加杏霜、枳壳，始得大解，色如败酱，臭不可近。是夜得安寐，谵妄全无，次日舌苔亦转润矣。继以清养肺胃，调理二旬而安。

【提要】本节为湿温化热，燥结肠腑之证，用攻下导滞之临证治案。

【精解】本案是湿温化火，燥结阳明，劫烁津液之证。初诊用润下救津法，虽辨证无误，但其药力犹嫌不足，故屡欲更衣不得。二诊熟大黄改用生大黄，取其推荡力猛，杏仁、枳壳导滞行气，始得畅便，燥结去除，津液自复。若此时仅以阴液受损，便滋阴救液而不撤去其热结，则无异于杯水车薪。

【原文】妊娠燥气为病

三湘喻某之内，孕经七月，忽受燥气，咳嗽音嘶。前医贸贸，不询月数，方内遂批为子喑，竟忘却《内经》有“妇人重身，九月而喑”一段。医者如此，未免为识者所讥，观其方案，庞杂之至，所以罔效。丰诊其脉，弦滑而来，斯时肺经司胎，咳逆音哑，显系肺金被燥气所侵之证。宜辛凉解表法去蝉衣、淡豉，加桑叶、菊花，橄榄为引。连尝三服，音扬咳止矣。

【提要】本节为时值妊娠，燥气伤肺，用辛凉解表法加减而音扬咳止之临证治案。

【精解】本案女子已孕7个月，忽受燥气，燥气伤金，肺失清肃，咽喉不利，咳嗽音嘶作矣。前医误诊，治而无效。雷氏认为，咳逆音哑，脉弦滑，为肺金被燥气所侵，虽孕7个月，“有故无殒”。其用辛凉解表法，颇为对症。而蝉衣、淡豉亦不必去之。此案外感致瘖，与子瘖无涉，故不必引用肺经司胎之说。

【原文】**感受秋凉燥气**

城西戴某之女，赋禀素亏，忽患微寒微热，乏痰而咳。前医用芪皮、桂、芍，和其营卫；百合、款冬，润其干咳；西党、归身，补其气血。方药似不杂乱，但服下胸膈更闭，咳逆益勤，寒热依然不减。丰诊其脉，浮弦沉弱，舌苔白薄，此感秋凉之燥气也。即用苏梗、橘红、蝉衣、淡豉、蒌皮、叭哒、象贝、前胡。服二剂，寒热遂减，咳逆犹存，病家畏散，不敢再服，复来邀诊。丰曰：邪不去则肺不清；肺不清则咳不止，倘惧散而喜补，补住其邪，则虚损必不可免。仍令原方服二剂，其咳日渐减矣。后用轻灵之药而愈。可见有是病当用是药，知其亏而不补者，盖邪未尽故也。

【**提要**】本节为感受秋凉燥气之证，以宣肺透邪、润燥止咳获效之临证治案。

【**精解**】本案患者感受秋凉燥气，前医用和营卫补气血润肺之品，胸膈更闭，咳逆益勤，寒热不减。雷氏用苏梗、橘红、蝉衣、淡豆豉解表散邪，瓜蒌皮、叭哒、象贝、前胡润肺化痰、宽胸降气，二剂寒热遂减但咳逆犹存，雷氏认为邪不去则肺不清，肺不清则咳不止，仍继服原方二剂，咳渐减，实乃有是病当用是药活用之典范。

【原文】**血亏液燥加感燥气**

云岫钱某之妹，素来清瘦，营血本亏，大解每每维艰，津液亦亏固已。迩来畏寒作咳，胸次不舒，脉象左部小涩，而右部弦劲，此属阳明本燥，加感燥之胜气，肺经受病，气机不宣，则大便益不通耳。遂用苏梗、杏仁、陈皮、桔梗、蒌皮、薤白、淡豉、葱叶治之。服二剂，畏寒已屏，咳逆亦疏，惟大解五日未行。思丹溪治肠痹之证，每每开提肺气，使上焦舒畅，则下窍自通泰矣。今照旧章加之兜铃、紫菀、柏子、麻仁，除去苏、陈、葱、豉。令服四煎，得燥屎数枚，肛门痛裂，又加麦冬、归、地、生黑芝麻，服下始获痊愈。

程曦曰：鞠通论燥气，有胜复之分。今观书中之论治，更有表里之别焉。如秋分至立冬之候，有头痛恶寒作咳者，是燥气在表之证也，法当宣散其肺；有大便秘结而艰难者，是燥气在里之证也，法当滋润肠胃。其能识胜复，别表里者，则治燥之法，无余蕴矣。

【提要】本节为血亏液燥、复感燥气之证，以解表散邪、养阴润燥取效之临证治案。

【精解】本案患者营血津液素亏，近感外邪，畏寒作咳，胸次不舒，属阳明本燥，加肺经受病，雷氏用苏梗、淡豆豉、葱叶解表散邪，杏仁、陈皮、桔梗、瓜蒌皮、薤白化痰止咳、宽胸润肠，二剂而畏寒咳逆好转，大便仍五日未行，雷氏用前方去解表之苏梗、陈皮、葱白、淡豆豉，加马兜铃、紫菀、柏子仁、麻仁开提肺气，润肠通便，四煎而得燥屎数枚，后以麦冬、当归、熟地黄、生黑芝麻养阴补血善后。

卷之七

秋伤于湿，冬生咳嗽大意

本卷“秋伤于湿，冬生咳嗽大意”共分痰嗽和干咳 2 个小节。

【原文】考六气之中，湿气在乎秋令。故经谓“秋伤于湿”。湿土之气，内应乎脾，脾土受湿，不司运化，内湿酿成痰饮，上袭于肺，遂为咳嗽病矣。夫六气之邪，皆能令人咳嗽，又不独乎湿也。斯言湿者，是为伏气咳嗽，有西昌喻嘉言先生疑湿字之讹，改作秋伤于燥，发明秋燥之论，虽有悖经之罪，然亦因乎六气起见也。盖《内经》论湿，殆在乎立秋、处暑、白露湿土主气之时；喻氏论燥，殆在乎秋分、寒露、霜降燥金主气之候。据愚意更有界限分焉：窃谓秋初伤湿不即发者，湿气内酿成痰，痰袭于肺而作嗽，名曰痰嗽，治宜理脾为主，渗湿为佐。如秋末伤燥，不即发者，燥气内侵乎肺，肺失清降而作咳，名曰干咳，治宜理肺为主，润燥为佐。总之不越两太阴之治[1]也。斯言伤湿伤燥而咳嗽者，皆由秋令之伏气而发于冬。其即发者，仍归伤湿秋燥门中治之。

【注释】

[1] 两太阴之治：两太阴手太阴肺和足太阴脾，即治嗽不离肺与脾。

【提要】本节综观发病之由，不外外感、内伤两大途径。风寒暑湿之感于外者，必自皮毛而入，皮毛为肺之合，故先入于肺，久则传递于五脏；七情饥饱之伤于内者，阴损于下则火亢于上，肺为中气出入之道，故五脏之邪火上逆而迫肺。总之，咳嗽之因甚多，症治亦异，均各有专论，幸勿仅限于伏气之说，而忽视其他因也。

【精解】六气之中，湿气在秋。经谓："秋伤于湿。"盖湿土之气，内应乎脾，脾土受湿，不司运化，内湿酿成痰饮，上袭于肺，而成咳嗽者，名曰痰嗽。治宜理脾为主，渗湿为佐。如由秋末伤燥，至冬燥气内侵乎肺，肺失清降而作咳者，名曰干咳。治宜理肺为主，润肺为佐。此皆秋令之伏气而发于冬。至于风寒暑热皆令咳嗽，已分别于各章阐术矣。

【原文】痰嗽

痰嗽者，因痰而致嗽也。夫作嗽之病，风、寒、暑、热，皆能致之。古人议论纷纭，惟李云间、张若耶二先生，皆括为内伤、外感。观其立论，卓荦不群[1]，然与《内经》"秋伤于湿"之嗽无预。丰不揣鄙陋而特补之。斯病也，良由立秋以后，秋分以前，先伤于湿，湿气内踞于脾，酿久成痰，痰袭于肺，气分壅塞，治节无权，直待冬来，稍感寒气，初客皮毛，渐入于肺，肺气上逆，则潜伏之湿痰，随气而逆，遂成痰嗽之病矣。其脉必见弦滑，或见微紧，右寸关必较余部不调，舌苔白润，胸次不舒，痰白而稀，口不作渴，此皆秋湿伏气之见证也。理当治脾为主，渗湿化痰为佐，宜以加味二陈法治之。如有恶寒发热者，再加苏梗、前胡；气喘者，加之旋覆、苏子，当随其证而损益之。

或问：作嗽之病，四时皆有。今观是篇，独发于冬，他时之嗽，因何勿论耶？答曰：子不观本论中，原有风、寒、暑、热皆能致之之说，四时都有咳嗽之病也。曰：何不分而论之。曰：前之风温、风热、风寒、冒风、暑咳、秋燥，以及后之冬温条中，皆有咳嗽之证。若重复而论之，能不令人心厌乎？是论专言伏气酿痰致嗽，而风、寒、暑、热致嗽者，可毋重赘耳。

【注释】

[1] 卓荦（luò 洛）不群：才德超出常人，与众不同。

【提要】本节痰嗽分为外感、内伤两大类，治以健脾为主，辅以化痰，方用加味二陈汤。

【精解】此病由立秋以后秋分以前，先伤于湿，湿气内踞于脾，酿久成痰，痰袭于肺，气分壅塞，节制无权，来冬稍感寒气，初客皮毛，渐入于肺，肺气上逆，则潜伏之湿痰，随气而逆，遂成痰嗽之病。脉弦滑或微紧，舌苔白润，胸次不舒，痰白而稀，口不作渴，此皆秋湿伏气之症也。治当理脾为主，渗湿化痰为佐，宜以加味二陈法治之。如有感寒发热者，加苏梗、前胡；气喘加旋覆、苏子。随证损益。

【原文】干咳

干咳者，乏痰而咳逆也。此因秋分之后，先伤乎燥，燥气内侵乎肺，当时未发，交闭藏之令乃发，斯为金寒水冷[1]之咳也。前论秋燥条中，是为燥之新邪；此论干咳，是为燥之伏气。其证咳逆乏痰，即有痰亦清稀而少，喉间干痒，咳甚则胸胁引疼，脉沉而劲，舌苔白薄而少津，当用温润辛金法治之。如胸胁痛者，可加旋覆、橘络；咳逆艰难者，再加松子、款冬。咳剧震动血络，喉痛吐红，脉转沉滑，或沉数，此燥气已化为火也，当用清金宁络法治之。如咳逆气短，甚则有汗，咽喉干燥者，当用金水相生法治之。蹉跎失治，最易延为痨损，可不谨欤！

或问曰：曾见《内经》有"五脏六腑，皆令人咳"之训。今先生只列痰嗽、干咳为二门，不及脏腑等咳，毋乃遗漏乎？曰：是书专论四时之咳，如春令风温之咳，夏令暑热之咳，秋令秋燥之咳，冬令冬温之咳。其实五脏六腑之咳，不过就其见证而分。如胸疼喉痛为心咳，两胁下痛为肝咳，右胠痛引肩背为脾咳，喘急咳血为肺咳，腰背相引而痛为肾咳。又有小肠咳者，咳而失气也；胆咳者，咳呕苦水也；胃咳者，咳而欲呕也；大肠咳者，咳而遗屎也；膀胱咳者，咳而遗溺也；三焦咳者，腹满而不食也。此皆《内经》分脏腑之咳也。念莪先生已分条治之，兹不复赘。

【注释】

[1] 金寒水冷：肺肾虚寒。肺金与肾水在生理上相生，病理上也可相互影响。当肺气虚而累及肾，或肾阳虚而影响肺，都会出现肺肾虚寒的证候。

【提要】本节论述干咳发生的因、证、脉、治以及五脏咳与六腑咳的临证表现。

【精解】此因秋分之后，先伤乎燥，燥气侵肺，当时未发，至交闭藏之令乃发，为肺肾虚寒之咳，名曰干咳。其症咳逆乏痰，即有痰亦清稀而少，喉痒咳甚，胸胁引疼，脉沉而劲，苔薄白少津，当用温润辛金法治之。如胸胁痛者，加旋覆、橘络；咳逆艰难者，加松子、款冬。如剧咳震动血络，喉痛吐红，脉转沉滑或沉数者，此燥气已化为火也，当用清金宁络法治之。如咳逆气短，甚则有汗，咽喉干燥者，当用金水相生法治之。

拟用诸法

【提要】本卷治疗咳嗽拟用治疗4法中，由于雷氏将咳嗽分为痰嗽和干咳二种，故主要针对二者分别治疗。若秋季感受湿邪至冬而发为痰多作嗽，口不作渴，用加味二陈法，即二陈汤变化；若感受燥邪至冬而发为干咳无痰，喉痒胁疼，则用温润辛金法。对于干咳，雷氏还拟用清金宁络法和金水相生法（该方即是千金生脉饮原方）分别施治于咳逆吐红及干咳气逆而短的燥邪化火，刑金劫络证及久咳肺肾并亏证。

【原文】**加味二陈法** 治痰多作嗽，口不作渴。

白茯苓（三钱） 陈广皮（一钱） 制半夏（二钱） 生甘草（五分） 生米仁（三钱） 杏仁（三钱，去皮尖，研）

加生姜二片、饴糖一匙为引。

苓、陈、夏、草，即二陈汤也。汪讱庵曰：半夏辛温，体滑性燥，行水利痰为君。痰因气滞，气顺则痰降，故以陈皮利气。痰由湿生，湿去则痰消，故以茯苓渗湿为臣。中不和，则痰涎聚，又以甘草和中补土为佐也。拟加米仁助茯苓以去湿，杏仁助陈皮以利气，生姜助半夏以消痰，饴糖助甘草以和中，凡有因痰致嗽者，宜施此法。

【医案举隅】

一、哮喘案

邢某，女，50岁。1988年4月19日初诊。

［病史］自诉患哮喘病10余年，平日痰鸣辘辘，声如拽锯，痰白黏稠而量多，难以咯出，住院治疗月余症状未减，昼夜气急喘鸣，张口抬肩，形体虚胖，下肢浮肿，面色暗黄，神疲乏力，舌质紫红，苔黄腻，脉濡数。

［诊断］乃湿痰内盛之证。

［治法］宜燥湿化痰，理气益肾法。

［方药］加味二陈汤：胆南星6g，清半夏、白芍、地黄、陈皮、当归、苏子、甘草各10g，茯苓12g，黄芩15g，5剂。

服完上方，哮喘渐平，痰易咯出，能够平卧，行走轻快，知饥思食，胸闷症状亦减，方既有效，续服10剂，以固疗效。

李中南. 王正雨主任医师临床经验简介［J］. 安徽中医学院学报，1991，10（4）：25-26.

按语：加味二陈法是以二陈汤加减化裁而成，针对治痰涎壅盛而设。本案患者系病程迁延日久，致脾肾两虚，脾虚不能运湿而生痰，治当助脾之健运功能，使痰湿消散；肾虚不能化湿，当补肾纳气，使湿邪不致侵淫上下。方中半夏燥湿化痰，陈皮利滞气，茯苓渗湿安中，白芍、甘草缓中益胃，胆南星清化热痰，苏子降逆平喘，黄芩清除肺热，地黄、当归补肾养血纳气。诸药合用使痰化喘平，此行气化痰之剂，为痰盛气逆之专方。

二、囊肿案

施某，女，10岁。2003年8月10日初诊。

［病史］其母代诉：遂来就诊。刻诊：左下肢行走呈跛状，纳欠佳，眠安，大便时溏。查左下肢窝皮下扪及一条索状实性包块约7cm×3cm，不红不热，质硬，移动度差，压痛（±），舌淡红苔薄白，脉细弦滑。外科会诊：窝皮下囊肿，性质待查，建议手术治疗。其母要求中医药治疗。

［诊断］中医辨证：小儿纳欠佳、便溏，脾虚见症，故痰湿由内而生，流注于经隧气穴，气滞血瘀，聚而成结。

［治法］治拟理气助运、化痰散结。

［方药］投二陈汤加味：半夏4g、陈皮4g、茯苓10g、浙贝母10g、山慈菇6g、生薏苡仁15g、土鳖虫4g、炙穿山甲4g、牛膝6g、甘草3g，7剂。

二诊（8月15日）：窝处肿块缩小，移动度仍差，舌脉如前。

［方药］守方加白术6g、降香3g（后下），隔天一服。

三诊（10月23日）：喜告肿块消失，活动如常。

陆木兴．二陈汤加味治疗囊肿举隅［J］．上海中医药杂志，2004，38（11）：28–29.

按语：小儿稚阴稚阳，脾常不足，若饮食自倍，脾胃乃伤。《素问·太阴阳明论》曰："今脾病不能为胃行其津液，四支不得禀水谷气，气日以衰，脉道不利，筋骨肌肉，皆无气以生，故不用焉。"脾运胃纳，散精布津，维气以系。《素问·生气通天论》谓："阳气者，精则养神，柔则养筋。开阖不得，寒气从之，乃生大偻……营气不从，逆于肉理，乃生痈肿。"本例因脾虚失运，痰湿内生，流注四肢经隧，内闭经气，外壅肌肉，聚而成结。治疗取二陈汤加生薏苡仁理气助运、和中化湿，浙贝母、山慈菇化痰散结，土鳖虫、炙穿山甲祛瘀散结，牛膝引药下行。二诊加白术健脾，降香活血，使脾胃复职，痰湿内化，经气通，结块消。每2天服药1剂，恐小儿脏腑未允，不受药力之伐，休息1天，待胃气来复，缓而图功。

【原文】**温润辛金法** 治无痰干咳，喉痒胁疼。

紫菀（一钱，蜜水炒） 百部（一钱，蒸） 松子仁（三钱） 款冬花（一钱五分） 叭哒杏仁（二钱，去皮尖用） 陈广皮（一钱，蜜水炒）

加冰糖五钱为引。

肺属辛金，金性刚燥，所以恶寒冷而喜温润也。紫菀温而且润，能畅上焦之肺。百部亦温润之性，暴咳久咳咸宜。更加松子润肺燥，杏仁利肺气。款冬与冰糖，本治干咳之单方。陈皮用蜜制，去其燥性以理肺。肺得温润，则咳逆自然渐止。

【医案举隅】

一、咳嗽案

曹某，男，24岁。

［病史］患者10多天前开始咳嗽，西医诊断为支气管炎，曾用抗生素等多种西药治疗，及先后用解表宣肺、清热润肺等中药，症状反见加剧。其咳嗽多见于夜间，干咳无痰，喉痒而干，舌苔薄白少津，脉沉有力。

［诊断］咳嗽。

［治法］温肺润燥，止咳化痰。

［方药］止嗽散加减。

二诊：用本法1剂后咳嗽减少，再服1剂后诸症告失。

萧东明. 应用“温润辛金法”的体会［J］. 新中医，1977（1）：48–49.

按语：温润辛金法是以止嗽散去白前、桔梗、荆芥，加松子仁、款冬花而成，原为针对干咳无痰而设。本法由紫菀、百部、松子仁、款冬花、北杏仁、蜜炙陈皮等六味药组成。紫菀、百部、款冬花三药均具温润之性，为治新久咳嗽之良药。据药理分析，紫菀、百部均具有抗结核作用，而百部尤善杀虫，且为治百日咳要药。松子仁（一般用柏子仁代）乃松树之种子，松树岁寒不凋，松子仁富含营养物质，功能镇静，其温肺润燥止咳之性可知。今人亦有用其治慢性支气管炎而获得良效。加北杏仁而利肺气、止咳嗽。方内之蜜炙陈皮，现一般用炙甘草代替，以用强其温肺润燥之功。用本法治疗“金寒水冷”之咳嗽，甚为得当。

二、哮喘案

患者，男，52岁。

［病史］活动后喘憋1年余。患者自1年前出现活动后气喘，乏力，时有咳嗽、痰多质黏难咯，口干，双手指湿疹蜕皮，纳眠可，大便黏滞不爽。既往有饮酒史20余年。查体：体形肥胖，面色萎黄，舌淡红边有齿痕，苔白厚腻，

双脉沉细滑。

［治法］健脾益肺、化痰清热。

［方药］基本方加苏叶 10g、苏子 10g、茯苓 15g、干姜 15g、陈皮 9g、知母 9g、芦根 15g、白茅根 15g、生甘草 9g。予 7 剂，水煎服，早晚餐后分服。

张玲，李友林．“温润辛金培脾法”治疗支气管哮喘慢性持续期临证撷萃［J］．中华中医药杂志，2013，28（5）：1525–1528.

按语：患者由于饮食不节、嗜酒过度，损伤脾胃，脾失健运，不能输布水谷精微，酿湿生痰，壅遏肺气，肺失宣降，发生喘鸣；痰湿蕴肺，久蕴化热，痰热郁肺，则可表现为痰热哮鸣；脾为湿困，气机不畅，升降失司，则胸闷气短；湿邪发于肌表，见手指湿疹、蜕皮，湿性重浊，脾阳不振，则肢体沉重，时感倦怠乏力；舌体齿痕、脉细等亦均为脾虚之象。茯苓、干姜健脾利湿，既内燥脾湿以杜生痰之源，又能外散湿邪；陈皮行气化湿，消痞除闷；苏叶、苏子加强化痰平喘之力；茅根、芦根、知母凉血清热，祛除肌表湿热；诸药合用，健脾益肺、化痰平喘兼清化湿热。

【原文】清金宁络法　治燥气化火，喉痛咳红。

麦冬（三钱，去心）　肥玉竹（二钱）　北沙参（三钱）　玄参（一钱五分）　细生地（三钱）　旱莲草（三钱）　冬桑叶（三钱）

加枇杷叶三钱，去毛，蜜炙，为引。

此治燥气化火刑金劫络之法。麦冬、玉竹，清其燥火。沙参、玄参，润其肺金。细地、旱莲，宁其血络。盖血藏肝脏，故加冬桑叶以平其肝。肺气上逆，故加枇杷叶以降其肺。使肺气得降，肝血得藏，则咳逆吐红，均可定矣。

【医案举隅】

秋燥案

卞　夏热秋燥致伤。都因阴分不足。（肺胃津液虚）

冬桑叶　玉竹　生甘草　白沙参　生扁豆　地骨皮　麦冬　花粉

叶天士．临证指南医案［M］．北京：人民卫生出版社，2006.

按语：清金宁络法是以清燥救肺汤合益胃汤加减化裁而成，针对燥气化火刑金劫络而设。燥为干涩不通之疾。内伤外感宜分。外感者由于天时风热过胜，或因深秋偏亢之邪。始必伤人上焦气分。其法以辛凉甘润肺胃为先。用玉竹、门冬、桑叶、薄荷、梨皮、甘草之类。诸药相合，使肺气得降，肝血得藏，则咳逆吐红，均可定矣。

【原文】**金水相生法**　治疰夏眩晕神倦，呵欠烦汗，及久咳肺肾并亏。

东洋参（三钱）　麦冬（三钱，去心）　五味子（三分）　知母（一钱五分）　元参（一钱五分）　炙甘草（五分）

水煎，温服。

法内人参补肺，麦冬清肺，五味敛肺，此千金生脉饮也。主治热伤元气，气短倦怠，口渴汗多等证。今以此方治疰夏，真为合拍。加色白之知母，以清其肺，复清其肾；色黑之元参，以滋其肾，兼滋其肺；更以甘草协和诸药，俾金能生水，水能润金之妙耳。

【医案举隅】

一、肺痨案

麦某，男，75岁。

［病史］患者以“反复咳嗽4年多，加剧伴喘息气促1月余”入院。入院诊断：肺结核（进展期）；肺气肿并感染；肺心病。中医会诊时患者诉口干舌燥，饮水不解，手足心热，干咳，少痰，动则气促，眠差，大便干，夜尿2次，舌体瘦小，苔光有裂纹，脉细弦。

［诊断］肺肾阴虚。

［治法］滋养肺肾。

［方药］方用麦味地黄丸加减，服用3剂后，口干舌燥、手足心热减轻。再诊，继续服用2周。

姚丹. 间接治肺法在肺结核治疗中的应用［J］. 甘肃中医学院学报，2001（2）：29–30.

按语：金水相生法是以千金生脉饮加知母、玄参、甘草而成，原为针对肺肾两虚，阴虚疰夏而设。肺与肾之间的阴液是相互资生的，肾阴为一身阴液之根本，所以肺阴虚可损及肾阴，反之肾阴虚不能上滋肺阴，而致肺肾阴虚，出现咽干口燥，颧红，骨蒸潮热，盗汗，干咳，音哑，痰中带血，腰膝酸软，女子月经不调等症。《时病论》指出：“金能生水，水能润金”“金水相生法”也是根据五脏相生规律而定的治疗原则。“肺为金，肾为水”“金水相生法”是滋养肺肾阴虚的一种治疗方法，又称滋养肺肾法。肺痨病的中医病机以阴虚为主，治疗大法以滋阴为主，“金水相生法”也是肺结核中医治疗方法中多用的一种方法。

二、少精不育案

患者，29岁。2016年7月19日初诊。

［病史］患者结婚3年，性生活正常，未避孕未育2年半，配偶做多项检查均未见明显异常。排除女方不孕因素。多次精液常规检查，精液量均在

0.5~1.5ml。查睾丸发育正常。患者感腰酸、乏力，阴囊潮湿，前胸后背见痤疮，口干，心烦，纳可，眠欠佳，二便调，舌质红、苔薄白、脉弦细。2016年7月18日查精液常规示：精液量：1.30ml；液化时间：30min；液化状态：液化；酸碱度（pH）：7.5；黏稠度：适中；精子总活动力（PR+NP，%）：46.00，前向运动力（PR，%）：32.51；精子计数（10^6/次）：39.89；精子形态学（正常形态，%）：4（3.0~4.0）。

［诊断］少精症。

［治法］治以补肾填精，养阴生精。

［方药］方用上下相资汤加减：熟地黄30g，山茱萸9g，葳蕤9g，玄参12g，沙参12g，麦冬30g，当归12g，党参15g，五味子9g，车前子6g，川牛膝15g，虎杖30g，车前草12g，仙灵脾15g，盐知母12g，天花粉15g。14剂，水煎服，日1剂，分早晚2次温服。

二诊：服药30剂后，自述症状较前明显减轻，查精液量为1.5ml，大便质稀，日3~4次，遂上方加防风12g，复服药30剂。

三诊：查精液量为2.6ml，自述近期牙龈肿痛，遂初诊方药加连翘15g，继服14剂。

四诊：查精液量：3.30ml；酸碱度（pH）：7.5；液化时间：30min；精子计数（10^6/次）：39；精子总活动力：75%。停止服药1个月后，配偶怀孕，后生一健康女婴。

王锦锦，刘金星. 上下相资汤验案二则［J］. 中国中医药现代远程教育，2018，16（4）：79-80.

按语：此为少精不育案，患者因不育而就诊。《诸病源候论》称之为虚劳少精。清代医家陈士铎《辨证录·种嗣门》中提出"节少以养其胃，益之补精添髓之方"之法。《石室秘录·燥证门》载"欲使口舌之干者重润，必须使精血之竭者重生。补精之方，六味丸最妙。然而六味丸，单补肾中之精，而不能上补口舌之津也。虽补肾于下，亦能通津于上，然终觉缓不济急。吾今定一奇方，上下兼补，名上下相资汤。熟地黄一两，山茱萸五钱，葳蕤五钱，人参三钱，玄参三钱，沙参五钱，当归五钱，麦冬一两，北五味二钱，牛膝五钱，车前子一钱，水煎服。此方补肾为君，而佐之补肺之药，子母相资，上下兼润、精生而液亦生，血生而津亦生矣，安在已死之症，不可庆再生耶"。此即为金水相生法。

备用成方

【原文】

泻白散

治肺经有火，皮肤蒸热，洒淅寒热，日晡尤甚，喘嗽气急等证。

桑白皮　地骨皮　粉甘草　粳米

水煎，温服。

清肺饮

治痰气上逆，而作咳嗽。

杏仁　贝母　茯苓　橘红　桔梗　甘草　五味子

加姜煎，食远服。

琼玉膏

治干咳嗽。

地黄（四斤）　茯苓（十二两）　人参（六两）　白蜜（二斤）

先将地黄熬汁去渣，入蜜炼稠，再将参、苓为末和入瓷罐封，水煮半日。白汤化服。

丹溪咳血方

治咳嗽痰血。

青黛（水飞）　瓜蒌（去油）　海石　栀子　诃肉

等分为末，蜜丸。噙化。嗽甚加杏仁。

千金久嗽方

治长久咳嗽神效。

白蜜（一斤）　生姜（二斤，取汁）

先秤铜铫知斤两讫，纳蜜、姜汁，微火熬令姜汁尽，惟有蜜斤两在则止。每含如枣大一丸，日三服。

二陈汤

治一切痰饮为病，咳嗽胀满，呕吐恶心，头眩惊悸。

茯苓　制半夏　陈皮　甘草

加生姜，煎服。

景岳六安煎

治风寒咳嗽，痰滞气逆等证。

陈皮　半夏　茯苓　甘草　杏仁　白芥子

加生姜三片，煎七分，食远服。

丰按：以上诸方，通治咳嗽。然而咳属肺，嗽属脾，前于痰嗽干咳门中，已详辨矣。须知前五方多润肺之品以治咳，后二方多理脾之品以治嗽，若此分疗，治无不中。

【提要】本节列举古代医家治疗多种咳嗽的7首成方，以备临证使用。

【精解】咳嗽临床辨证有外感与内伤之别。外感咳嗽治以祛邪为主，内伤咳嗽扶正兼以祛邪。泻白散、清肺饮、二陈汤、景岳六安煎以祛邪为要，或治肺经热盛，气急喘嗽；或治痰气上逆，而作咳嗽；或治一切痰饮，咳嗽胀满之证；或治风寒咳嗽，痰滞气逆之证。琼玉膏、丹溪咳血方、千金久嗽方以扶正为主，或治干咳、或治咳嗽痰中带血、或治日久咳嗽之证。

临证治案

【原文】**伏湿作嗽认为冬温**

鉴湖沈某，孟冬之初，忽患痰嗽，前医作冬温治之，约二十余天，未能奏效。延丰诊治，右部之脉极滞，舌苔白滑，痰多而嗽，胸闭不渴。丰曰：此即《内经》"秋伤于湿，冬生咳嗽"之病，非冬温之可比也。冬温之病，必脉数口渴，今不数不渴者非。冬温治在乎肺，此则治在乎脾，张冠李戴，所以乏效。遂用加味二陈法去米仁一味，加苏子、芥子治之。三剂而胸开，五剂而痰嗽减，后用六君子汤增损，获全愈矣。

【提要】本节为雷氏纠正伏湿咳嗽误认冬温而治，以健脾化痰取效之临证治案。

【精解】本案忽患痰嗽，痰多而嗽，胸闭不渴，舌苔白滑，右脉极滞，显系外湿侵脾，酿痰袭肺至冬而发，非冬温之邪犯肺所致。故前医作冬温，用辛凉宣肺罔效。当宜健脾渗湿，行气化痰为治，湿祛痰清而嗽减。

【原文】**伏湿致嗽**

南乡张某，左脉如平，右关缓滞，独寸口沉而且滑，痰嗽缠绵日久，外无寒热，内无口渴。前医用散不效，改补亦不见功。不知此证乃系伏湿酿痰，痰气窜肺而致嗽，即经所云"秋伤于湿，冬生咳嗽"也。当理脾为主，利肺为佐，即以制夏、化红、茯苓、煨姜、杏仁、绍贝、苏子、甘草治之。约服三四剂，痰嗽遂减矣。后循旧法出入，调治旬日而安。

【提要】本节为雷氏以健脾宣肺化痰利湿，治疗伏湿酿痰、痰气窜肺之临证治案。

【精解】湿邪袭人，受自口鼻，故犯乎上、中二焦。上焦从肺，中焦从脾，雷氏悟法前贤，并参经络、脏腑，如其在“辛散太阳法”中用羌防合前胡，“清宜温化法”中用杏仁宣肺止咳，皆系将肺主皮毛和太阳主一身之表合观立法之例。江诚谓：“痰嗽之证，须知有新感、有伏气……伏气之脉必多沉……”雷氏痰嗽之治法，以治脾为主，利肺为佐，恒以“加味二陈法”出入。

【原文】**痰嗽补脾取效**

城南程某，患嗽月余，交冬未愈，始延丰诊。诊得脉形沉弱而滑，舌体无荣，苔根白腻，神气疲倦，饮食并废。丰曰：此赋禀素弱，湿袭于脾，脾不运化，酿痰入肺所致。以脾湿为病本，肺痰为病标，即先哲云：脾为生痰之源，肺为贮痰之器。治当补脾为主。程曰：风痰在肺，补之恐增其闭。即出曾服十余方，皆是荆、防、枳、桔、杏、贝、苏、前等品。丰曰：此新感作嗽之药，与之伏气，理当枘凿。即用六君加玉苏子、生米仁治之，服五剂神气稍振，痰嗽渐疏，继进十余剂，方得全愈。

江诚曰：痰嗽之证，须知有新感，有伏气。新感之脉必多浮，伏气之脉必多沉。新感之嗽，必兼鼻塞声重，头痛发热；伏气之嗽而无诸证也。凡伏气之证，法当宣气透邪。前医以荆、防、枳、桔反未臻效，而吾师用六君补气，苏子降气，米仁渗湿，而反效者何也？盖由风、寒、暑、湿潜伏者，固宜透发，惟此则不然。当知湿气未成痰之先，可以透发，既成痰之后，焉能向外而解耶？因痰之源在脾，故用六君子扶脾以去其湿，而化其痰；苏子降气，毋使其痰上袭于肺；米仁渗湿，毋使其湿再酿成痰。倘用宣提之方，则痰益袭于肺，而嗽更无愈期矣。

【提要】本节为雷氏用健脾化湿以化其痰，以补脾为主治疗痰嗽取效之临证治案。

【精解】该案辨为脾虚湿困，酿痰入肺。以脾湿为本，肺痰为标。治以补脾为主。从脉象沉滑可见伏气之脉，伏气之嗽日久，湿化成痰，故治以扶脾、祛其湿、化其痰，方以六君健脾，加紫苏子降气、薏苡仁渗湿，则气顺痰消，诸症得愈。本案乃“秋伤于湿，冬生咳嗽”临床应用的明证。

【原文】**燥气伏邪作咳**

括苍冯某，阴虚弱质，向吃洋烟，患干咳者，约半月矣。曾经服药未验，十月既望，来舍就医。两手之脉极数，余部皆平。丰曰：据此脉形，当有咳嗽。冯曰：然。曾服散药未效何？丰曰：散药宜乎无效，是证乃燥气伏邪之咳，非新感风寒之咳，理当清润肺金，庶望入彀。遂用清宣金脏法去兜铃、杷叶，加甘、菊、梨皮。服一剂，减一日，连服五剂，咳逆遂屏。后归桑梓，拟进长服补丸。

【提要】本节为雷氏纠正燥气伏邪作咳而治，以清宣金脏法加减取效之临证治案。

【精解】该案辨为阴虚燥热，肺气上逆。为燥气伏邪之咳，非新感之咳。治以清润肺金之法。从脉象沉滑可见两寸之脉极数，余部皆平，雷丰据脉断是证为燥气伏邪之咳，所以用润燥之剂使病情向愈。

【原文】**燥气刑金，致使咳红**

鄂渚阮某之妾，干咳喉疼，缠绵匝月，始延丰治。未诊即出前方阅之，初用辛散之方，后用滋补之药，不但罔效，尤增咳血频频。细诊其脉，左部缓小，右部搏指，舌尖绛色而根凝黄。此属燥之伏气，化火刑金，虽干咳吐红，真阴未损。前以辛散治之固谬，以滋补治之亦非，斯宜清畅其肺，以理其燥，肺得清肃，则咳自平，而血不止自止。即用桑叶、杏仁、兜铃、浙贝、栀皮、杷叶、蒌壳、梨皮，再加橄榄为引。请服三煎，忌食煎炒之物，服下稍知中窾，继进三剂，遂获全可。

【提要】本节为雷氏以清肺化燥法加减治疗燥气邢金以致咳血取效之临证治案。

【精解】燥气本为阳邪，燥甚则干，再以辛散、滋补，则易助热化火，更损津液。干咳吐红者，实缘温升太过，燥邪化火刑金，肺金失其肃降之权。治以清肺润燥，药证相符，肺得清肃，自然咳平血止。雷丰用清肺理燥之法治疗，同时嘱咐患者忌食煎炒之物。

【原文】**阴虚之体，伏燥化火刑金**

古黔刘某妇，素吸洋烟，清癯弱体，自孟冬偶沾咳逆，一月有余，未效，来商丰诊。阅前所用之药，颇为合理，以桑、菊、蒌、蒡、杏、苏、桔、贝等药，透其燥气之邪。但服下其咳益增，其体更怠，昼轻夜剧，痰内夹杂红丝，脉形沉数而来，舌绛无苔而燥。丰曰：此属真阴虚损，伏燥化火刑金之候也。思金为水之母，水为金之子，金既被刑，则水愈亏，而火愈炽。制火者，莫如水也，今水既亏，不能为母复仇。必须大补肾水，以平其火，而保其金。金得清，则水有源，水有源，则金可保，金水相生，自乏燎原之患。倘或见咳治咳，见血治血，即是舍本求末也。丰用知柏八味除去山萸，加入阿胶、天、麦，连进五剂，一如久旱逢霖，而诸疴尽屏却矣。

【提要】本节为雷氏以大补肾水，以平其火治法，用于真阴虚损，伏燥化火刑金之证的临证治案。

【精解】该案辨为素体阴虚，真阴不足，燥热犯肺。以阴虚为本，燥热为标。治以补肺肾之阴为主。前医仅仅是从现象出发，见咳治咳，见血治血，故所用之药，看似合理，但服药后病情不减反增，从脉象沉数可见真阴虚损，伏燥化火刑金，故治以“壮水之主，以制阳光”，知柏八味加减，诸症得愈。此案也是据脉断其真阴已亏，治以补肾水而求其本，乃“金水相生”临床应用的明证。方与证应，病必自愈。

卷之八

冬伤于寒大意

本卷“冬伤于寒大意”共分伤寒、中寒、冒寒、冬温4个小节。

【原文】经曰：冬伤于寒。谓交立冬之后，寒气伤人。其能固密者，何伤之有？一有不谨，则寒遂伤于寒水之经，即病寒热无汗，脉来浮紧，名曰伤寒是也。一交春令，便不可以伤寒名之。然冬令受寒，有浅深之别焉，深者为中，浅者为冒。盖中寒者，寒邪直中于三阴之里，故有吐泻腹痛，急宜热剂祛寒。冒寒者，寒邪冒于躯壳之外，则有寒热身疼，不难一汗而愈。伤寒、中寒、冒寒，略述其概。犹有冬温之证，不可不详。冬温者，冬应寒而反温，非其时而有其气，人感之而即病者是也。宜用辛凉之法，慎勿误用麻、桂、青龙，若误用之，必变证百出矣。此四者，乃冬时即病之新感也，倘受微寒微温之气，当时未发，必待来春而发者，便是伏气之病，须别诸温而治之。

或问曰：曾见东垣之书，已有冬伤于寒，春必病温等论。先生拾前人之唾余，竟以为独开生面之创，欺人乎？抑亦自欺之甚也？答曰：子言过矣！丰亦见《此事难知》[1]之内，有论四篇，所云都是五行生克有余不足，所胜所不胜之理，其义难明，诚难知之书也。丰今分论八篇，以为时证提纲，其理透彻，阅者易知，明出冬伤于寒之新感，所见何证；冬伤于寒，春必病温之伏气，所见何证；一一详明，了如指掌。与东垣之论，意思悬殊，何尝拾其唾余，以为己出耶！此犹应试，共一题目，而文字实不雷同，奚敢欺人复自欺耳！然乎否乎？

【注释】

[1]《此事难知》：作者元代好古，系王氏编集其老师李杲的医学论述，一定程度上反映了李杲的学术思想。

【提要】本节概述冬季各种新感时病的分类。

【精解】冬季新感时病有因冬伤于寒而发病的伤寒、中寒、冒寒和感受非时之温气而发病的冬温的4个病种。但其中的伤寒、中寒、冒寒，不属于外感温病；所论的冬温是因冬应寒而反暖，非其时而有其气，感之即病，其与卷之一所说的风温证治相似。

【原文】伤寒

伤寒者，由冬令之寒邪，伤于寒水之经也。考诸贤之书，皆谓霜降之后，春分以前，有感触者，是为伤寒。据六气而推之，似乎不然。盖霜降之后，犹是燥金主气，有感之者，是凉气也。如或天气大寒，即《金匮》所谓未至而至[1]也，春分以前，正是风木司权，有感之者，是风邪也，如或天气大寒，即《金匮》所谓至而不去[1]也，若此则界限分矣。其实伤寒之病，确在乎立冬之后，寒水主政之时，一交春令，风木主政，便不可以伤寒名之。即有寒热为病，与伤寒相似者，便是先贤所谓春应温而反寒，寒疫之病也。夫伤寒之为病，头疼身痛，寒热无汗，脉来浮紧者，宜用辛散太阳法去前胡、红枣，加紫苏、葱白治之，如体实邪盛者，仲圣麻黄汤亦可用之。若果有汗，脉浮而缓，便是伤风之病，倘误用之，变证蜂起矣。此略述寒邪初伤太阳寒水之经之证也。其传经、两感，合病、并病，及误治、变证、坏证，仲景书中细详，可毋重赘。丰尝谓凡学时病者，必须参读仲景《伤寒论》，庶可融会贯通，否则不可以言医也。

【注释】

[1]此部分为《金匮要略》第8条："问曰：有未至而至，有至而不至，有至而不去，有至而太过，何谓也？师曰：冬至之后，甲子夜半少阳起。少阳之时，阳始生，天得温和。以未得甲子，天因温和，此为未至而至也；以得甲子而天未温和，此为至而不至也；以得甲子而天大寒不解，此为至而不去也；以得甲子而天温如盛夏五六月时，此为至而太过也。"

【提要】本节论述伤寒的发病时节和证治。

【精解】传统认为伤寒发于霜降之后，春分之前。霜降之后如有天气大寒，为“未至而至”，春分之前如有天气大寒，为“至而未去”。雷氏认为，伤寒发病确切应在立冬之后，寒水主政之时。寒邪初伤太阳寒水之经之证，雷氏以辛散太阳法去前胡、红枣，加紫苏、葱白或麻黄汤治之。伤风断不可用。

【原文】**中寒**

中寒者，交一阳之后，时令过于严寒，突受寒淫杀厉之气，卒然腹痛，面青吐泻，四肢逆冷，手足挛蜷，或昏闭身凉，或微热不渴等证。丹溪曰：仓卒中寒，病发而暴，难分经络，温补自解，斯说似乎灭裂，其实有三阴之别焉。盖太阴中寒，则脘中作痛，少阴则脐腹作痛，厥阴则少腹作痛。见证既分，更当审其脉象，如沉缓中太阴，沉细中少阴，沉迟中厥阴，若此别之，庶几导窾。如果脉微欲绝，昏不知人，问之不能答，似此难分经络，始可遵丹溪用温补之剂，急拟挽正回阳法治之。三阴中寒，皆以甘热祛寒法治之。若寒中太阴，以干姜为君，少阴以附子为君，厥阴以吴萸为君。吐甚加藿香、豆蔻，泻甚加苍术、木香，筋挛者佐以木瓜、橘络，呃逆者佐以柿蒂、丁香。临证之间，切宜细辨而治，庶无贻误。

【**提要**】本节论述三阴中寒证的分类和治法。

【**精解**】三阴中寒往往为猝然而发，痛势剧烈，皆需以甘热祛寒法。病位证治有别：太阴中寒，脘中作痛，以干姜为君；少阴中寒，脐腹作痛，以附子为君；厥阴中寒，少腹作痛，以吴茱萸为君。其次，兼见吐甚加藿香、豆蔻，泻甚加苍术、木香，筋挛者佐以木瓜、橘络，呃逆者佐以柿蒂、丁香。若脉微欲绝，昏不知人，急拟挽正回阳法（附子、干姜、肉桂、吴茱萸、人参、茯苓、白术、炙甘草等）治之。

【原文】**冒寒**

冒寒之病，偶因外冒寒邪，较伤寒则轻，比中寒甚缓。盖伤寒伤乎六经，中寒直中乎里，惟冒寒之病，乃寒气罩冒于躯壳之外，而未传经入里也。是以遍体酸疼，头亦微痛，畏寒发热而乏汗，脉象举之而有余，宜辛温解表法治之。服药之后，务宜谨避风寒，覆被而卧，俾其微微汗出而解，否则传经入里，当审何经而分治之。倘或伏而不发，来年必发为春温、风温等病，不可以不知也。

【**提要**】本节论述冒寒的证治。

【**精解**】本节雷氏把冬令寒邪犯人分为伤、中、冒三类，提出了新感寒邪而引起的伤寒、中寒和冒寒。三阴中寒，病位最深；寒邪犯于肌表，病位较浅。以雷氏观点，凡冬感受寒邪而病者，即属冬季的新感。但本卷所论的伤寒与卷之二所论的伤风，实际是仲景《伤寒论》所说的太阳伤寒证和太阳中风证；本卷所论的伤寒与卷之二所论的风寒，实际是一个病，只是发生的季节不同而已。故本卷所论的伤寒、中寒和冒寒虽是外感病，纠其因机证治皆属于现在通常所说的伤寒，即属于外感寒病，不属于外感温病。

【原文】**冬温**

昔贤谓冬应寒而反温，非其时而有其气，人感之而即病者，名曰冬温是也。其劳力辛苦之人，动作汗出，温气乘袭，多在于表；其冬不藏精之人，肾经不足，温气乘袭，多在于里。冬温虽发于冬时，然用药之法，与伤寒迥别。盖温则气泄，寒则气敛，二气本属相反，误用辛温，变证迭出矣。其证头痛有汗，咳嗽口渴，不恶寒而恶热，或面浮，或咽痛，或胸疼，阳脉浮滑有力者，乃温邪窜入肺经也，宜用辛凉解表法加连翘、象贝治之，口渴甚者，温邪入胃腑也，再加芦根、花粉治之。如或下利，阴脉不浮而滑，温邪已陷于里也，宜以清凉透邪法加葛根、黄芩治之。倘热势转剧，神气昏愦，谵语错乱，舌苔转黑者，不易治也，勉以祛热宣窍法治之，紫雪丹亦可用之。种种变证，不能尽述，须仿诸温门中之法可也。

或问：冬温发热而不恶寒，倘恶寒者，为何病也？答曰：冬温恶寒，偶亦有之，良由先感温气，即被严寒所侵，寒在外而温在里，宜用辛温解表法先去寒邪，继用凉解里热法而清温气。又问曰：伤寒冒寒皆恶寒，何以别之？曰：伤寒冒寒初起无口渴，以此别之。曰：温邪当发为冬温，倘其微者，伏而不发，为何病也？曰：伏而不发，来春必变为温毒也。凡治时病者，新邪伏气，切要分明，庶不至千里毫厘之失。

又问：先生之书，专为六气而设，风、寒、暑、湿、燥，皆已详明，何独火证不详？恐为不全之书，而火证可补述否？答曰：子不知君火秉权之候，有温病、温毒也；相火主政之时，有热病、暑病也。君相司令而病者，非火证而何？何不全之有哉！况火为阳邪，其证最著，如脉数有力，舌苔黄燥，或目赤，或口渴，或喉痛，或溺红，皆火证也，法当清凉治之。其余五志之火，龙雷之火，悉属内伤，兹不论之。

【**提要**】本节论述冬温的证治。

【**精解**】本节所论的冬温与卷之一所说的风温相似，但对其发生的时间论述不同。冬温乃因冬应寒而反暖，非其时而有其气，感之即病；风温则是冬伤于寒，邪伏少阴或肌腠至春而发，即认为冬温是新感温病，而风温是伏气温病

（此又与通常所说的风温为新感温病有异，参卷之一风温按语）。从两者所述的初起症状来看，皆属温邪犯表，均用辛凉解表法，且雷氏提及的冬温、风温的种种变证，是其临床经验的总结，值得揣摩。故以上两处所论的内容可以相互参照。

拟用诸法

【提要】本卷拟用治疗 8 法。伤寒、中寒、冒寒的治疗，多遵循仲景《伤寒论》之法，或采用后世医家的方剂。如辛散太阳法即成方桂枝羌活汤加前胡、豆豉及大枣而成，用于寒邪伤于太阳之表寒证，若此证发于体实邪盛之人，则用麻黄汤；若三阴中寒，则用甘热祛寒法，该方源于四逆汤；若三阴中寒，而致阳气外脱者，则用挽正回阳法，即是陶节庵回阳救急汤减陈皮、半夏、五味子而成；若冒寒，则用辛温解表法，该方为葱豉汤加减而成。

对于冬温的治疗，有辛凉解表法、清凉透邪法、祛热宣窍法及凉解里热诸法，则与卷之一所说的春温、风温及暑温相同，体现了异病同治的思想。

【原文】辛散太阳法 治风疟寒少热多，头痛自汗，兼治伤寒伤湿。

嫩桂枝（一钱） 羌活（一钱五分） 防风（一钱五分） 甘草（五分） 前胡（一钱五分） 淡豆豉（三钱）

加生姜二片，红枣三枚，煎服。

凡外邪袭人，必先伤于太阳之表。疟虽因于伏暑，又必因外感秋风而触发也。盖风疟有风在表，故宜辛散之方。其中桂、羌、防、草，即成方桂枝羌活汤，本治风疟之剂也。内加前胡散太阳，复泄厥阴。淡豉解肌表，且祛疟疾。更加攘外之姜，安内之枣，表里俱安，何疟之有哉！

【医案举隅】

风疟案

梁德卿在室之女八月间患疟，四十日矣。前医见久不愈，用参术归芍鳖甲知母，补截兼行，治之愈甚，每日只二时安宁，随又发矣。诊其脉弦而紧。且不发时仍恶寒身痛。余曰："病虽月余，表邪未解，半入于里，所以似疟而非真疟。幸为室女，里气不虚，未尽传里，何以补为？"即于是日起，停止饮食，作伤寒治法，以羌活、桂枝、柴胡、苍、朴、二陈、生姜，表里两解，四剂方得汗。寒退身不疼，去羌活。又四剂，热退。至六日，寒热皆尽，而似疟亦止，大便随通，病虽久而邪未除，必以去病为急，即所以保正气也。

郑重光. 素圃医案［M］. 北京：人民军医出版社，2012.

按语：辛散太阳法是以桂枝羌活汤加淡豆豉而成，针对风疟、伤寒、伤湿而设。本案风疟有风在表，当以辛散，前医不明表里，妄投补剂，内热愈盛，疟亦频发。有风在表故不发时亦有恶寒身痛，脉象弦紧，皆为表邪未解之象。当表里兼治，一以解表，一以清里截疟。羌活、桂枝辛散表邪，得汗而解；柴胡、苍术、厚朴、二陈、生姜化湿截疟，故又寒热皆退，疟疾亦止，治得功满。

【原文】**挽正回阳法** 治中寒腹痛，吐泻肢冷，或昏不知人，脉微欲绝。

东洋参（三钱，米炒） 白茯苓（三钱） 於潜术（一钱，土炒） 粉甘草（五分，炙） 安桂（八分，细分冲） 淡附片（八分） 炮姜炭（六分） 吴茱萸（八分，泡淡）

头服略煎，次服浓煎。

是法即陶节庵回阳救急汤，除陈、夏、五味也。盖以参、苓、术、草挽其正，炮姜、桂、附回其阳，更佐吴茱萸，破中下之阴寒，阴寒一破，有若拨开云雾，而见天与日也。

【医案举隅】

一、厥阴寒证案

一冬月伤寒四五日，下利，手足逆冷无脉。人谓厥阴寒症，急灸之，手足不温，脉不还，反作微喘，人谓死症，吾谓可救，盖因无脉耳。人必死后无脉，今未死乃脉伏不现，非真无脉。无脉固不可救，伏有可救，用灸亦救其无脉。今灸之脉不还，反作微喘者，正生机也。盖脉欲应灸，无如内寒极，止藉艾火，何能遽达，是微喘脉欲出明矣。急用参附汤助阳气，脉自出。但宜多用。人参二两，附子三钱。一剂手足温，再剂脉渐出，三剂利止。

陈士铎. 辨证奇闻［M］. 北京：中国医药科技出版社，2011.

按语：挽正回阳法是以回阳救急汤去陈皮、半夏、五味子，加吴茱萸而成，针对中寒吐泻、亡阳厥逆而设。陈士铎先生自按曰："夫附子有斩关夺门之勇，人参有回阳续阴之功，然非多用，则寒邪势盛，何能生之于无何有之乡，起之于几微欲绝之际哉！遇此等之症，必须信之深，见之到，用之勇，任之大，始克有济。"参附汤于三阴中寒之时，能够扶阳固本，力挽脱证，贵在病机之识，用量需大，一旦确定病机，临证必坚定，方可获效。

二、厥脱案

陈某，女，84岁。2010年6月29日住院。

［病史］患者既往有脑梗死、高血压、冠心病、系统性红斑狼疮、2型糖

尿病病史。因发热、咳嗽、咳痰10天，于2010年5月8日入住中山大学附属第一医院呼吸科。入院时血常规和X线胸片提示左肺轻度炎症；血培养提示：人葡萄球菌人亚种阳性；痰培养提示：鲍曼不动杆菌++++，白色念珠菌++。先后给予多种抗生素抗感染治疗无效。且见患者极度虚弱，神疲乏力、嗜睡、不能进食、二便失禁，家属要求中医药治疗。入本科症见：患者呈嗜睡貌，面色潮红，语声低微，汗多，纳差，有咳嗽，咳痰无力，痰白，口干不欲饮水，手足不温，大便失禁、糊状，每天2次，夜尿多，舌光红、无苔，脉细数无力。体查：体温36.6℃，右肺可闻少量干湿性啰音，心率90次/分，无病理性杂音，双下肢无水肿。大便常规无异常。考虑患者现体质极度虚弱，不耐攻伐，故停用所有抗生素。患者血压偏低，不能进食，停用降压、降糖西药。

［诊断］厥脱，证属阴盛格阳之戴阳证。

［治法］治当回阳固脱，益气生脉。

［方药］方用加减回阳救急汤：黄芪30g，高丽参（另煎）10g，附子（先煎）、白术、茯苓各15g，法半夏12g，肉桂（焗服）、陈皮、五味子、炙甘草各6g。2剂，每天1剂，水煎，胃管注入。

二诊（7月1日）：患者神志转清，精神较前好转，汗出较前减轻，纳差，少量咳嗽，能将痰咳出，面色白，口干不欲饮水，大便1次、糊状，夜尿多，舌光红、少苔色白，脉细数无力。方药对症，效果明显。

［方药］守原方加入龙骨（先煎）、牡蛎（先煎）各30g，潜阳之品以镇摄浮阳。2剂，如法煎服。

三诊（7月3日）：患者汗止，大便1次、糊状，夜尿1~2次，舌淡、舌尖可见明显裂纹、苔色白浊，脉沉细稍数。患者服回阳救急汤后，症状逐渐好转。

［方药］续处上方2剂，如法煎服。并嘱多饮水，可进食少量小米粥养脾胃，助食欲恢复。

四诊（7月5日）：拔除胃管后，自己可进食药物及食物，大便质稀烂。为防服用回阳救急汤后阳气上扬，阴不敛阳，孤阳不生，独阴不长。

［治法］治当阴阳双补。

［方药］予地黄饮子化裁：熟附子（先煎）、石斛、茯苓各15g，大枣、熟地黄各12g，巴戟天、山茱萸各10g，五味子、远志、肉桂、石菖蒲各5g。如法煎服，调理善后。

五诊（7月11日）：血常规、生化、肝肾功能未见异常。肺部听诊啰音消失，X线胸片提示左肺炎症明显吸收。血培养、痰培养无细菌生长。7月12日出院。门诊随诊半年，肺炎未复发。

柯斌，师林．加减回阳救急汤治疗老年难治性肺炎验案 1 则［J］．新中医，2012，44（3）：165-166.

按语：患者为老年女性，素体本虚，加之罹患多种慢性疾病，易感外邪。外邪犯肺，肺失宣降，正邪相争，故咳嗽，咳痰，发热。患者素体正气不足，抗邪无力，使用大剂量抗生素更伤正气，导致阳气虚衰，四肢失于温煦，故表现手足不温。脾肾阳虚，运化无力，摄纳无权，故不能进食，二便失禁。阳损及阴，阴不敛阳，虚阳外越，故面色潮红，舌红、少苔，脉细数无力。治疗当用加减回阳救急汤回阳救逆，益气生脉。方中以附子配肉桂，则温里回阳，祛寒通脉之功尤著。六君子汤补益脾胃，固守中州，并能祛除痰饮。人参合附子，益气回阳以固脱；配五味子益气补心以生脉。诸药相合，共奏回阳生脉之效，使厥回脉复而诸症自除。本案患者正气大虚，加入黄芪益气补中，敛汗固脱。龙骨、牡蛎重镇潜阳，以防虚阳外越。患者已属厥脱重症，麝香辛香走窜之力甚强，恐耗散太过对病情不利，故去麝香。患者无呕吐症状，故去生姜。运用温阳法加减回阳救急汤治疗老年难治性肺炎效果甚佳，表明辨证准确，中医药治疗急危重症效果出奇。

【原文】**甘热祛寒法**　治寒邪直中三阴之证。

甘草（二钱，炙）　淡干姜（一钱）　淡附片（一钱）　淡吴茱萸（一钱）

用开水略煎，冷服。

此即仲景四逆汤也。拟加吴茱萸之大热，祛厥阴之寒邪，以之治寒中三阴，最为中的。讱庵原解曰：寒淫于内，治以甘热，故以姜、附大热之剂，伸发阳气，表散寒邪；甘草亦散寒补中之品，又以缓姜、附之上僭也。必冷服者，寒盛于中，热饮则格拒不纳，经所谓“热因寒用”，又曰“治寒以热，凉而行之”是也。

【医案举隅】

一、三阴中寒案

饶州吴上舍仆，年逾二十，患小腹卒痛，四肢厥冷。江诊得六脉沉伏，此中寒阴症，投附子理中汤，一匕而愈。

江瓘．名医类案正续编［M］．太原：山西科学技术出版社，2013.

按语：甘热祛寒法是以四逆汤加减化裁而成，针对寒邪直中三阴而设。此为三阴中寒之证，六脉皆沉伏，患者小腹痛，四肢逆冷，当甘热祛寒法，以附子、干姜温中散寒，扶助阳气，人参、白术、甘草健脾和中，缓干姜、附子之上僭，寒去痛止，六脉得宽。

二、太阴少阴合病案

省掾曹德裕男妇，二月初病伤寒八九日，请罗治之。脉得沉细而微，四肢逆冷，自利腹痛，目不欲开，两手常抱腋下，昏嗜卧，口舌干燥。乃曰：前医留白虎加人参汤一帖，可服否？罗曰：白虎虽云治口燥舌干，若执此一句，亦未然。今此证不可用白虎者有三：《伤寒论》云：立夏以前，处暑以后，不可妄用，一也；太阳证无汗而渴者，不可用，二也；况病人阴证悉具，其时春气尚寒，不可用，三也。仲景云：下利清谷，急当救里，宜四逆汤。

遂以四逆汤五两，加人参一两，生姜十余片，连须葱白九茎，水五大盏，同煎至三盏，去渣，分三服，一日服之。至夜利止，手足温。翌日，大汗而解，继以理中汤数服而愈。

孙真人《习业篇》云：凡欲为大医，必须谙《甲乙》《素问》《黄帝针经》、明堂流注十二经脉、三部九候、本草药对，张仲景、王叔和，并须精熟，如此方为太医。不尔，犹无目夜游，动致颠陨。执方用药者可鉴哉。

江瓘. 名医类案正续编［M］. 太原：山西科学技术出版社，2013.

按语：此为白虎加人参汤与四逆汤之辨。病者四肢逆冷，自利腹痛，目不欲开，但欲寐，口舌干燥，属太阴、少阴合病。若执见口燥舌干，以阳明气分实热论治，则谬也。当从太阴论治，以四逆汤加人参救里，二诊继以理中汤温中健脾，遂中病机。

【原文】**辛凉解表法**　治风温初起，风热新感，冬温袭肺咳嗽。

薄荷（一钱五分）　蝉蜕（一钱，去足翅）　前胡（一钱五分）　淡豆豉（四钱）　瓜蒌壳（二钱）　牛蒡子（一钱五分）

煎服。如有口渴，再加花粉。

此法取乎辛凉，以治风温初起，无论有无伏气，皆可先施。用薄荷、蝉蜕，轻透其表；前胡、淡豉，宣解其风；叶香岩云：“温邪上受，首先犯肺。”故佐蒌壳、牛蒡开其肺气，气分舒畅，则新邪伏气，均透达矣。

【医案举隅】

喉痹案

刘某某，女，39岁，教师。2002年11月16日初诊。

［病史］患者咽干痛反复发作5年余（每月发病1~2次），用中西药治疗，疗效不明显。数月来咽部堵塞，有异物感；平素每逢情志不畅、过食辛辣、讲课过久则病加重。现咽干明显，咽部微痛，稍有异物感，干咳少痰，咽部黏膜

充血增厚，淋巴滤泡肿大。舌质红，苔薄黄而干，脉细数。

［诊断］中医诊断：阴虚火旺之喉痹；西医诊断：慢性咽炎。

［方药］以利咽饮加减：桔梗 10g，百部 10g，牛蒡子 10g，木蝴蝶 6g，凤凰衣 6g，全瓜蒌 20g，郁金 10g，玄参 15g，生地黄 20g（后下），麦冬 15g，知母 10g，僵蚕 10g，牡丹皮 10g，板蓝根 15g，薄荷 6g，生甘草 10g。每日 1 剂，每剂煎 3 次，频服。服药 6 剂后，咽干疼痛及异物感基本消失。随症加减 3 个疗程后，咽部症状消失，黏膜恢复正常，随访 1 年未复发。

符信高，毛寿荣．利咽饮治疗慢性咽炎 61 例［J］．江西中医药，2005（11）：34.

按语：辛凉解表法是以银翘散加蝉蜕、前胡、瓜蒌壳而成，原为针对风温温病冬温而设。本案属于虚火喉痹，以咽部干燥，失其润泽为证候，病机多为津液布散失常，或津液不能上承所致。因咽向上与口鼻，向下与肺、胃、肾脉相连通，标在风热上炎，其本在肺肾阴虚。本案利咽饮组成即为雷氏辛凉解表法加养阴药物而成。方中桔梗、百部、蝉蜕宣肺利咽，全瓜蒌降气化痰、解郁散结，牛蒡子、薄荷疏风清热利咽，僵蚕清热散结，郁金、玄参、生甘草生津利咽，木蝴蝶、凤凰衣为喉痹特色用药，木蝴蝶甘苦寒凉，入肺经，有利咽润肺解郁之效，凤凰衣性平，润肺开音。诸药配伍，共奏清热宣肺、利咽润喉之功。服药期间还应避免高声喧语，忌食辛辣、油炸食物及烟酒。可用金银花、胖大海、青果等浸泡代茶饮。

【原文】**清凉透邪法**　治温病无汗，温疟渴饮，冬温之邪内陷。

鲜芦根（五钱）　石膏（六钱，煨）　连翘（三钱，去心）　竹叶（一钱五分）　淡豆豉（三钱）　绿豆衣（三钱）

水煎服。

此治温病无汗之主方，其伏气虽不因风寒所触而发，然亦有有汗无汗之分。无汗者宜透邪，有汗者宜保津，一定之理也。凡清凉之剂，凉而不透者居多，惟此法清凉且透。芦根中空透药也，石膏气轻透药也，连翘之性升浮，竹叶生于枝上，淡豆豉之宣解，绿豆衣之轻清，皆透药也。伏邪得透，汗出微微。温热自然达解耳。

【医案举隅】

伤寒戴阳案

王瑞亭，年四十余，京都贡士，住前门外西珠市口。

［病史］伤寒戴阳。原因：仲冬之时，感受风寒，两三日间，烦躁无汗，

原是大青龙汤证，医者误投以桂枝汤，烦躁益甚。证候：表里俱觉发热，头微觉疼，舌苔白而微黄。脉象洪滑，两尺似不任重按。

［诊断］此乃伤寒成温，热入阳明之腑，而犹微兼表证也。

［治法］宜以大剂凉润之品，清其腑中之热，而少加表散之药辅之。

［方药］生石膏（三两，捣细，惟不可煅，用煅则伤人） 玄参（一两） 青连翘（三钱） 粳米（五钱）

煎至米熟，取汤两茶杯，为其两尺脉象不实，嘱其分多次，徐徐温饮下，不欲其寒凉下侵，或致滑泻也。

二诊：孰意病家忽愚所嘱，竟将其药顿饮之。药力直趋下焦，上焦之燥热未除，下焦之泄泻转增。半日之间，连泻数次，多带冷沫，面色红似火炙，鼻孔黑似烟熏，关前脉大于从前一倍，数至七至，其精神躁扰不安，知其已成戴阳险证。

［方药］急用野台参一两，煎汤冲重便（须四岁以上童子）半茶盅，置药碗凉水盆中，候极冷顿饮下。又急用玄参、生地、知母各一两，煎汤一大碗备用。自服参后，屡诊其脉，过半点钟，脉象渐渐收敛，至数似又加数，遂急将备用之药熬极热，徐徐饮下，一次只饮一口，越两点钟，将药服尽，周身微汗而愈。

何廉臣. 全国名医验案类编［M］. 福州：福建科学技术出版社，2003.

按语：清凉透邪法是以银翘散加芦根、石膏、绿豆衣而成，原为针对温疟、冬温而设。何廉臣异病同治用治伤寒戴阳证，其自按曰："伤寒戴阳，其人面赤烦躁，气息甚粗，脉象虽大，按之无力又多寸盛尺虚，乃下焦虚寒，孤阳上越之危候。《伤寒论》少阴篇，用通脉四逆汤加减，收拾阳气归于下元，而加葱白透表，以散外邪，如法用之，每多速愈。今因大青龙证误投桂枝，虽同一烦躁，而面不姣红，尚属类似戴阳。方用仙露汤救误而多转折者，张氏原著谓：'因病家不听所嘱，致服药有如此之失，幸而又愈，然亦险矣。'审是，则凡药宜作数次服者，慎勿顿服也。盖愚自临证以来，无论内伤外感，凡遇险证，皆煎一大剂，分多次服下。此以小心，行其放胆，乃万全之策，非孤注一掷也，其言甚是。"

【原文】**祛热宣窍法**　治温热湿温冬温之邪，窜入心包，神昏谵语，或不语，舌苔焦黑，或笑或痉。

连翘（三钱，去心） 犀角（一钱） 川贝母（三钱，去心） 鲜石菖蒲（一钱）

加牛黄至宝丹一颗，去蜡壳化冲。

是法治邪入心包之证也。连翘苦寒，苦入心，寒胜热，故泻心经之火邪；经曰：“火淫于内，治以咸寒。”故兼犀角咸寒之品，亦能泻心经之火邪；凡邪入心包者，非特一火，且有痰随火升，蒙其清窍，故用贝母清心化痰，菖蒲入心开窍；更用牛黄至宝之大力，以期救急扶危于俄顷耳。

【医案举隅】

热入厥、少二阴案

右　三十四岁。证自十一日始，寒热如疟，每晚必至，渐致神思昏乱，连次发厥。现在心志稍清，而耳不聪听，懒言目瞪；舌苔黄而带黑，脉象弦大不摄。此温邪由少阳而传入厥、少二阴矣，势颇棘手。且在怀妊之体，尤可惧也。旦晚防其痉厥，此方勉拟。十一月廿七日诊。

犀角尖（五分，磨冲）　鲜生地黄（七分）　黄芩（钱半）　石决明（七分）　川黄连（四分）　黑山栀（钱半）　牡丹皮（二钱）　石菖蒲（钱半）　生甘草（四分）　赤茯苓（三钱）　橘红（八分）　茅根　竹叶心

复诊：前用清心泄热之法，夜间疟势稍轻，神志略觉清楚，舌根黑色未退，脘闷烦躁；脉右大于左，而不甚数。可见时邪尚盛，阳明宿垢未得通达，转而为呃逆、昏愦，不可不防。姑照前方略添承气法，未知效否。廿九日诊。

犀角尖（四分）　鲜生地黄（六钱）　柴胡梢（五分）　石决明（六钱）　川黄连（四分）　黑山栀（钱半）　肥知母（钱半）　生甘草（四分）　赤茯苓（三钱）　牡丹皮（二钱）　青麟丸（钱半，研冲）

又复：昨用清通之法，宿垢已下，神思渐清，似属转机。但温邪尚盛，舌黑色退而未净，安危尚未定也。再与清热滋润，以图渐添佳境为幸。

犀角尖（四分）　鲜生地黄（六钱）　肥知母（钱半）　生薏苡仁（三钱）　羚羊角（一钱）　牡丹皮（二钱）　天花粉（二钱）　赤茯苓（三钱）　白归身（二钱）　芦根（五钱）

三复：日来热势渐退，夜间疟疾已止，舌黑十去其七八，此佳兆也。但时邪去而真阴内亏，神志躁烦，夜卧不安，脉形弦大。此属三阴证之见象，不可以小效遂视为稳境也。

原生地黄　炙龟甲　白归身　麦冬　知母　茯苓　羚羊角片　牡丹皮　京玄参　鲜石斛　天花粉　枣仁　竹叶心

何书田. 簳山草堂医案［M］. 上海：上海中医学院出版社，1989.

按语：祛热宣窍法是以牛黄至宝丹加连翘、犀角、川贝母、鲜石菖蒲而成，针对热入心包而设。本案为温病神昏，热入厥、少二阴，且为怀妊之体，急以清心泄热。经曰：“热淫于内，治以咸寒”，以咸寒之犀角泻心经火；生地

黄、牡丹皮清心凉血，黄连、黄芩、山栀、茅根、竹叶心清凉透热，石决明清肺开郁，茯苓、橘红理气化痰，石菖蒲入心开窍。二诊后疟势减而阳明热气传腑，加承气清通之法，神气转清。三诊热势有渐退之势，再于凉血清热方中加入滋润之品以顾护阴液。四诊疟止，而真阴亏耗愈显，以生地黄、麦冬、玄参、石斛、知母、牡丹皮清热凉血、养阴增液；羚羊角片凉肝息风，龟甲滋阴潜阳以防阴虚风动；当归、茯苓、酸枣仁养心安神；竹叶心清热利尿、除烦安神，以助热退神清。

【原文】**辛温解表法**　治春温初起，风寒寒疫，及阴暑秋凉等证。

防风（一钱五分）　桔梗（一钱五分）　杏仁（一钱五分，去皮尖，研）　广陈皮（一钱）　淡豆豉（三钱）

加葱白五寸煎。

是法也，以防风、桔梗，祛其在表之寒邪；杏子、陈皮，开其上中之气分；淡豉、葱白，即葱豉汤，乃《肘后》之良方，用代麻黄通治寒伤于表。表邪得解，即有伏气，亦冀其随解耳。

【医案举隅】

妊娠外感案

女，27岁，已婚。2010年1月3日初诊。

［病史］患者已孕2个月，因外出感受风寒出现畏寒无汗、鼻塞、流清涕2天，曾服生姜葱白红糖水无效，就诊时以上症状加重，伴咽干。查：咽稍红，舌淡红，苔薄白，脉滑略浮。

［诊断］妊娠早期外感风寒。

［方药］紫苏叶12g，陈皮9g，香附9g，炙甘草3g，淡豆豉9g，辛夷6g，黄芩6g，鲜葱白3块。水煎服，日1剂，分3次服。服5剂后症状消失，嘱停服，注意饮食调理，避风寒。

付晓丽，王东梅. 香苏葱豉汤加减治疗妊娠早期风寒感冒验案［J］. 山东中医杂志，2010，29（11）：782.

按语：辛温解表法是以葱豉汤加防风、桔梗、杏仁、陈皮而成，针对风寒、寒疫及阴暑秋凉而设。本案用香苏葱豉汤是香苏散合葱豉汤变化而来，乃治疗风寒外感特别是妊娠妇人风寒外感的良方。妇人以血为用，妊娠时期因孕育胎儿，体质较弱，容易导致气血虚弱，且风寒之邪四时皆有，若体质较弱，腠理疏松，起居不慎，便感邪致病。但早期病邪轻浅，不需峻剂。本方发汗解表力量适中，方中诸药既可治疗风寒感冒又可理气安胎，实为治疗妊娠早期风寒感冒之良剂。但药轻力小，对表寒重症效果差，应在感寒早期急投此方，实有良效。

【原文】**凉解里热法**　治温热内炽，外无风寒，及暑热冬温之证。

鲜芦根（五钱）　大豆卷（三钱）　天花粉（二钱）　生石膏（四钱）　生甘草（六分）

新汲水煎服。

温热之邪，初入于胃者，宜此法也。盖胃为阳土，得凉则安。故以芦根为君，其味甘，其性凉，其中空，不但能去胃中之热，抑且能透肌表之邪，诚凉而不滞之妙品，大胜寻常寒药；佐豆卷之甘平，花粉之甘凉，并能清胃除热；更佐石膏，凉而不苦，甘草泻而能和，景岳名为玉泉饮，以其治阳明胃热有功。凡寒凉之药，每多败胃，惟此法则不然。

【医案举隅】

伏邪化热案

林。始由伏邪夹积，缠绵不退，燔热化燥，已阅两旬，曾经下泄，而积垢未净，仍复烦躁渴饮，舌色干红，根苔灰黄未退，胸前红疹遍发，热势尚盛。脉象右手软浮而数，左手虚弦。推其病情，积热固未清泄，而邪热之燔于营分者，亦未清透，此所以淹留不解也。刻下却有正虚邪实之虞矣。然营热与腑热两燔，苟非兼与清解，则热灼而内陷，势必昏痉并至也。拟方仿气血两燔之治法，望其营热外达，积热下泄，方可许其无妨。

鲜生地黄豆豉同打　牡丹皮　玉泉散　麦冬　天花粉　玄参　枳实　连翘心　金银花　黑山栀　瓜蒌皮　茅根　芦根　竹叶心

前方去玉泉散，加鲜沙参、杏仁。

柳宝诒. 柳选四家医案［M］. 北京：中国中医药出版社，1997.

按语：凉解里热法是由玉泉散加鲜芦根、豆卷、天花粉而成，针对温热内炽而设。本案为伏邪内发，邪热伤阴化燥，营热与腑热两燔所致。治仿气血两燔之治法，以“清”“透”“泄”为治法，以透达营热，泄其积热。柳宝诒常选取生地黄、豆豉二味同捣，结合凉血、散血、息风、泄热、祛痰之品，以治邪热已入营分或血分，劫烁真阴，神昏谵语，肝风扇动的疾患。其妙在于育阴而不滞邪，透邪而不伤正。正如柳宝诒所说：“鲜生地黄为此证清营泄热必用之药，欲兼疏散之意，重则用豆豉同打，轻则用薄荷叶同打，均可。”这是“透达营热”的另一种治法运用。合牡丹皮、玉泉散、玄参泄营分邪热；连翘、金银花、黑山栀、竹叶心清气分邪热；枳实、瓜蒌皮畅利三焦气机；麦冬、天花粉、茅根、芦根清热护阴。

备用成方

【原文】

麻黄汤

治伤寒太阳病，恶寒发热，头痛项强，无汗而喘，脉浮而紧者。

麻黄　桂枝　杏仁　甘草

水煎，温服，覆取微汗。

葛根汤

治伤寒太阳未罢，又传阳明，脉浮长，缘缘面赤，头痛连额，发热恶寒而无汗，目痛鼻干不得眠等证。

葛根　麻黄　桂枝　白芍　甘草　生姜　大枣

水煎，温服，取微似汗。

小柴胡汤

治伤寒少阳病，往来寒热，口苦耳聋，胁满脉弦，目眩，不欲食，心烦喜呕，及妇人伤寒，热入血室等证。

柴胡　人参　制半夏　黄芩　甘草　生姜　大枣

水煎，温服。

理中汤

治伤寒太阴病，自利不渴，寒多而呕，腹痛便溏，脉沉无力，或厥冷拘急，或结胸吐蛔，及感寒霍乱。

人参　白术　炮姜　炙甘草

本方加附子名附子理中汤。

真武汤

治少阴伤寒腹痛，小便不利，四肢沉重疼痛，自下利者，此为有水气，或咳或呕，或小便利，及太阳病发汗，汗出不解，仍发热，心悸头眩，筋惕肉瞤，振振欲擗地，气虚恶寒。

附子　白芍　白术　茯苓

加生姜，煎服。

四逆汤

治三阴伤寒，身痛腹痛，下痢清谷，恶寒不渴，四肢厥冷，或反不恶寒，面赤烦躁，里寒外热，或干呕，或咽痛，脉沉微细欲绝。

附子　干姜　炙甘草

水煎，冷服。

丰按：伤寒之方，计有一百一十三道，长沙书中，已全备矣。凡学医者，必须熟玩。今录此六方，不过明六经伤寒之用，其寒邪化热，及传变诸方，不能尽录，当阅伤寒之书，自明著矣。

《千金》阳旦汤

治冬温脉浮发热，项强头痛。

桂枝　白芍　黄芩　甘草

加姜、枣，煎服。

《千金》阴旦汤

治冬温内寒外热，肢节疼痛，中夹寒食。

即阳旦汤加干姜。

丰按：阳旦汤，主治先感冬温，又被风寒所遏之病。阴旦汤主治体质本寒，忽受冬温之病。如咳嗽口渴甚者，姜、桂究难浪用。凡一切温热之病，最忌辛温之药，偶或用之，非本质属寒，即外加寒气，倘拘于阳旦阴旦，为冬温一定之方，不亦惑乎！

【**提要**】本节列举古代医家治疗冬伤于寒的 8 首成方，以备临证使用。

【**精解**】外感寒邪临床辨证可从六经分治。病在太阳，治宜麻黄汤发汗解表；太阳阳明合病，治宜葛根汤发汗解表，升津舒筋；病在少阳，治宜小柴胡汤和解表里；病在太阴，治宜理中汤温中散寒；病在少阴，治宜真武汤温阳利水；病在三阴，治宜四逆汤回阳救逆。冬温复感风寒，治宜《千金》阳旦汤；冬温内寒外热，治宜《千金》阴旦汤。

临证治案

【原文】**伤寒调治失法变证**

须江毛某，患伤寒之病，壮热不退，计半月来，前医当汗不汗，当下不下，调治失法，变为神昏谵语，循衣摸床，舌苔黄燥，脉来沉实，此伤寒误治之变证也。速宜攻下之剂，荡热保津，倘以硝、黄为砒鸩者，则不可救。即以大承气汤加生地、石膏，煎一大剂，午后服头煎，未见动静，薄暮服次煎，至四更时分，得硬屎数十枚，谵语渐少，手足渐定，肌肤微汗，身热退清，神识亦稍省矣。次日复邀丰诊，脉形仍实不柔，舌苔尚少津液，此余热未净也，当守原方，再服一帖。其兄恐药力太过。丰曰：必要脉象转柔，舌苔转润，里热始尽，否则余邪复聚，遂难治矣。复将原方煎服，服下又得硬屎数枚。其兄急来问曰：次煎可服否？丰曰：往诊再议。幸得脉转平缓，舌苔亦见有津，改用仲景炙甘草汤除去桂枝、姜、枣，加入柏子、茯神，连服数煎，得全瘥耳。

程曦曰：凡治病必以脉舌为主。若遇神昏谵语，循衣摸床之证，倘其脉见软弱者，舌淡苔微者，皆不可攻也。必须脉来沉实，或大有力，舌苔黄燥，或起芒刺，方可攻之。以上见证，有虚有实，或补或攻，当细别之，又不可执于承气一法也。

【提要】本节为雷氏治疗伤寒误治变证之临证治案。

【精解】此为伤寒误治变证。邪热蒸盛，化火伤阴化燥，营热与腑热交蒸，治宜荡热保津，大承气汤加石膏、生地黄，荡热保津，“釜底抽薪”之法。日进一帖，燥屎下，诸症减，何以为的？雷氏认为必要“脉象转柔”“舌苔转润”方为中的。转以炙甘草汤养阴复脉，茯神、柏子仁养心安神。程曦曰：凡治病必以脉、舌为主。此案恰强调脉、舌之重要性，症有真假，而脉、舌为病机之眼，不可不重视，临证必当四诊合参，细别虚实，攻补有据，进退有度，方可痊功。

【原文】**伤寒吐蛔**

新定章某，患伤寒六、七日来，身热如焚。前医初用辛散，继用苦寒，热仍不退，更加呕逆吐蛔，四末微冷，急来求治于丰。诊其脉，细小而沉，舌苔白薄。丰曰：此阴阳错乱之证，将成蛔厥之征。思先哲云：杂病吐蛔责于热，伤寒吐蛔责于寒。即用椒、姜以温其中，桂枝以透其表，参、附以扶其正，连、梅以安其蛔，更佐豆蔻和中止呕也。令服一剂，呕逆已定，四末转温，惟躯热未清。姑守旧方，除去姜、附，加入芩、柴，一服中机，后议数方并效，调理半月得安。

【提要】本节为雷氏治疗伤寒蛔厥之证，以温中安蛔法取效之临证治案。

【精解】盖“蛔闻甘而起，遇酸而伏，见苦则安也”，中阳虚而受寒，宜温中散寒为治。辛散、苦寒之法，重伤胃阳，不能化谷气以养蛔，则蛔上逆，变为呕逆而从口出也。盖阳虚而有寒邪，复发汗以伤其阳，则四末冷，脉细小沉，舌苔薄白。虽有身热，当兼安蛔，否则便成蛔厥。故用椒梅理中汤法温之，兼桂枝解肌透表，豆蔻和中止呕。一剂安蛔，身热尤甚，转以柴、芩退热。此吐蛔寒热之辨，不当不详。

【原文】**阳体中寒，仍用热剂而愈**

瀫水姜某，禀体属阳，生平畏尝热药，一日腹中作痛。比丰诊之，两手之脉皆沉迟，舌根苔白。丰曰：此寒气中于太阴，理当热药祛寒。曰：素不受热药奈何？曰：既不任受，姑以温中化气为先，中机最妙，否则再商。即以豆蔻、砂仁、吴茱萸、乌药、木香、厚朴、苏梗、煨姜，服之未验。复诊其脉，益见沉迟，四肢逆冷更甚。丰曰：寒邪深入，诚恐痛厥，非姜、附不能效也。虽然阳脏，亦当先理其标。即用甘热祛寒法加肉桂、白芍治之，遂中病机，腹痛顿减，脉形渐起，手足回温，改用调中，始得安适。可见有病有药，毋拘禀体阴阳，但阳体中寒，辛热不宜过剂；阴质患热，寒凉不可过投；遵《内经》“衰其大半而止”最妥。

【提要】本节为雷氏治疗阳体中寒之证，终以甘热祛寒法愈之之临证治案。

【精解】本案患者素体属阳，平素畏用热药。症见脉沉迟而腹中作痛，雷氏判定此乃寒邪直中太阴，损伤脾阳，阳虚里寒之象。理当热药祛寒，因患者拒受热药，姑以豆蔻、砂仁、吴茱萸、乌药、木香、厚朴、苏梗、煨姜温中化气为先，服之未验，复诊其脉，脉益见沉迟，四肢逆冷更甚，乃初诊温药之力不及，病重药轻也。即用甘热祛寒法加肉桂、白芍，切中病机，阴退阳复，症情悉减；继用调中，终得安适。此案意在示人“有是证则用是药”，但也须注意阳体中寒，不可过用辛热；阴体患热，也不可过投寒凉。

【原文】冬温肺胃合病

城北方某，木火体质，偶患冬温，约有半月矣，治疗乏效，转请丰医。按之脉形洪数，两寸极大，苔黄舌绛，口渴喜凉，喘咳频频，甚则欲呕，痰内时有鲜红。思《内经》有肺咳之状，咳甚唾血，胃咳之状，咳甚欲呕之文。此显系肺胃受邪，明若观火矣。见前方都是滋阴滋血之剂，宜乎冰炭耳。丰用清宣金脏法去桔梗，加花粉、鲜斛治之，迭进五剂，诸证渐平，调治旬余遂愈。

【提要】本节为雷氏以清宣肺胃、养阴生津法治疗冬温肺胃合病之证之临证治案。

【精解】叶天士云：“凡论病，先论体质、形色、脉象，以病乃外加于身也。”木火体质，冬温袭肺，肺脏既已受邪，木火尤能邢金，兼以乘土，遂致肺胃皆病。滋阴滋血之剂于病无益，反类冰炭，病势速炎。雷氏明辨体质，次辨病机，以清热宣肺之法逆其上炎之势，加天花粉、鲜石斛养阴生津、润其肺胃，旬余即平。不得不叹服雷氏审证之宽，从治之严。

【原文】**冬温新感适值经行**

徽歙鲍某之女，闺中待字，经水素不调匀，一月两期，难免血海无热。一日忽患冬温，发热咳嗽，胸闭喉疼，天癸又至。斯时用芩、连、栀子，以却其温，实有碍乎经事。倘用归、芎、艾叶，以调其经，实有碍乎温气。细推其证，口不作渴，其邪在肺而不在胃，腹不作痛，其经因热而不因寒。古人虽谓室女莫重于调经，然今温邪告急，不得不先治标。其实清肺之方，治上而不妨下。遂用牛蒡、象贝、桔梗、射干、桑叶、薄荷、蒌皮、叭杏，青果为引。连服三剂，躯热退清，咳嗽亦衰大半，但腹内转疼，天癸滴沥靡尽。仍照原方，益以香附、泽兰，又服数煎，诸恙平复矣。

【**提要**】本节为雷氏治疗女子冬温新感适值经行之证，先后以清宣肺胃、理气活血收功之临证治案。

【**精解**】时病经行，临证变化多端，雷氏善于把握病机，灵活达变。冬温经行，最恐热入血室。本案患者平素月经失调，血海有热。忽患冬温，天癸又至。雷氏分析“斯时用芩、连、栀子，以却其温，实有碍乎经事。倘用归、芎、艾叶，以调其经，实有碍乎温气”。顾此失彼，颇为棘手。然雷氏细推其证，无谵语、结胸等症，知热未与血结。故可先治其温，后治其血。用清肺之方，先轻清宣透治肺热，再加理气活血之品调经而收功。可见，雷氏治疗时病经行，必审二者先后关系，以辨寒热，顾护气血，祛邪治标，理气活血以调经为常法，临证常变会通，圆机活法。

【原文】**冬温伤阴将欲成损**

丰于冬至赴龙扫墓，经过安仁街，适有杨某患冬温未愈，有相识者，谓丰知医，杨即恳诊。查其所服之方，非辛温散邪，即苦寒降火，皆未得法。其脉细小滑数，咳嗽痰红，发热颧赤，此温热伤阴之证也。当用甘凉养阴，辛凉透热，虚象已著，急急提防，若再蔓延，必不可挽。即用清金宁络法去枇杷叶、麦冬，细地改为大地，再加丹皮、地骨、川贝、蝉衣治之，服至五帖，热退红止矣。丰返，复过其处，见病者面有喜色，谓先生真神医也，病势减半，惟剩咳嗽数声，日晡颧赤而已。诊之脉亦稍和，此欲愈之象也。姑照原方去旱莲、蝉蜕，加龟板、鳖甲，令其多服，可以免虚。岁暮以茶食来谢，始知其恙全可。

【**提要**】本节为雷氏治疗冬温温热伤阴之证，以清金宁络之法加减取效之临证治案。

【精解】本案冬温未愈，脉症显示为温热伤阴之肺阴虚损表现，盖发热颧赤，脉细小数为阴虚内热之征；咳嗽痰红，不作热伤血络，而以甘寒养阴、辛凉透邪。即用以清金宁络法，沙参、玉竹清其燥火；大生地黄、旱莲草宁其血络；牡丹皮、地骨皮、玄参清退虚热；川贝母、蝉蜕化痰止咳；桑叶润肺平肝。病势减半后续以养阴收功。

方名索引

（按笔画排序）

二画

三画

四画

五画

六画

七画

八画

九画

十画

十一画

十二画

十三画

十四画

十九画

二十画